Denise F. Beckfield

Panikattacken meistern und das Leben zurückgewinnen

Schritt für Schritt Angstzustände überwinden

Ausführliche Informationen zu jedem unserer lieferbaren und geplanten Bücher finden Sie im Internet unter ↗ http://www.junfermann.de. Dort können Sie unseren Newsletter abonnieren und sicherstellen, dass Sie alles Wissenswerte über das Junfermann-Programm regelmäßig und aktuell erfahren. – Und wenn Sie an Geschichten aus dem Verlagsalltag und rund um unser Buch-Programm interessiert sind, besuchen Sie auch unseren Blog: ↗ http://blogweise.junfermann.de.

DENISE F. BECKFIELD

PANIKATTACKEN MEISTERN UND DAS LEBEN ZURÜCKGEWINNEN

SCHRITT FÜR SCHRITT ANGSTZUSTÄNDE ÜBERWINDEN

Aus dem Englischen von
Karsten Petersen

Junfermann Verlag
Paderborn
2014

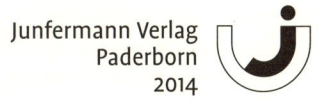

Copyright	© der deutschen Ausgabe: Junfermann Verlag, Paderborn 2014
	© der Originalausgabe: 1994, 1998, 2000, 2004 by Denise Beckfield
	Die Originalausgabe ist 2004 unter dem Titel *Master your panic and take back your life: twelve treatment sessions to conquer panic, anxiety & agoraphobia* bei Impact Publishers, Inc., California, erschienen.
Übersetzung	Karsten Petersen, Hamburg (www.translibri.com)
Coverfoto	© Trifonenko Ivan – Fotolia.com
Covergestaltung / Reihenentwurf	Christian Tschepp
Satz	JUNFERMANN Druck & Service, Paderborn

Bibliografische Information der Deutschen Nationalbibliothek	Die Deutsche Nationalbibliothek verzeichnet diese Publikation in der Deutschen Nationalbibliografie; detaillierte bibliografische Daten sind im Internet über http://dnb.d-nb.de abrufbar.

ISBN 978-3-95571-025-5
Dieses Buch erscheint parallel als E-Book (ISBN 978-3-95571-026-2).

Dieses Buch ist

Lynn Baxter MaGuire
9/22/44 – 3/02/01

und

Leila Ruth Beckfield
9/25/11 – 5/25/00

gewidmet.

Zwei bewundernswerte Frauen,
die jeden Tag die Segnungen ihres Lebens genossen;
die sich schmerzlichen Erfahrungen von Leid und Verlust
mit unerschütterlichem Mut und voller Würde stellten;
und die dabei nie vergaßen,
wie man lacht.

Inhalt

Danksagung

Als mein Verleger Bob Alberti mich zum ersten Mal bat, eine dritte Ausgabe dieses Buches zu publizieren, zögerte ich. Ich hatte bestimmte Sehstörungen und neurologische Probleme entwickelt, die dazu führten, dass Lesen und Schreiben mir schwerer fielen und anstrengender waren als vorher. Letztlich kam ich jedoch zu dem Schluss, dass das Projekt „mit ein bisschen Hilfe von meinen Freunden" zu schaffen sein müsste. Aus „ein bisschen Hilfe" wurde dann *eine Menge* Hilfe, von Freunden, Familienmitgliedern und früheren Kollegen, und deswegen ergreife ich gern diese Gelegenheit, mich bei ihnen zu bedanken, denn das haben sie wirklich verdient.

Zwar stehe ich nach wie vor in der Schuld der in früheren Ausgaben dieses Buches genannten Personen, aber leider kann ich ihnen hier aus Platzgründen nicht noch einmal namentlich danken. Allerdings muss ich für Sharon Skinner, der Produktionsleiterin von Impact, eine Ausnahme machen. Aufgrund meiner Unzulänglichkeiten bestanden die Änderungen, die ich ihr schickte, aus einem großen Stapel von aus der zweiten Ausgabe des Buches herausgerissenen Seiten mit durchgestrichenen Textpassagen, neuen, an den Rändern dazugekritzelten Texten, Pfeilen, die in sämtliche Himmelsrichtungen zeigten, und Änderungen in letzter Minute, die ans Ende geheftet waren. Irgendwie hat Sharon es geschafft, dieses unübersichtliche Chaos in ein perfektes, druckreifes Manuskript zu verwandeln – und, was noch beeindruckender ist: Das ist ihr gelungen, ohne dass sie auch nur ein einziges Mal die Geduld, ihren ermutigenden Ton oder ihre gute Laune verloren hätte. Ich empfinde große Hochachtung sowohl für ihre Fähigkeiten als auch ihre Engelsgeduld. Es liegt auf der Hand, dass dieses Buch ohne sie nicht hätte entstehen können.

Darüber hinaus haben drei ausgewiesene Experten für Angststörungen direkte Beiträge zu dieser Ausgabe des Buches gemacht, die ohne sie nicht existieren würde. Erstens möchte ich Scott Bohon, meinem Freund und ehemaligen Kollegen am Dean Medical Center, für seine enorme Hilfe beim Aktualisieren und Revidieren von Teilen des Kapitels über Medikamente danken. Ich habe Scott um Hilfe gebeten, weil ich weiß, dass er auf diesem Gebiet außerordentlich belesen und bestens informiert ist, außerdem klinisch erfahren und – wie ich aus zehn Jahren Zusammenarbeit mit ihm weiß – stets sehr mitfühlend. Ich kann ihm gar nicht genug danken für seine Großzügigkeit und die große Sorgfalt, mit der er seine zahlreichen Vorschläge, Änderungen und Revisionen gemacht hat.

Mein Dank geht auch an Emily Hauck, die großzügigerweise bereit war, den gesamten Text zu lesen, um zu prüfen, ob ich irgendwelche notwendigen Aktualisierungen übersehen hätte. Emily hat seit über 15 Jahren von Panik und Agoraphobie betroffene Menschen behandelt, wobei sie auf ihre hervorragende Ausbildung im Grundstudium und als Doktorandin zurückgreifen konnte. Und es ist ein erstaunlicher Zufall, dass Emily Haucks wichtigste Professorin während ihres Promotionsstudiums Dianne Chambless war, die eine persönliche Heldin von mir ist und – so finde ich zumindest – eine unbesungene Heldin auf diesem Gebiet. Durch ihre Arbeit wurde ich überhaupt erst auf die Wichtigkeit emotionaler Faktoren bei Panikstörungen und Agoraphobie aufmerksam – eine Erkenntnis, die im klinischen Betrieb wichtig ist und außerdem bedeutsam für Panik-Betroffene und die, wie ich glaube, in vielen Fällen von entscheidender Bedeutung ist, um einen umfassenden und nachhaltigen Behandlungserfolg erzielen zu können.

Und schließlich hätte dieses Buch – weder in der ersten, der zweiten noch in der dritten Ausgabe – ohne die Großzügigkeit, den Rat und das Fachwissen von John Greist nicht entstehen können. Dr. Greist ist die erste Person, die ich bat, das Manuskript zu lesen, schon in der Zeit vor der Drucklegung, als noch überall Fußnoten eingestreut waren, die zu guter Letzt in einen separaten Anhang ausgelagert wurden, um den Lesefluss zu verbessern.

Dr. Greist genießt internationales Renommee für sein hervorragendes Fachwissen auf dem Gebiet der Angststörungen – für seine erstklassige, fruchtbare und in vielen Fällen bahnbrechende Forschungsarbeit; für seine anspruchsvollen theoretischen Einsichten; und für den schieren Umfang seines Wissens. Vielleicht weniger bekannt über ihn sind seine Freundlichkeit, Warmherzigkeit und grenzenlose Großzügigkeit, die mir überhaupt erst den Mut gaben, ihn um seine Hilfe zu bitten. Seine Kommentare zu diesem Buch waren ausnahmslos sehr durchdacht, gut begründet und wohlinformiert. Da wir im Hinblick auf ein Element dieses Buches unterschiedlicher Meinung waren, möchte ich an dieser Stelle den üblichen Vorbehalt betonen, dass alle noch verbleibenden Unterlassungs- und andere Fehler ausschließlich von mir selbst zu verantworten sind.

Ein klassischer „John-Greist"-Vorfall, an den ich mich lebhaft erinnern kann, trug sich auf einem Kongress über psychiatrische Themen zu, an dem ich vor einiger Zeit teilnahm. John hielt einen Vortrag über soziale Ängste, der, wie gewohnt, ganz hervorragend war – umfassend, richtungweisend und mitreißend, begleitet von Schaubildern, Grafiken, Tabellen und dem einen oder anderen Cartoon aus *The Far Side*. Und das Erstaunliche daran? John hatte sich – mit sehr wenig Zeit, um sich systematisch vorzubereiten – bereiterklärt, für den ursprünglich vorgesehenen Redner einzuspringen, der, so wurde uns gesagt, „wegen eines Schneesturms in Tucson stecken geblieben war" – wahrscheinlich derselbe Sturm, der im Großraum Chicago sämtliche gelandeten Flugzeuge an den Boden fesselte. Kaum überraschend ist es allerdings, dass Johns Vortrag so außerordentlich gut war, obwohl er kaum Zeit hatte, sich gebührend darauf vorzubereiten. In Anbetracht seiner Intelligenz, seiner umfassenden Erfahrungen auf diesem Fachgebiet und seiner unermüdlichen Begeisterung für seine Arbeit könnte man fast denken, er springe jeden Morgen schon perfekt vorbereitet aus dem Bett!

Gesundheitliche Probleme und schicksalhafte Wendungen in meinem Leben haben die Arbeit an dieser Ausgabe des Buches verlangsamt und manchmal unterbrochen, aber zum Glück bin ich bei einer Reihe von wirklich begabten Ärzten in Behandlung, denen ich an dieser Stelle ebenfalls danken möchte: Ossama Al-Mefty, Marc Feeley, Joseph Fok, Michael Frontiera, Thomas Hirsch, Basil Holoyda und Mark Pyle sowie Russ Rohrdanz. Sie alle sind nicht nur warmherzige und mitfühlende Menschen, sondern auch Experten auf ihrem jeweiligen Fachgebiet. Ich hoffe nur, dass dieses Buch die gleiche Verbindung aus Mitgefühl und Fachwissen zeigt, die mir in meiner eigenen medizinischen Fürsorge begegnet ist.

Zwei Auskunftsbibliothekarinnen haben mir beim Zusammentragen der Facharti-kel, auf denen diese Aktualisierung des Buches auch beruht, unschätzbare Hilfe geleistet. Jodi Burgess, die zum Stab der medizinischen Bibliothek des St. Mary's Hospital Medical Center gehört, hat seit über 15 Jahren Literaturverweise für mich recherchiert; wahrscheinlich kennt sie die Fachliteratur auf diesem Gebiet besser als ich! Sie verblüfft mich immer wieder mit ihrem Können und ihrer Effizienz, ihrer Fähigkeit, vorauszusehen, was ich brauche, und ihre ausnahmslos gute Laune. Und meine gute Freundin Mary Griffith, Auskunftsbibliothekarin par excellence, war eine wunderbare Hilfe, die mir unermüdlich zu den unmöglichsten Tageszeiten zur Verfügung stand, um das zu finden, was ich brauchte, und die ärgerlichen losen Enden zusammenzuschnüren.

Technische Hilfe einer etwas anderen Art erhielt ich von Kelvin Klassy, „unserem Computerguru", der sich immer sehr aufmerksam, sensibel und clever Computerlö-sungen einfallen ließ, mit denen ich meine Sehschwäche umgehen konnte. Vor allem möchte ich Kevin für die Hingabe danken, mit der er sich dieser Aufgabe widmete – indem er darüber nachdachte, sich mit Kollegen beriet und nie aufgab –, und das alles wegen seiner rührenden Überzeugung, dieses Buch sei solche Anstrengungen wert.

Viele Menschen, die in meinem privaten Leben eine wichtige Rolle spielen, waren auch wichtig, um dieses Buch fertigzustellen. Neben den langjährigen und treuen Freunden, die ich bereits in früheren Ausgaben dieses Buches gewürdigt habe, sind etliche außergewöhnliche Menschen in mein Leben getreten und haben es auf viel-fältige Weise bereichert. Wenn ich bei meiner Arbeit auf Hindernisse stieß, haben sie mir weitergeholfen, mich aufgemuntert und für den notwendigen Ausgleich in meinem Leben gesorgt.

Mein zutiefst empfundener Dank geht an die Familie Lynde – Dar, Paula, Elliot and Drew – für ihre verlässliche Freundschaft und die unzähligen Gefallen, die sie mir getan haben; an Janet Easley Farin, die mir schnell ans Herz gewachsen ist; an Kathleen und Lee Olson, für ihre warmherzige und gewinnende Freundschaft; an Don und Krista Nelson, für ihr anhaltendes Interesse und ihre Fürsorge; und schließlich an Sally Wilmeth und Terry Geurkink, für ihre innige und geschätzte Freundschaft über die Jahre.

Zwar treffe ich mich nicht mehr so oft mit meinen ehemaligen Kollegen von der Dean Clinic, aber dennoch sind sie mir nach wie vor so lieb und teuer wie eh und je. Obwohl ich in früheren Ausgaben dieses Buches den Gesamtstab der Klinik gewürdigt habe, muss ich vor allem Don Ferguson und Peter Clagnaz für ihre unermüdliche Hilfsbereitschaft, Unterstützung und Freundschaft namentlich danken.

Ich danke auch den vielen Mitgliedern meiner Familie, die mir meine Arbeit beim Verfassen dieses Buches sehr erleichtert haben. Meine Mutter Romona Fisher, die ich wieder einmal zur „Mutter des Jahres" ernennen möchte, hat Literaturverweise für mich geprüft, das Manuskript Korrektur gelesen und war sogar bereit, nach meinem Diktat Texte zu tippen, was nie eine einfache Aufgabe ist. Einmal stieß sie auf die Worte *„Anxiety Disorders Association"* („Verband für Angststörungen"), die sie anscheinend akustisch nicht richtig verstehen konnte. Schließlich schrieb sie – anscheinend etwas verwirrt – die Worte *„Thesaurus Association"* („Thesaurus-Verband") und machte dann wacker im Text weiter; nur durch ein winziges, mit Bleistift diskret an den Rand gesetztes Fragezeichen ließ sie erkennen, dass sie gewisse Zweifel hatte, was um alles in der Welt eine *„Thesaurus Association"* mit Panik und Agoraphobie zu tun haben könnte!

Mein Dank geht auch an meinen Vater Dalton Fisher und seine Frau Kris, die immer für mich da waren und mich – je nach Bedarf – ermutigt, unterstützt und bemitleidet haben. Außerdem danke ich meiner lieben Tante Mabelle, die für mich ein besonderer, durch meine Heirat entstandener Glücksfall ist und die mir durch ihre vielen Postkarten, Briefe und ihr eigenes Beispiel Kraft und Inspiration gibt; und meiner Tante Betty, die sich – trotz ihrer schwer angeschlagenen Gesundheit – ihren Humor und ihre gute Laune bewahrt hat.

Außerdem danke ich der Familie Sievers – Kay, Sherm, Ginny and Emily – für ihr „Haus der offenen Tür" an Feiertagen, ihre wiederholte „Pannenhilfe" auf der Straße und die Beständigkeit, die sie in unser Leben gebracht hat; und den Kapps, die für mich immer wie Familienmitglieder waren; und meinem Cousin Ken, der ganz einfach gut für die Seele ist.

Es würde dieses Buch nicht geben ohne die Beiträge der vielen unter Panikattacken leidenden Menschen, die ich kennengelernt habe und die mir bereitwillig ihre Geschichten erzählten und von ihren Kämpfen berichteten, und deren mühsam gewonnene Weisheit das ganze Buch durchdringt. Jeder dieser Menschen hat mich viel über die Anteilnahme und den Mut gelehrt, die auch im Alltagsleben zu finden sind. Ich danke ihnen für dieses Buch und für alles, was sie mir gegeben haben.

Meine Liebe und Dankbarkeit gilt, wie immer, meinem lieben Mann Paul, mit dem ich seit nunmehr 30 Jahren die immer wieder mit unverhofften Wendungen aufwartende Straße des Lebens entlangreise. Es wärmt mir das Herz, nach so vielen gemeinsamen Jahren immer wieder festzustellen, dass er mich nach wie vor liebt, mich immer noch zum Lachen bringt und mir noch immer glaubt, wenn ich ihm sage: „Früher war ich richtig dünn."

Und zu guter Letzt gilt meine am tiefsten empfundene Dankbarkeit unseren Söhnen John und Peter. Die Opfer, die sie für mich – und dieses Buch – auf sich genommen haben, sind nicht anders als edelmütig zu bezeichnen. Manche Dinge im Leben werden uns zuteil, weil wir sie verdient haben. Andere, wie John und Peter, sind ganz einfach beglückende Geschenke.

Denise Beckfield,
im Januar 2004

„Erste Hilfe" bei Panik:
Sechzehn Sofortmaßnahmen, um eine Panikattacke zu überstehen

1. Setzen Sie sich hin und atmen Sie ein paarmal langsam und tief durch. Atmen Sie mindestens vier Sekunden lang durch die Nase ein und atmen Sie weitere vier Sekunden lang aus, und zwar durch die geschürzten Lippen, als wollten Sie pfeifen. Setzen Sie das mehrere Minuten lang fort und versuchen Sie dabei ganz bewusst, Ihre Muskeln zu entspannen.

2. Stellen Sie sich mit all Ihren Sinnen eine entspannende Szene vor. Versetzen Sie sich dann in diese Szene hinein.

3. Erinnern Sie sich an eine Begebenheit, bei der Sie eine ähnliche Situation gut bewältigt haben oder sich erfolgreich und überlegen gefühlt haben. Versuchen Sie, die guten Gefühle, die Sie seinerzeit erlebten, nachzuempfinden.

4. Schnippen Sie mit den Fingern, um „den Bann zu brechen" und das Katastrophendenken zu stoppen, bei dem Sie sich vorstellen, dass sich alle nur denkbaren Tragödien ereignen könnten. Konzentrieren Sie sich auf die konkreten Gegenstände in Ihrer Umgebung und machen Sie ein Spiel daraus, auf die Details eines jeden Gegenstandes in Ihrem Blickfeld zu achten.

5. Erlauben Sie Ihren angstvollen Gedanken, an Ihnen „vorbeizuziehen", in dem Bewusstsein, dass eine Panikattacke Ihnen nichts anhaben kann, nicht gefährlich ist und keineswegs bedeutet, dass Sie verrückt sind – ganz egal, wie bedrohlich sie sich anfühlen mag!

6. Stellen Sie sich eine Person vor, der Sie vertrauen – einen Menschen, der an Sie glaubt und dem Ihr Wohlbefinden wichtig ist. Stellen Sie sich dann vor, dieser Mensch sei bei Ihnen und spräche Ihnen Mut zu.

7. Denken Sie daran, dass Panik lediglich das natürliche Alarmsystem Ihres Körpers ist, das ausgelöst wird, obwohl es nicht gebraucht wird. Sagen Sie sich: „Das ist einfach nur ein falscher Alarm – es besteht keine Gefahr."

8. Nehmen Sie eine Auszeit und halten Sie inne. Verlangsamen Sie Ihre Atmung, verlangsamen Sie Ihre rasenden Gedanken, verlangsamen Sie alle Körperfunktionen, von Kopf bis Fuß. Dann nehmen Sie langsam wieder Ihre vorigen Aktivitäten auf.

9. Fragen Sie sich, was Sie unmittelbar vor den ersten Anzeichen von Panik gefühlt haben. Dann versuchen Sie, diese Gefühle wirklich zu spüren. Diese Gefühle mögen schmerzhaft sein, aber wenn Sie sich ihnen stellen, wird Ihre Panik wahrscheinlich verschwinden.

10. Gähnen Sie ausgiebig und strecken Sie sich gründlich, von Kopf bis Fuß. Dann nehmen Sie ein Kaugummi und kauen Sie es langsam und gründlich.

11. Beschäftigen Sie Ihren Verstand mit einer Aufgabe, die Sie ganz in Anspruch nimmt – beginnen Sie ein kompliziertes Projekt, hören Sie einer interessanten Radiosendung zu oder rufen Sie eine Freundin an. Konzentrieren Sie sich darauf, was in Ihrem Umfeld passiert, statt auf das, was sich in Ihrem Körper abspielt, und konzentrieren Sie sich auf die Gegenwart statt auf die Zukunft.

12. Werden Sie wütend. Schwören Sie sich, dass Sie sich von Ihrer Panik nicht unterkriegen lassen werden – Sie haben etwas Besseres verdient.

13. Machen Sie einen Spaziergang, falls Sie die Möglichkeit haben. Sprechen Sie mit jemandem, falls andere Menschen anwesend sind. Noch besser ist es, wenn Sie beides tun.

14. Zählen Sie von 20 rückwärts. Stellen Sie sich bei jeder Zahl ein anderes Bild vor, von einem geliebten Menschen, einer erfreulichen Begebenheit, etwas Beruhigendem. Dabei kann es sich um Bilder aus Ihrer Erinnerung handeln oder um solche, die Sie sich nur ausdenken.

15. Nehmen Sie sich einen Moment Zeit, um ein kurzes Gebet oder einen Sinnspruch zu sprechen, und lassen Sie sich von Ihrem Glauben beruhigen.

16. Erinnern Sie sich daran, dass eine Panikattacke immer vorbeigeht. Immer.

Einführung: Was bietet dieses Buch – und ist es für mich richtig?

Falls Sie dieses Buch gerade zum ersten Mal aufgeschlagen haben, werden Sie sich vielleicht fragen, wie um alles in der Welt Sie Ihre Panik überwinden können, indem Sie einfach nur ein Buch lesen. In der folgenden Liste sind die Strategien, die in diesem Buch erklärt werden, zusammengefasst, um Ihnen eine Vorstellung davon zu geben:

Zehn Strategien, die Ihnen helfen können, Panik zu überwinden

- Finden Sie heraus, *aus welchen Gründen Sie ursprünglich Panik entwickelten* (Kapitel 2) und aufgrund welcher *Persönlichkeitseigenschaften* Sie auch weiterhin für solche Ausbrüche *anfällig sind* (Kapitel 3).
- Ermitteln Sie Ihre *„persönlichen Auslöser" für Panik* – die Ereignisse und Gefühle, die immer wieder zu Panik-Episoden führen (Kapitel 4), und jene, die einzelne Attacken provozieren (Kapitel 7).
- Erfahren Sie, wie Panik in einer sich selbst verstärkenden Spirale außer Kontrolle gerät – *und wie diese Angstspirale durchbrochen werden kann,* bevor Panik zuschlägt (Kapitel 6).
- Lernen Sie, das *Katastrophendenken zu beherrschen,* das Panik „befeuert" (Kapitel 8).
- Erfahren Sie, wie neue Atemgewohnheiten Ihre körperlichen Angstsymptome eindämmen können – und *reduzieren Sie Ihre Anfälligkeit* für Panik, indem Sie Ihren Blutstoffwechsel verändern (Kapitel 5).
- Informieren Sie sich über *emotionale Fallen* und Empfindlichkeiten, die Ihre *Schwelle* zur Panik *senken,* und was Sie gegen diese Probleme unternehmen können, sodass Sie von Panik verschont bleiben (Kapitel 2, 3, 4 und 7).
- Erweitern Sie Ihren „Wohlfühlbereich" auf die *externen Umstände* und die *internen Empfindungen,* die Angst und Panik auslösen können (Kapitel 9 und 10).
- Finden Sie heraus, wann die Einnahme von *Medikamenten* angezeigt ist und wann nicht, was die neuesten Medikamente für Sie tun können, und informieren Sie sich darüber, was bei der Einnahme von Medikamenten zu beachten ist (Kapitel 11).
- Lesen Sie darüber, wie *reale Menschen* ihre Probleme mit Panik gelöst haben. Lernen Sie aus ihren Erfolgen und Schwierigkeiten und fühlen Sie sich dadurch weniger allein.
- *Verbinden Sie das alles* (Kapitel 12) und bleiben Sie gelassen und panikfrei für das Leben, das vor Ihnen liegt.

Dieses Buch ist in zwölf „Sitzungen" gegliedert, die den Therapiesitzungen im Rahmen einer persönlichen Behandlung nachempfunden sind. Jede Sitzung baut auf der vorherigen auf, und die Übungen am Ende einer jeden Sitzung können Ihnen helfen, die jeweiligen Inhalte Ihren persönlichen Umständen anzupassen. Und es gibt Abschnitte mit „Problemlösungen", die Ihnen helfen können, eventuell auftretende Probleme zu beheben. Während Sie *Panikattacken meistern und das Leben zurückgewinnen* lesen, werden Sie sich vielleicht ein bisschen so fühlen, als würden Sie von Ihrem persönlichen „Therapeuten[1] im Buch" angeleitet.

Es wird Sie freuen zu hören, dass es immer mehr solide Belege dafür gibt, dass Selbsthilfetechniken, wie sie zum Beispiel in diesem Buch zu finden sind (und die auch als *Bibliotherapie* bezeichnet werden), eine sehr effektive Methode sein können, um Panikattacken zu überwinden. Sie können für die weitaus meisten Betroffenen zu bleibenden Erfolgen führen, die so erheblich sind, dass sie eine echte Verbesserung ihrer Lebensqualität darstellen.

Eine besondere Qualität dieses Buches, die unter den Lesern der ersten beiden Ausgaben auf besondere Zustimmung stieß, ist das Betonen der *emotionalen Themen*, die beim Entstehen von Panik eine wichtige Rolle spielen – die sensiblen Bereiche in Ihrem Leben (zum Beispiel Verlust und unterdrückte Wut), die wiederkehrenden Panikausbrüchen zugrunde liegen können, und die Gefühle, die einzelne Attacken auslösen können. Diese Ideen wurden in der ersten Ausgabe des Buches eingeführt und in der zweiten verfeinert, etwa in Form zusätzlicher Beispiele für die verschiedenen Auslöser von Panik und in Form von Hinweisen, wie Sie Ihre persönlichen Auslösereize erkennen können.

Die Leser, die bereits mit der zweiten Ausgabe von *Panikattacken meistern* vertraut sind, werden in dieser Ausgabe keine dramatischen Änderungen feststellen. Wie die Kunst und das Handwerk von gutem Kochen haben sich die fundierten, wohlerprobten Strategien zur Überwindung von Panik in den fünf Jahren, die seit der Veröffentlichung der vorigen Ausgabe vergangen sind, nicht wesentlich geändert. Für diese Ausgabe wurden die in den vergangenen fünf Jahren veröffentlichten Forschungsergebnisse ausgewertet, etwa 30 neue Literaturverweise wurden in Anhang V aufgenommen, und etliche Erkenntnisse, die mir als besonders wichtig für von Panik betroffene Menschen erschienen, wurden im Text des Buches beschrieben.

Die größten Änderungen finden sich in Sitzung elf, wo die Erstlinien-Medikamente (Medikamente, die als optimal zur Behandlung einer bestimmten Erkrankung an-

---

1   Um den Lesefluss nicht zu stören, wird in diesem Buch der Einfachheit halber bei der Bezeichnung von Personen oder Personengruppen in den meisten Fällen nur die männliche oder weibliche Form verwendet. Selbstverständlich ist dabei stets die jeweils andere Form gleichrangig mit einbezogen (Anm. d. Übers.).

gesehen werden) beschrieben werden, die heute zur Behandlung einer Panikstörung zur Verfügung stehen, sowie ihre typischen Nebenwirkungen und ihre Vorteile im Vergleich zu älteren Medikamenten. In Sitzung fünf, wo eine Strategie kontrollierter Atmung beschrieben wird, um körperliches Erregungsniveau und Panikanfälligkeit zu reduzieren, wurden einige Verbesserungen der Selbsthilfetechniken aufgenommen. Und es wurde ein neuer Anhang in das Buch aufgenommen, der Alternativen zum kontrollierten Atmen beschreibt, darunter auch die Technik der achtsamen Meditation, die sich zunehmender Beliebtheit erfreut, sowie ihre besonderen Vorteile für Panik-Betroffene.

Schließlich wurde Sitzung zwölf um den Abschnitt „Panikanfälligkeit" erweitert, der einen kurzen Überblick über die typischen Lebensgeschichten, Gewohnheiten, Denkmuster und emotionalen Stile enthält, die zur Entwicklung von Panik und zur anhaltenden Anfälligkeit für Panik beitragen und auf die mithilfe der in diesem Buch vorgestellten Strategien eingegangen wird. Diese Strategien sollen dem Leser helfen, nicht nur seine *akuten* Panikattacken zu überwinden, sondern auch weniger anfällig für *zukünftige* Attacken zu werden.

Ganz unabhängig davon, was Ihre Panikattacken auslöst, können Sie die Strategien aus diesem Buch einsetzen, um sie zu überwinden. Dies gilt auch für das Krankheitsbild der *Panikstörung*, das im ersten Kapitel beschrieben wird, und für solche Panikattacken, die häufig von Menschen mit *anderen Angststörungen* erlitten werden.

Wenn Sie hauptsächlich unter Agoraphobie („Platzangst") leiden (was bedeutet, dass Sie es vermeiden, sich an bestimmte Orte zu begeben, was unter Umständen so extrem ausgeprägt sein kann, dass Sie manchmal fast völlig ans Haus gefesselt sind), dann ist dieses Buch genau richtig für Sie. Die in Sitzung neun beschriebene Methode der *Exposition* („Ausgesetztsein", auch *Konfrontation*) ist die am besten bewährte existierende Methode, um Ihre Symptome zu überwinden und wieder zu dem Leben zurückzukehren, das Sie führten, bevor Sie Panik und Agoraphobie entwickelten. Natürlich sind auch die anderen Sitzungen wichtig, da Sie Ihnen die Strategien liefern, die Sie brauchen, um das Entstehen von Panik zu dämpfen, um weniger Angst zu empfinden und natürlich um eine eventuelle akute Panikattacke zu überwinden. Dieses Buch kann Ihnen auch dabei helfen, die Ursachen Ihrer Probleme besser zu verstehen und in Zukunft von ihnen verschont zu bleiben.

Auch wenn Sie nicht unter Panikattacken leiden, aber in *bestimmten Situationen von Ängsten*, von *beinahe-panischen Episoden* oder von *niedrigschwelligen chronischen Ängsten* geplagt werden, können diese Methoden Ihnen helfen. Wie sie in Ihrer spezifischen Situation eingesetzt werden können, wird in dem Nachtrag „Alltägliche Ängste" am Ende des Buches erörtert.

Versuchen Sie doch einmal „just for fun", den folgenden Schnelltest zu machen, um herauszufinden, inwieweit Ihre Symptome denen von Personen ähneln, die von einer voll ausgeprägten Panikstörung betroffen sind:

1. Kommt es vor, dass Sie von intensiven Angstgefühlen überwältigt werden, dass Ihr Herz rast oder Sie sich schwach und schwindlig fühlen und denken, Sie würden sterben oder verrückt werden und die Kontrolle verlieren?

2. Wenn Sie Schmerzen haben oder eine körperliche Veränderung bemerken, zum Beispiel einen „zusätzlichen" Herzschlag (Extrasystole; eine vorzeitige Kontraktion des Herzens innerhalb der normalen Herzschlagfolge), ein beklemmendes, schmerzendes Gefühl in der Brust oder heftige Kopfschmerzen, machen Sie sich dann Sorgen, dass es sich um ein ernstes Problem handeln könnte?

3. Denken Sie oft, dass in Anbetracht all der körperlichen Symptome, die Sie haben, etwas mit Ihrem Körper nicht stimmen kann, was Ihre Ärzte übersehen haben müssen?

4. Leiden Sie manchmal unter Kurzatmigkeit, Atemnot oder dem beängstigenden Gefühl, dass die Dinge in Ihrer Umgebung unwirklich sind?

5. Machen Sie sich häufig Sorgen um Sicherheit und Wohlbefinden Ihnen nahestehender Menschen? Oder darüber, dass Sie im Beruf gute Arbeit leisten? Machen Sie sich Sorgen über eigentlich *alles*?

6. Vermeiden Sie es, an bestimmte Orte zu gehen, weil Sie dort nervös werden, obwohl Sie diese Gefühle nicht wirklich erklären können, nicht einmal sich selbst gegenüber?

7. Versuchen Sie oft, wenn Sie ausgehen, in der Nähe des Ausgangs zu sitzen, damit Sie unauffällig gehen können, wenn Sie dieses Bedürfnis bekommen?

8. Sind Sie als Kind jemals für längere Zeit von einem wichtigen Familienmitglied getrennt worden, vielleicht wegen eines längeren Krankenhausaufenthaltes oder gar eines Todesfalls?

9. Hatten Sie als Kind Angst vor neuen Situationen, oder fiel es Ihnen schwer, von zu Hause fort zu sein? Leiden Sie immer noch manchmal unter Heimweh, obwohl Sie inzwischen erwachsen sind?

10. Finden Sie Konflikte beängstigend oder unangenehm, vielleicht sogar so sehr, dass Sie großes Geschick darin entwickelt haben, Konflikte zu vermeiden?

Haben Sie in dieser Liste einige Verhaltensweisen entdeckt, in denen Sie anderen Menschen ähneln, die unter Panik leiden? Eine wesentlich ausführlichere Beschreibung finden Sie in Sitzung eins, „Was ist ‚Panik'?" – lesen Sie einfach weiter, um mehr zu erfahren.

1. | Sitzung eins: Was ist „Panik"?

Carol[2] ist ein echter Erfolgsmensch – zumindest *wirkte* sie immer so. Als kompetente, attraktive Frau Ende dreißig war sie mit einem erfolgreichen Geschäftsmann verheiratet und hatte zwei aufgeweckte, bezaubernde Kinder. Sie arbeitete halbtags als Redakteurin für die Lokalzeitung, engagierte sich ehrenamtlich in Einrichtungen der Gemeinde und nahm häufig an Aktivitäten mit Freunden und Verwandten teil. Kurzum, ihr Leben schien sehr aktiv und erfüllt zu sein.

Aber unter der beherrschten und lächelnden Oberfläche stand Carol das Wasser bis zum Hals. Sie zwang sich, jeden Tag aus dem Haus zu gehen, musste aber ständig mit sich kämpfen, um weiterzumachen. Alles, was sie außer Haus unternahm, wurde sorgfältig um ihre Ängste herum organisiert. Zwar war sie in der Lage, mit dem eigenen Auto zu bestimmten Zielen zu fahren, aber sie konnte es nur ertragen, als Beifahrerin im Auto zu sitzen, wenn ihr Mann oder ihre Schwester den Wagen fuhren. Wenn sie an einer Veranstaltung teilnahm, sorgte sie immer dafür, dass sie von einer Person ihres Vertrauens begleitet wurde, und setzte sich in die Nähe eines Ausgangs – für den Fall, dass sie schnell gehen wollte. Wenn sie in eine andere Stadt reiste, recherchierte sie dort unmittelbar nach ihrer Ankunft, wo es ein Krankenhaus mit einer Notaufnahme gab.

Häufig blieb sie Veranstaltungen in der Schule ihrer Kinder fern, weil sie Angst davor hatte, in einer Menschenmenge zu sein; dann war sie traurig und schämte sich, weil sie nicht dem entsprach, was in ihren Augen „eine normale Mutter" war. Wenn sie doch einmal hinging, konzentrierte sie sich hauptsächlich darauf, die Veranstaltung zu überstehen, ohne sich selbst oder ihre Familie zu blamieren.

Sie verbrachte möglichst viel Zeit zu Hause mit den Kindern, aber wegen ihrer Ängste konnte sie zahllose Dinge nicht tun. Sie war nicht einmal in der Lage, ein Brettspiel mit ihrer Familie zu spielen, weil sie höchstens ein paar Minuten stillsitzen konnte, ohne extrem nervös zu werden.

Sie machte sich ständig Sorgen um die Sicherheit ihrer Kinder und stellte sich allerlei furchtbare Tragödien vor, die ihnen zustoßen könnten, solange sie nicht in ihrem Blickfeld waren. Sie zwang sich, die Kinder ein normales Leben führen zu lassen, aber es war eine Tortur für sie zu sehen, wie eines der Kinder das Haus verließ.

---

2   Die Namen und Persönlichkeitsmerkmale von Personen, deren Geschichten in diesem Buch wiedergegeben werden, sind stark verändert worden, um ihre Identität zu schützen.

Mindestens einmal am Tag wurde Carol ohne Vorwarnung von entsetzlichen Angstgefühlen überwältigt. Von einer Sekunde auf die andere fing ihr Herz an zu rasen, ihr wurde schwindlig und sie fühlte sich einer Ohnmacht nahe. Ihr war, als würde sie ersticken, und sie musste nach draußen laufen, um Luft zu bekommen. Neben den körperlichen Symptomen wurde sie von dem Gefühl gepackt, dass im nächsten Moment etwas Furchtbares mit ihr passieren würde. Wenn sie eine Viertelstunde lang Höllenqualen ausgestanden hatte, die ihr endlos vorkamen, ließ die Attacke endlich wieder nach und ließ sie ausgelaugt und erschöpft zurück, manchmal für den ganzen Rest des Tages.

Carol schämte sich zutiefst wegen ihrer „Anfälle" und hatte nur drei anderen Menschen davon erzählt. Sie glaubte, dass niemand solche Erfahrungen wirklich verstehen könne, und war insgeheim davon überzeugt, verrückt zu werden. Sie fühlte sich zunehmend allein und angsterfüllt und fragte sich, was wohl aus ihr werden würde. Manchmal dachte sie, dass es besser wäre, wenn sie tot sei.

Carols Geschichte. Carols Panikattacken hatten 18 Jahre vorher begonnen, als sie erst 21 Jahre alt war. Ein Jahr davor hatte sie ihre Jugendliebe geheiratet, war aus ihrem Elternhaus ausgezogen in einen weit entfernten Bundesstaat und hatte ihr erstes Kind bekommen, eine Tochter. So weit entfernt von ihrer Familie fühlte sie sich einsam und von der Verantwortung überwältigt, für ein Baby sorgen zu müssen.

Eines Tages war sie draußen und hängte Wäsche auf, als plötzlich, aus heiterem Himmel, ihr Herz so heftig zu klopfen begann, dass sie dachte, es würde ihr in der Brust explodieren. Sie fühlte sich atemlos und schwindlig, die Fingerspitzen kribbelten und ihre Beine fühlten sich an wie aus Gummi. Ein nicht zu beschreibendes, überwältigendes Gefühl drohenden Unheils packte sie. Voller Entsetzen lief sie ins Haus, um ihren Mann anzurufen, aber als der endlich zu Hause eintraf, waren ihre Symptome schon wieder abgeklungen. Sie fühlte sich zittrig und ausgelaugt, doch ihr Hausarzt konnte keinen Grund für ihre Beschwerden entdecken, woraufhin er sie beruhigte – „wahrscheinlich sind's die Nerven" – und wieder nach Hause schickte.

Bald darauf zog die kleine Familie wieder zurück in Carols Heimatstadt, und ihre Attacken verschwanden von allein. Carol bekam ein zweites Kind, dieses Mal einen Sohn, und obwohl sie noch hin und wieder kleinere Attacken bekam, nachdem er zur Welt gekommen war, verschwanden sie auch jetzt wieder relativ schnell, ohne Behandlung.

Einige Jahre, nachdem ihr Sohn geboren worden war, wurde Carol erneut schwanger. Sie verlor das Kind – wie sich später herausstellte wegen einer Eileiterschwangerschaft –, und man riet ihr, keine Kinder mehr zu bekommen. Kurz darauf wurden ihre Panikattacken wieder häufiger; sie war immer weniger in der Lage, in die Kirche zu gehen, mit dem Fahrstuhl zu fahren oder in einem überfüllten Laden einzukaufen, weil sie eine Attacke befürchtete. Wenn sie ins Kino ging, setzte sie sich ganz hinten im Saal an den Gang, in die Nähe des Ausgangs. Sie fing an, ihre Aktivitäten so zu organisieren, dass ein Familienmitglied sie begleiten konnte, wann immer sie abends außer Haus gehen musste.

Ungefähr ein Jahr, bevor Carol sich in Behandlung begab, war ihre Tochter in einen Verkehrsunfall verwickelt und erlitt leichte Verletzungen. Carol fühlte sich schuldig, weil sie ihrer Tochter erlaubt hatte, das elterliche Auto zu benutzen, obwohl es keinen Grund gegeben hätte, ihr das zu verweigern. Sie war wütend auf den anderen Fahrer, dem sie die Schuld an dem Unfall gab, und sie war ebenso wütend auf ihren Mann, weil der sich weigerte, den Mann zu belangen. Ihre Panikattacken traten immer häufiger auf und sie entwickelte Schluckbeschwerden. Sie hörte auf, in Restaurants zu essen, und nahm fast fünf Kilo ab. Sie begann, Reisen an Ziele außerhalb ihres Wohnortes immer konsequenter zu vermeiden. Sie zögerte eine dringend erforderliche zahnärztliche Behandlung hinaus, weil sie sich außerstande fühlte, für längere Zeit ruhig auf dem Behandlungsstuhl zu sitzen.

Etwa einen Monat, bevor Carol in der Klinik erschien, um Hilfe bei der Bewältigung ihrer Schwierigkeiten zu suchen, zog ihre Tochter aus, um zu studieren. Carols Symptome verschärften sich, bis sie mehrere Attacken pro Tag erlitt und es immer schwieriger fand, ihre Arbeit im Büro zu schaffen. Eines Tages rief sie mitten in ihrer bis dahin schwersten Attacke eine Freundin an, die sie in die Klinik brachte.

Als Carol bei der Aufnahme in die Klinik untersucht wurde, schilderte sie dem Arzt ein schweres Trauma, das sie als Neunjährige erlitten hatte – den plötzlichen Tod ihrer geliebten älteren Schwester aufgrund eines Aneurysmas. Davon abgesehen beschrieb sie ihre Kindheit als normal und glücklich. Sie war erfolgreich in der Schule gewesen, sowohl in schulischer als auch in sozialer Hinsicht. Zwar hatte sie hin und wieder unter Ängsten gelitten (vor Sturm, vor Höhen und vor großen Hunden), die aber ihr Alltagsleben nicht beeinträchtigt hatten. Ihre Mutter war eine sehr ängstliche Frau, die immer übermäßig um Carol besorgt war; das störte zwar Carols Geschwister, aber sie selbst fühlte sich dadurch umso mehr geliebt und beschützt.

Carols Probleme wurden als Panikstörung in Verbindung mit Agoraphobie diagnostiziert. Sie war sehr erleichtert zu hören, dass sie sich ihre Schwierigkeiten nicht eingebildet hatte, dass sie beileibe nicht der einzige Mensch auf der Welt war, der solche Qualen durchlitt, und dass sie keineswegs „verrückt" war. Und sie war noch mehr erleichtert, als sie erfuhr, dass es Möglichkeiten gebe, sie zu behandeln und ihr zu helfen, ihre überaus hinderlichen Attacken zu überwinden.

Bevor wir uns solchen Behandlungsmöglichkeiten zuwenden, wollen wir noch etwas näher auf die Störung selbst eingehen. Die Ereignisse in Carols Leben mögen Ihnen vielleicht dramatischer erscheinen als Ihre eigenen Probleme, aber ihre Geschichte illustriert zahlreiche Kennzeichen, die für eine Panikstörung sehr typisch sind.

Typische Kennzeichen einer Panikstörung

Symptome. Carols Primärsymptome während einer Attacke zeigten sich als extrem beschleunigter, klopfender Herzschlag, Atemnot, Schwäche- und Schwindelgefühle sowie kribbelnde oder taube Hände und Füße. Außerdem litt sie während einer Attacke unter extremen Angstzuständen und hatte den intensiven Drang, die Flucht zu ergreifen. Manchmal hatte sie Schmerzen in der Brust, und als ihre Störung schon etwas weiter fortgeschritten war, hatte sie hin und wieder Schluckbeschwerden.

Zu den anderen typischen Symptomen während einer Panikattacke zählen Zittern oder Beben, Hitzewallungen, Schüttelfrost und Übelkeit. Häufig hat der Betroffene während einer Attacke das Gefühl, er würde „verrückt werden" oder die Kontrolle verlieren. All diese Symptome sind normale Bestandteile von Panik; sie bedeuten keineswegs, dass Sie verrückt sind. Und sie bedeuten auch nicht, dass Sie sterben müssen, obwohl Sie sich wahrscheinlich so fühlen – und zwar mit überwältigender Intensität.

Manchmal wird eine Panikattacke eingeleitet oder begleitet durch Gefühle von Unwirklichkeit, die sich entweder auf den Betroffenen selbst oder auf die Außenwelt beziehen – Empfindungen, die als *Depersonalisation* (Gefühle des Losgelöstseins vom Selbst) und *Derealisation* (Gefühl der Unwirklichkeit) bezeichnet werden. So kann der Betroffene den Eindruck haben, alles um ihn herum sei nebelhaft, fremd, unwirklich. Solche Empfindungen können seine Angst verstärken, er würde „den Verstand verlieren", tatsächlich sind sie jedoch bei Angstattacken keineswegs ungewöhnlich. Bei einer entsprechenden Studie wurden über 100 Personen befragt, die sich schon mindestens einmal in einer extrem gefährlichen Situation befunden hatten, in der sie glaubten, sie würden gleich sterben. Die Wissenschaftler stellten fest, dass 81 Prozent der Probanden angaben, in dieser Situation Gefühle von Unwirklichkeit gehabt zu haben. Eine Mehrheit von ihnen berichtete darüber hinaus von einer veränderten Zeitwahrnehmung (78 %) und einem Gefühl des Losgelöstseins vom Selbst (61 %). Bei einer anderen Studie wurde festgestellt, dass Gefühle von Unwirklichkeit zu den vier häufigsten Symptomen zählen, die während einer Panikattacke erlebt wurden (59 %). Das bedeutet, dass intensive Angst – ganz unabhängig davon, ob sie durch äußere Umstände verursacht wird oder durch eine Panikattacke – wahrscheinlich von ungewöhnlichen Wahrnehmungen begleitet wird.

Die folgende Liste nennt die häufigsten Symptome einer Panikattacke. Falls Sie während einer Attacke mindestens vier dieser Symptome erleben, die sehr plötzlich auftreten und innerhalb von zehn Minuten einen Höhepunkt erreichen, wird die Attacke als „offizielle" Panikattacke betrachtet. (Eine Attacke, bei der weniger als vier dieser Symptome auftreten, wird als „Panikattacke mit eingeschränkter Symptomatik" bezeichnet.)

Diagnostische Kriterien für ein Panikattacke*

1. Palpitationen, Herzklopfen oder beschleunigter Herzschlag,
2. Schwitzen,
3. Zittern oder Beben,
4. Gefühl der Kurzatmigkeit oder Atemnot,
5. Erstickungsgefühle,
6. Schmerzen oder Beklemmungsgefühle in der Brust,
7. Übelkeit oder Magen-Darm-Beschwerden,
8. Schwindel, Unsicherheit, Benommenheit oder der Ohnmacht nahe sein,
9. Derealisation (Gefühl der Unwirklichkeit) oder Depersonalisation (sich losgelöst fühlen),
10. Angst, die Kontrolle zu verlieren oder verrückt zu werden,
11. Angst zu sterben,
12. Parästhesien (Taubheit oder Kribbelgefühle),
13. Hitzewallungen oder Kälteschauer.

---

* (Diagnostisches und Statistisches Manual Psychischer Störungen – Textrevision – DSM-IV-TR, © 2003 Hogrefe Verlag, Bern)

Wenn Sie schon mindestens zwei unerwartete Panikattacken hatten und auf mindestens eine davon die einen Monat oder länger anhaltende Furcht[3] vor einer weiteren Attacke folgte, oder Sie sich Sorgen machen, was die Attacke bedeuten könnte, oder Ihr Verhalten aufgrund der Attacke geändert haben, kommt für Sie wahrscheinlich die Diagnose „Panikstörung" infrage. (Es gibt zwei weitere Kriterien für diese Diagnose: Die Attacken sind nicht die Folge eines *anderen* Problems, sie werden zum Beispiel nicht durch eine bestimmte gefürchtete Situation provoziert [wie etwa bei einer bestimmten Phobie] oder durch die Angst, die Aufmerksamkeit anderer zu erregen [wie etwa bei einer sozialen Phobie]; und die Attacken treten nicht infolge eines bestimmten Gesundheitsproblems oder durch den Konsum einer Substanz auf.)

Obwohl sich die Empfindungen verschiedener Panik-Betroffener ähneln, mögen Sie Symptome erleben, die Ihnen als besonders ungewöhnlich erscheinen. So berichten

---

3   Während in vielen wissenschaftlichen Publikationen zwischen Angst (objektunbestimmt) und Furcht (objektbezogen) unterschieden wird, werden die Begriffe hier synonym verwendet.

zum Beispiel manche Betroffenen von einem Gefühl des „Kippens" während einer Attacke – von dem Gefühl, dass sie plötzlich das Gleichgewicht verlieren und fallen könnten. Andere beschreiben „aufwallende" Empfindungen im Kopf. Manche berichten von der Angst, dass sie plötzlich und impulsiv etwas Groteskes oder Schreckliches tun könnten. Die meisten bemerken, dass ihr Herz schnell schlägt, aber anderen fällt eher die Heftigkeit und Intensität ihres Herzschlags auf. Häufig werden „zusätzliche", verfrühte Herzschläge (Extrasystolen) wahrgenommen, was Ängste nähren kann, eine Herz-Kreislauf-Erkrankung zu entwickeln. Und die Symptomatik kann sich im Laufe der Zeit verändern – es können neue Symptome entstehen und alte allmählich verschwinden.

Vielleicht erleben Sie Symptome, die so bizarr sind, dass Sie unmöglich glauben können, dass sie durch Angst verursacht werden – was wiederum Ihre Befürchtung bestärkt, unter einem schweren, aber unerkannten Gesundheitsproblem zu leiden. Jeder, der ungewöhnliche körperliche Symptome erlebt, sollte sich vom Arzt untersuchen lassen. Wenn jedoch Ihr Arzt Ihnen sagt, Sie würden unter Panik leiden, seien ansonsten aber gesund – dann glauben Sie ihm. Verschwommenes oder verzerrtes Sehen, vorübergehende Blindheit, Taubheitsgefühle entlang einer Körperseite, heftige Kopfschmerzen, Brustschmerzen – all diese Beschwerden sind gelegentlich als Symptome von einer Panikstörung beobachtet worden. Wenn die Panikstörung erfolgreich behandelt wird und die Attacken verschwinden, dann verschwinden auch diese Symptome.

Die Ungewöhnlichkeit mancher Panik-Symptome ist nur einer der Aspekte dieser Störung, der sie so beängstigend und frustrierend macht. Ein anderer ist die Vermeidung, die sich häufig als Folge von Panikattacken entwickelt.

Vermeidung und Agoraphobie. Sobald sie eine Panikattacke erlebt haben, beginnen die meisten Panik-Betroffenen, Situationen zu vermeiden, von denen sie befürchten, dass sie erneut eine Attacke auslösen (oder zumindest einige der paniktypischen Symptome). „Panikstörung *mit Agoraphobie*" ist der eingeführte diagnostische Begriff für Menschen, deren Panikattacken mit der Vermeidung verschiedener Örtlichkeiten und Situationen einhergehen.

Es gibt Menschen, die Panikattacken bekommen, es aber trotzdem schaffen, all ihren gewohnten Aktivitäten nachzugehen, dann allerdings in der Regel mit mehr Unwohlsein als zuvor. Und es gibt viele Betroffene, die auf subtile Art vermeiden, aber nicht offen. Vielleicht treiben sie nach wie vor Sport, achten dabei aber genau darauf, sich nicht allzu sehr anzustrengen, damit ihr Herz nicht zu heftig schlägt. Oder sie steuern unbewusst die Zeiten, zu denen sie Auto fahren oder einkaufen, so, dass sie allzu dichten Verkehr oder überfüllte Läden vermeiden. Oder sie fühlen sich am

Tage einer wichtigen Personalversammlung in der Firma „ein bisschen angeschlagen", melden sich krank und bleiben an diesem Tag zu Hause.

Die weitaus meisten Panik-Betroffenen zeigen zumindest ein gewisses Maß an Vermeidung, und ein großer Teil des Materials in diesem Buch wendet sich direkt an sie. Aber jeder, der unter Panikattacken leidet, wird die Übungen in diesem Buch, die darauf abzielen, Vermeidung zu beenden, nützlich finden. Sie werden Ihnen helfen, sich in vielerlei Lebensbereichen von Panik zu befreien, und Sie in die Lage versetzen, wieder Spaß an den jeweiligen Aktivitäten zu haben, anstatt sie nur durchzustehen und sich dabei ständig Sorgen zu machen.

Ob Sie also offen, verdeckt oder überhaupt nicht vermeiden, ob Sie von Panikstörung mit Agoraphobie oder ohne betroffen sind – dieses Buch ist richtig für Sie.

Es gibt sogar einige sehr wenige Menschen, die von Agoraphobie *ohne* Panikattacken betroffen sind. Sie vermeiden einfach bestimmte Örtlichkeiten und Situationen, aus Angst, paniktypische Symptome zu zeigen (vor allem solche, die hinderlich oder peinlich sind) und dann keine Hilfe bekommen oder ohne Schwierigkeiten – oder Peinlichkeiten – den Ort des Geschehens verlassen zu können. Die meisten Kliniker vertreten die Auffassung, dass diese Störung so eng mit Panikstörung verwandt ist, dass sie praktisch das gleiche zugrunde liegende Problem beschreibt. Im Wesentlichen wird sie auch genauso behandelt wie eine Panikstörung. Aus diesem Grunde – und um sperrige Formulierungen zu vermeiden – werden beide Störungen in diesem Buch einfach als „Panikstörung" bezeichnet.

Lassen Sie uns jetzt wieder auf Carol zurückkommen und einen Blick auf ihre Vermeidung werfen. Die Situationen, die Carol vermied, sind durchaus als klassisch zu bezeichnen und werden Ihnen wahrscheinlich in mancherlei Hinsicht bekannt vorkommen. Sie vermied beengte Räumlichkeiten wie zum Beispiel Fahrstühle, überfüllte Örtlichkeiten wie Einkaufszentren sowie alle Situationen, die es schwierig machen konnten, einfach – und ohne Aufmerksamkeit zu erregen – den Ort des Geschehens zu verlassen. Falls sie überredet wurde, ins Kino, ins Restaurant, in einen Vortrag oder Gottesdienst zu gehen, achtete sie darauf, sich möglichst weit hinten in den jeweiligen Raum zu setzen, in die Nähe eines Ausgangs. Und sie besuchte diverse Veranstaltungen nur noch zu bestimmten Zeiten, um Gedränge zu vermeiden.

Carol fühlte sich zu Hause und in ihrer Nachbarschaft am entspanntesten, in fremder Umgebung dagegen am unwohlsten. Manche Betroffenen berichten, dass sie sich buchstäblich umso unbehaglicher fühlen, je weiter sie von zu Hause entfernt sind – 100 Kilometer sind schlimmer als 50, und 50 Kilometer sind unangenehmer als 25.

Wenn Carol aus irgendeinem Grund aus dem Haus gehen musste, fühlte sie sich am sichersten, wenn sie von ihrem Mann begleitet wurde – und am unwohlsten, wenn sie allein war. Für viele Panik-Betroffene ist es am beängstigendsten, allein zu sein. Bei manchen von ihnen reflektiert dieses Gefühl die Angst vor einer Situation, in der sie medizinische Versorgung brauchen könnten, aber niemand da ist, der helfen könnte; Alleinsein scheint ihre frühesten Ängste und Gefühle von Hilflosigkeit heraufzubeschwören.

Die meisten Menschen, die unter Panikattacken leiden, entwickeln die Strategie, Situationen zu vermeiden, welche die mit Panik assoziierten *körperlichen Empfindungen* herbeiführen. Nehmen wir an, bei Ihrer ersten Panikattacke seien Herzklopfen, Kurzatmigkeit und Hitzewallungen aufgetreten. Ein paar Tage später gehen Sie ins Fitnessstudio, trainieren eine Weile und entwickeln dabei über kurz oder lang genau die gleichen Symptome. Dann kann es gut sein, dass Sie anfangen, sich panisch zu fühlen. Körperliche Empfindungen, die zwei Wochen zuvor noch kein bisschen beunruhigend waren, nehmen plötzlich eine ganz andere und bedrohliche Bedeutung an. Und so ist es kein Wunder, dass sie auf diese neue Bedeutung mit intensiven Angstgefühlen reagieren.

Die meisten Panik-Betroffenen, die an einer bestimmten *Örtlichkeit* eine Attacke bekommen, entwickeln Furcht vor diesem Ort und versuchen, ihn zu meiden, und zwar nur, weil er mit früheren Panikgefühlen assoziiert ist. Wenn Sie in einem großen Supermarkt schon einmal eine Panikattacke bekommen haben, könnten Sie sich außerstande fühlen, wieder in diesen Laden zu gehen; vielleicht würden Sie sogar über kurz oder lang *alle* Supermärkte meiden.

Wir werden später noch näher darauf eingehen, wie Vermeidung entsteht und wie man sie überwinden kann. Fürs Erste sollten Sie nur wissen, dass Vermeidungsverhalten sich typischerweise verstärkt und auf immer mehr Situationen übergreift, wenn man nichts dagegen unternimmt.

Schwankungen der Symptome. Carols Panik-Symptome tauchten in verschiedenen Phasen ihres Lebens auf und nahmen dann wieder ab oder verschwanden wieder von allein, ohne behandelt worden zu sein. Dieses Muster ist ausgesprochen typisch für diese Störung und stellt für viele Betroffene einen weiteren ihrer frustrierenden Aspekte dar. Das Verschwinden von Symptomen ist zwar einerseits eine große Erleichterung, andererseits aber auch ein zweischneidiges Schwert. Wenn die Attacken unerwartet verschwinden können, dann können sie auch ebenso unerwartet wieder auftauchen. Darüber hinaus können Symptome, die ohne offensichtlichen Grund kommen und gehen, das Gefühl verstärken, man habe es mit etwas völlig Rätselhaftem und Unkontrollierbarem zu tun.

Als Carol jedoch ihre eigenen Attacken etwas genauer analysierte, wurde ihr klar, dass sie mit bestimmten Arten von Belastung in ihrem Leben zusammenhingen –

mit Trennungen und Verlusten, Gefühlen von Alleinsein, durch die Geburt eines Kindes veränderte Lebensumstände oder mit Wut und Konflikten, nach denen sie sich schuldig und hilflos fühlte. Carol hat auch die Art von Kindheitserfahrungen beschrieben, die der Entstehung von Panik vorausgehen können – in ihrem Fall handelte es sich um einen traumatischen, frühen Verlust und eine überängstliche Mutter.

Die beiden Fragen, wer Panik entwickelt und wann sie entsteht, sind so wichtig und komplex, dass wir ihnen drei ganze Sitzungen widmen werden. Fürs Erste wollen wir es aber dabei bewenden lassen, dass Carols besseres Verständnis ihrer eigenen Anfälligkeiten sie in die Lage versetzte, die Arbeit zu leisten, die getan werden musste, um ihre Panik-Symptome zu eliminieren. Dieses Buch wird Ihnen zeigen, wie auch Sie das erreichen können.

Alter und Geschlecht. Carol war 20 Jahre alt, als ihre Attacken anfingen, und 38, als sie sich in Behandlung begab. Verschiedene Studien haben gezeigt, dass eine Panikstörung typischerweise zwischen der späten Adoleszenz und Mitte dreißig beginnt; gleichwohl kann sie auch in jedem anderen Alter beginnen. Unter Frauen treten Panikstörungen zwei- bis dreimal so häufig auf wie unter Männern.

Manche Experten vertreten die Auffassung, dass die Anzahl der unter Panik leidenden Männer unterschätzt wird, weil es Männern widerstrebt, solche Probleme einzugestehen oder sich deswegen in Behandlung zu begeben. Andere Fachleute haben die Möglichkeit zur Diskussion gestellt, dass Männer häufiger als Frauen versuchen, ihre Ängste mit Alkohol in den Griff zu bekommen, und deswegen letztlich häufiger wegen Alkoholmissbrauchs behandelt werden als wegen ihrer zugrunde liegenden Panik. Wie immer dem auch sei – immer mehr Männer, die unter Panik leiden, bekennen sich zu ihren Problemen, und zwar auch öffentlich; darunter auch so prominente Persönlichkeiten wie Rihanna, Dustin Hoffman, David Beckham, Nicole Kidman oder Barbra Streisand.

Meine Anerkennung geht an alle Leser dieses Buches, Männer *und* Frauen, weil sie sich zu dem wichtigen Schritt durchgerungen haben, ihre Panikattacken einzugestehen. Es ist nicht leicht, sich einem so quälenden Problem zu stellen – vor allem, wenn diese Störung als persönliche Schwäche empfunden werden mag. Tatsächlich ist jedoch eine Panikstörung ebenso wenig ein Zeichen persönlicher Schwäche wie Bluthochdruck, ein Magengeschwür oder Migräne.

„Aber warum Panik?", könnten Sie sich jetzt fragen. „Warum ist es denn *nicht* etwas anderes, zum Beispiel Migräne, ein Magengeschwür oder Bluthochdruck?" Was ist die Ursache dafür, dass der eine Mensch Panik entwickelt und der andere etwas anderes – oder gar völlig verschont bleibt von stressbedingten Beschwerden? Dies ist die Frage, der wir uns in der nächsten Sitzung zuwenden wollen.

Übung für Sitzung eins: Was ist Panik?

Die folgende Übung soll Ihnen helfen, sich einen Überblick über Ihre eigene Panikstörung zu verschaffen – wie sie „aussieht", wie sie begann und wie sie sich auf Sie und Ihr Leben ausgewirkt hat.

Bevor es weitergeht, sollten Sie allerdings ein Hilfsmittel für die heutige und die noch folgenden Übungen vorbereiten: ein unbenutztes Notizheft – entweder, indem Sie ein neues kaufen oder indem Sie ein Heft aus Ihren Schreibsachen hervorsuchen, in das noch nichts geschrieben wurde.

Dieses Notizheft soll Ihnen als Tagebuch dienen, um die kommenden Übungen zu protokollieren, diverse Ereignisse im Zusammenhang mit Ihren Panikattacken festzuhalten und Ideen und Überlegungen zu notieren, die Ihnen einfallen, während Sie das Selbsthilfeprogramm durcharbeiten. Es wird Ihnen die Informationen liefern, die Sie im Verlauf des Lernprozesses brauchen werden, um wichtige Muster in Ihren Panik-Symptomen zu erkennen, und die Ihnen helfen können, eventuell auftretende Probleme zu lösen. Und es wird als Protokoll Ihrer fortschreitenden Erfolge dienen – eine wichtige Belohnung für all die harte Arbeit, die Sie leisten!

Am besten verwenden Sie ein Heft mit liniertem Papier. Es sollte nicht zu groß sein, sodass Sie es bequem mit sich herumtragen können; oder Sie kaufen zwei Hefte – ein großes, das Sie zu Hause benutzen können, und ein kleines Notizbuch, dass Sie überallhin mitnehmen können, um Aufzeichnungen am Ort des Geschehens zu machen. Sie könnten auch überlegen, sich einen Ordner anzuschaffen, um darin lose Blätter abzuheften, die sich ansammeln können, wenn Sie die Aufgaben machen.

Ein solches Notizheft für Aufzeichnungen im Verlauf des Selbsthilfeprogramms ist wichtiger, als Sie vielleicht denken. Wenn es zu einer empfohlenen Aufgabe gehört, etwas aufzuschreiben, ist es sehr wichtig, *dass Sie die Aufgabe tatsächlich schriftlich erledigen,* anstatt die entsprechenden Antworten nur „im Kopf" zu geben. Wenn Sie Ihre Gedanken tatsächlich zu Papier bringen und schwarz auf weiß sehen, wird die Aufgabe dadurch eindrücklicher werden und Ihnen mehr Nutzen bringen, und es werden vielleicht zusätzliche Überlegungen angeregt, die Ihr Verständnis noch vertiefen und Ihre Fortschritte fördern könnten. An verschiedenen Etappen des Programms werden Sie aufgefordert, sich noch einmal eine frühere Aufgabe anzusehen, die deswegen in schriftlicher Form vorliegen sollte.

Noch ein letzter Hinweis zu diesem Notizheft: Es soll Ihr privates Tagebuch sein, das nur für Ihre Augen bestimmt ist. Zwar ist es Ihre Sache, wie wichtig Ihnen Ihre Privatsphäre ist, aber normalerweise ist es nützlich, fürs Erste zu entscheiden, dass Sie den Inhalt Ihres Tagebuches niemandem zeigen werden. Dadurch werden Sie sich freier fühlen, Ihre Überlegungen ganz offen und ehrlich zu Papier zu bringen. Und wenn Sie rückhaltlos ehrlich mit sich selbst sind, wird Ihnen das helfen, Ihre Probleme mit Panik besser zu verstehen und zu guter Letzt auch zu überwinden.

Das große Ganze

Zum Abschluss dieser Sitzung gibt es nur eine formale Aufgabe: Stellen Sie sich vor, Sie wären Therapeut und würden Fragen stellen, um ein umfassenderes Bild Ihrer Panikstörung zu gewinnen. Versuchen Sie, möglichst konkrete und detaillierte Antworten zu geben.

Während Sie an dieser Aufgabe arbeiten, werden Ihnen vielleicht neue Ideen über Ihre Panik kommen. Notieren Sie gegebenenfalls diese Gedanken in Ihrem neuen Notizheft – und zwar auch solche, die Sie im jetzigen Stadium für unwichtig halten mögen.

Meine Panikattacken

Die erste Panikattacke, an die ich mich erinnern kann, passierte (wann? wo?) _____
_____ .

Dabei traten folgende Symptome auf: _____
_____ .

Vielleicht war ich zu diesem Zeitpunkt besonders gestresst, weil _____
_____ .

Ich wusste nicht genau, was eigentlich vor sich ging. Ich dachte, dass vielleicht _____
_____ .

Danach gingen meine Attacken (für eine Zeit lang weg? weiter?) _____
_____ .

Im Hinblick auf Panikattacken war die schlimmste Zeit meines Lebens _____
_____ .

Heutzutage treten meine Attacken ungefähr ___ -mal pro Woche auf. Meistens passieren sie, wenn _____
_____ .

Die Attacken scheinen schlimmer zu werden, wenn _____
_____ .

Wegen der Attacken gibt es ein paar Dinge, die ich nicht mehr tue, und einige Orte, an die ich nicht mehr gehe oder an die ich nur gehe, wenn es unbedingt sein muss. Zum Beispiel vermeide ich es, _____
_____ .

Eine Menge Aktivitäten, an denen ich früher Spaß hatte, machen mir heute weniger Spaß, weil ich mir Sorgen mache, eine Attacke zu bekommen; oder ich muss die Aktivität anders organisieren, um sie nach wie vor ausüben zu können. Zum Beispiel mache ich

_____

_____ .

Ich bekomme am meisten Angst, wenn ich _____

_____ .

Seit die Attacken begonnen haben, sind mir generelle Veränderungen in meiner Stimmung und meiner Persönlichkeit aufgefallen, in meinem Selbstvertrauen und körperlichem Wohlbefinden. Einige der schlimmsten dieser Veränderungen sind für mich:

_____

_____ .

Ich habe außerdem das Gefühl, dass der Umstand, dass ich Panikattacken habe, zu Veränderungen in manchen meiner Beziehungen zu Angehörigen und Freunden geführt hat. Seit die Attacken begonnen haben, _____

_____ .

Ich habe sehr hart daran gearbeitet, mit meinen Attacken umzugehen. Es folgen einige der Strategien, die ich dabei einsetze oder früher eingesetzt habe:

_____

_____ .

Die nützlichste Technik, die ich gefunden habe, um mit Attacken fertigzuwerden oder um zu versuchen, sie zu verhindern, ist: _____

_____ .

Ich habe eine Menge Zeit damit zugebracht, über die Ursachen meiner Attacken nachzudenken. Zurzeit erscheint es mir am wahrscheinlichsten, dass _____

_____

_____ .

Wenn ich eines Tages keine Attacken mehr habe, gibt es so viele Dinge, die ich gern tun würde. Sobald ich das Problem mit den Panikattacken gelöst habe, ist mein größter Traum,

_____

_____ .

2. | Sitzung zwei: Die Ursachen für Panik – warum gerade ich?

Warum also hat Carol eine Panikstörung entwickelt? Und was ja eigentlich viel wichtiger ist – warum Sie? Ist das etwas Angeborenes? Liegt die Ursache in einer Begebenheit, die Ihnen als Kind passiert ist? Oder ist es einfach eine Reaktion auf all die Belastungen, denen Sie in Ihrem jetzigen Leben ausgesetzt sind? Die Antwort ist: wahrscheinlich von allem etwas.

Es ist sehr wahrscheinlich, dass Ihre Panikstörung die Folge einer Kombination von Faktoren ist. Der erste davon ist eine Anfälligkeit für die Störung aufgrund Ihrer *biologischen Ausstattung.* Der zweite ist das „richtige" Zusammentreffen von *Umständen in Ihrem Leben als erwachsener Mensch,* um die Störung herbeizuführen. In der Zeit zwischen diesen beiden Faktoren können die *Erfahrungen, die Sie als Heranwachsender gemacht haben,* die Wahrscheinlichkeit einer Panikstörung im Erwachsenenalter erhöht haben – wenn auch die wissenschaftlichen Belege für dieses Teil des Puzzles umstrittener sind.

In dieser Sitzung geht es um die Einflüsse von Biologie und Kindheitserfahrungen auf das Entstehen einer Panikstörung im Erwachsenenalter. Wahrscheinlich werden Sie es interessant finden, etwas über eine Reihe von Forschungsergebnissen auf diesem Gebiet zu erfahren und diese Beschreibungen mit Ihrer eigenen Situation zu vergleichen.

Biologie und Genetik

Lassen Sie uns zunächst Ihre biologische Ausstattung in Betracht ziehen. Ohne Frage gibt es biologische Unterschiede zwischen Menschen, die unter einer Panikstörung leiden, und solchen, die davon nicht betroffen sind. Die Forschung hat konsistente Unterschiede in mehreren Neurotransmitter-Systemen des zentralen Nervensystems gefunden, also jenen Systemen, die im ganzen Körper Botschaften übermitteln. Letztlich scheint es so zu sein, dass die Strukturen und körperlichen Prozesse, die uns von den Sinnesorganen eingehende Informationen zu Bewusstsein bringen, sie verarbeiten helfen und unsere Reaktionen darauf steuern, bei Menschen mit einer Panikstörung auf einem stark erhöhten Erregungsniveau operieren. Mit anderen Worten: Von Panik betroffene Menschen scheinen ein sehr sensibles, hochreaktives Nervensystem zu haben, was dazu führt, dass belastende Ereignisse tendenziell starke körperliche Reaktionen produzieren. Falls Sie unter Panikattacken leiden, werden Sie sich das vielleicht schon gedacht haben!

Genetik. Die biologischen Unterschiede zwischen Menschen mit einer Panikstörung und anderen beweisen nicht unbedingt, dass zwischen diesen beiden Gruppen genetische Unterschiede bestehen; gleichwohl gibt es tatsächlich Anzeichen für einen wahrscheinlichen genetischen Beitrag zu diesen Unterschieden. Etwas vereinfacht könnte man sagen, dass manche Menschen eine Anfälligkeit für die Störung erben.

Die Belege für einen genetischen Beitrag zum Entstehen von Panik stammen aus Studien über das Auftreten von Panikstörungen in Familien und aus Zwillingsstudien. So ergab zum Beispiel eine Studie, deren Ergebnisse die Genetik-Hypothese untermauern, dass eineiige Zwillinge – deren Erbgut zu 100 Prozent übereinstimmt – wesentlich häufiger beide von einer Panikstörung betroffen sind als zweieiige Zwillinge, bei denen nur 50 Prozent des Erbguts übereinstimmen.

Es ist nicht wichtig, die Feinheiten der genetischen Aspekte von Panikstörungen zu verstehen, aber Sie sollten wissen, dass Sie unter Umständen eine Prädisposition für Panik geerbt haben könnten, die Sie anfälliger dafür macht, Panikattacken zu entwickeln, als andere Menschen, die mit einer anderen genetischen Ausstattung geboren wurden.

Wahrscheinlichkeiten. Was bedeutet das also für Sie (und Ihre Kinder, falls Sie welche haben)? Wie wichtig ist denn nun der genetische Einfluss?

In der Gesamtbevölkerung beträgt das Risiko, im Laufe eines Lebens eine Panikstörung zu entwickeln, den jüngsten Erhebungen zufolge beinahe zehn Prozent. Falls Sie einen Blutsverwandten erster Ordnung mit einer Panikstörung haben (einen Elternteil, ein Geschwister oder Kind – also einen Menschen, mit dem Sie 50 Prozent des Erbguts gemein haben), erhöht sich Ihr Risiko über die gesamte Lebensspanne auf etwa 15 Prozent.

Mit anderen Worten: Wenn Sie eine diagnostizierbare Panikstörung haben, lassen diese Forschungsergebnisse vermuten, dass Ihr Kind mit einer 15-prozentigen Wahrscheinlichkeit selbst eines Tages eine solche Störung entwickeln wird. Dagegen wird Ihr Nachbar aus dem Nebenhaus, der keine Blutsverwandten erster Ordnung mit dieser Störung hat, wohl nur mit einer Wahrscheinlichkeit von zehn Prozent diese Störung entwickeln. Daraus folgt, dass Ihre Kinder keineswegs dazu verdammt sind, ebenfalls eine Panikstörung zu entwickeln, falls Sie selbst davon betroffen sind. Im Gegenteil – die Wahrscheinlichkeit, dass sie verschont bleiben werden, beträgt immerhin 85 Prozent; allerdings tragen sie ein geringfügig höheres Risiko als die Gesamtbevölkerung.

Falls Sie Blutsverwandte haben, die unter einer anderen Angststörung, einer klinischen Depression oder Alkoholmissbrauch leiden, könnten Sie ebenfalls etwas anfälliger dafür sein, eine Panikstörung zu entwickeln – einfach aufgrund Ihrer genetischen Ausstattung. Vielleicht erinnern Sie sich, dass Carol eine überängstliche Mutter hatte, die möglicherweise unter einer unerkannten Panikstörung litt. Carol könnte eine spezifische Prädisposition für die Entwicklung einer Panikstörung von ihrer Mutter geerbt haben, oder sie mag mit generalisierteren Angsttendenzen zur Welt gekommen sein, die ihre Anfälligkeit erhöhten, im späteren Leben Panik zu entwickeln.

Temperament. Gibt es irgendeinen Grund zu der Annahme, dass Sie vielleicht „ängstlich geboren" worden sein könnten und dass dieser Umstand – zumindest teilweise – erklären mag, warum Sie eine Panikstörung entwickelt haben? Vielleicht. Es gibt gewisse Hinweise darauf, dass Kinder von Geburt an unterschiedliche Dispositionen – unterschiedliche Temperamente – zeigen und dass ein ziemlich stabiler Aspekt von Temperament die Art und Weise ist, wie ein Kind auf unbekannte Situationen reagiert. Kinder, die als schüchtern, gehemmt, introvertiert, vorsichtig und furchtsam beschrieben wurden, neigen dazu, auf unbekannte Situationen mit Stress und Rückzugsverhalten zu reagieren und bei einer vertrauten Person Schutz und Beruhigung zu suchen. Solche Kinder neigen außerdem dazu, in neuartigen Situationen stärkere körperliche Erregung zu zeigen (beschleunigten Herzschlag, Schwitzen, flaches Atmen) als unerschrockenere Kinder.

Es gibt gewisse Hinweise darauf, dass Kinder, die so reagieren, in späteren Jahren Ängste und Vermeidungsverhalten entwickeln können. Und einschlägige Studien haben ergeben, dass Kinder, deren *Eltern* unter Panikstörung und Agoraphobie leiden, häufiger diese Eigenschaften zeigen als Kinder von nicht betroffenen Eltern. Das bedeutet, dass ein angeborenes Temperament, das von Unbehagen angesichts unbekannter Situationen gekennzeichnet ist, die Anfälligkeit für eine Panikstörung im späteren Leben erhöhen kann.

Manche Menschen scheinen also – aus genetischer / biologischer Sicht – anfälliger dafür zu sein, eine Panikstörung zu entwickeln, und zwar unabhängig davon, was deren genaue Ursache sein mag. Das war wahrscheinlich auch bei Carol der Fall und könnte durchaus auch auf Sie selbst zutreffen.

Vielleicht denken Sie jetzt: „Das ist aber eine ziemlich entmutigende Aussage – an meiner biologischen Ausstattung kann ich nicht allzu viel ändern." Das stimmt. Aber nur allzu häufig werfen Menschen mit einer Panikstörung sich vor, irgendwie unzulänglich oder schwach zu sein, weil sie Panikattacken haben. Sie vergleichen sich mit der Nachbarin von gegenüber und sagen sich: „Ihr Leben ist genauso schwierig wie meines, aber sie hat keine Panikattacken. Was ist also verkehrt mit mir?"

Mit Ihnen ist nichts verkehrt; aber vielleicht ist bei Ihnen etwas *anders* – und dieser Unterschied könnte Ihre biologische Ausstattung sein.

Natürlich mag Ihre Nachbarin von gegenüber, deren biologische Ausstattung eine andere ist als die Ihre, unter einem anderen Problem leiden, das ebenso quälend sein könnte. So wie Ihre genetische Ausstattung Sie in die Richtung einer Panikstörung getrieben haben mag, so könnte das Erbgut Ihrer Nachbarin sie anfälliger gemacht haben für Depressionen oder Migräne oder Alkoholmissbrauch oder Bluthochdruck. Mit anderen Worten: Vielleicht hat auch sie an stressigen Tagen Probleme, die sich aber in anderer Form zeigen mögen.

Andererseits kann es aber durchaus sein, dass auch Ihre Nachbarin von gegenüber unter Panikattacken leidet, von denen Sie nur nichts wissen – weiß sie denn von Ihren?

Frühe Erfahrungen: Verlust und Trennung

Es gibt noch etwas in Carols Geschichte, das sie anfälliger für Panik gemacht haben könnte. Erinnern Sie sich, dass ihre Schwester aufgrund eines Aneurysmas gestorben ist, als Carol neun Jahre alt war? Die Experten sind sich nicht völlig einig, aber es scheint so zu sein, dass ein Mensch, der als Kind einen Verlust oder eine traumatische Trennung erlitten hat, als Erwachsener anfälliger dafür sein könnte, eine Panikstörung zu entwickeln, als andere Menschen, auf die das nicht zutrifft.

Das könnte besonders für Menschen gelten, die im Gefolge von Panikattacken Agoraphobie (Vermeidung) entwickeln. So wurden zum Beispiel in einer entsprechenden Studie die frühen Geschichten von agoraphobischen Erwachsenen mit solchen von nichtagoraphobischen Erwachsenen verglichen, und dabei stellte sich heraus, dass die Agoraphobiker wesentlich häufiger von ihren Müttern oder beiden Eltern getrennt worden waren und dass überdurchschnittlich viele von ihnen Scheidungskinder waren.

Ein großer Teil der Menschen, die in eine Klinik kommen, um sich wegen Panikattacken behandeln zu lassen, berichten von Verlusten oder traumatischen Trennungen in ihrer Kindheit. So entwickelte zum Beispiel Joe eine lebensbedrohliche Erkrankung im frühen Alter von fünf Jahren – eine Erfahrung, die für ein kleines Kind körperlich schmerzhaft, zutiefst beängstigend und völlig unbegreiflich ist. Als Joe wieder nach Hause kam, litt er jahrelang unter schrecklichen Alpträumen. Als Erwachsener entwickelte er eine Panikstörung. Zwar kann er sich an den Krankenhausaufenthalt kaum noch erinnern, aber es liegt auf der Hand, dass diese Erfahrung tiefgreifende Auswirkungen auf ihn hatte.

Ein Todesfall in der nächsten Familie ist wahrscheinlich das dramatischste Beispiel für einen Verlust und kann die besondere Anfälligkeit für Verlust herbeiführen, die Panik häufig zu begleiten scheint. In einer von der Autorin geleiteten Therapiegruppe von Panikstörung-Betroffenen hatten sechs der acht Teilnehmer traumatische Verluste erlitten, fünf von ihnen im Kindesalter und der sechste als Erwachsener. Die meisten dieser Verluste betrafen einen Elternteil oder ein Geschwister.

Carol hat viele Gemeinsamkeiten mit den Teilnehmern jener Gruppe – vielleicht gilt das auch für Sie.

Trennungs- und Verlustängste. Ein Verlust oder eine Trennung muss nicht tatsächlich stattfinden, damit ein Mensch Verlustängste entwickelt – Ängste, die Panik zugrunde liegen können.

Diane wuchs in einer gestörten Familie auf, mit einem distanzierten und unbeteiligten Vater, der ein heimlicher Alkoholiker war. Ihre Mutter steuerte Dianes Verhalten mit expliziten Drohungen, sie zu verlassen. So erinnert sich Diane, dass ihre Mutter ihr zum Beispiel sagte, dass sie das Haus verlassen und nie wiederkommen würde, wenn Diane sich nicht „ordentlich benimmt". Für ein fünfjähriges Kind ist das eine zutiefst beängstigende Drohung. Und wenn ihre Mutter diese Drohung ausstieß – und das passierte sehr oft –, war sie so wütend, dass das kleine Mädchen keine Zweifel haben konnte, dass sie es ernst meinte. Obwohl Diane es schaffte, ihre Panik-Symptome sehr schnell zu überwinden, musste sie wesentlich länger zu den Therapiesitzungen kommen, bis sie nach und nach auch ihre intensiven Verlassensängste überwinden und sich wieder sicher fühlen konnte, sowohl in Beziehungen als auch für sich allein.

Solche „Trennungsängste" sind häufig bei Kindern zu beobachten, die als Erwachsene eine Panikstörung entwickeln. Dieser Zusammenhang hat einige Forscher dazu veranlasst, die These aufzustellen, dass Menschen, die eine Panikstörung entwickeln, ihr Leben lang anfällig sind für Trennungsängste. Wie könnte eine solche Anfälligkeit entstehen? Eine mögliche Ursache sind biologische Unterschiede; wie Sie bereits wissen, werden manche Kinder mit einem Temperament geboren, das sie auf unbekannte Situationen ängstlich reagieren lässt, auch auf weniger schwerwiegende Trennungen.

Eine andere Möglichkeit ist, dass ein Kind in einem familiären Umfeld aufwächst, das ihm kein Gefühl von Sicherheit vermittelt, worauf es mit vermehrter Angst auf Trennungen reagieren mag. Wenn sich das Kind ohnehin nicht sicher fühlt, wird es ja wahrscheinlich besonders beängstigend für es sein, alleingelassen zu werden. Wenn seine Eltern zum Beispiel selbst unter Trennungsängsten leiden, mag es ihnen schwerfallen, dem Kind die Selbstständigkeit zu vermitteln, die es braucht, um sich auch dann wohlzufühlen, wenn es allein nach draußen geht oder von den Eltern getrennt ist. Und natürlich ist ein tatsächlicher Verlust oder eine traumatische Trennung in der Kindheit ein weiterer möglicher Grund, warum eine anhaltende Anfälligkeit für Trennungen von nahestehenden Menschen entstehen kann.

Die individuelle Frage. Offensichtlich hat nicht jeder, der Panik entwickelt, einen frühen Verlust erlitten – und nicht jeder, der einen schmerzlichen Verlust in der Kindheit überstanden hat, wird als Erwachsener Panik entwickeln. Dennoch scheint das Problem „Verlust" immer wieder aufzutauchen, wenn man unter Panik leidende Menschen behandelt.

Wie auch immer die wissenschaftlichen Erkenntnisse über eine Vielzahl von Menschen mit Panik lauten mögen, die entscheidende Frage ist doch folgende: Ist Verlust oder Trennung ein Problem *für Sie?* Fühlen *Sie* sich beunruhigt oder gestresst, wenn Sie an frühere Trennungserfahrungen oder einen drohenden Verlust denken? Falls ja, kann die Erkenntnis, dass es ein Problem *für Sie* ist, ein wichtiger erster Schritt sein, um dieses Problem aus der Welt zu schaffen.

Frühe Erfahrungen: das familiäre Umfeld

Es besteht erhebliches Interesse an der Frage, ob ein bestimmter Erziehungsstil einen Einfluss darauf hat, ob der Betreffende später Panik entwickeln wird. Entsprechende Theorien sind sowohl aus klinischen Beobachtungen als auch aus der Erforschung der frühen familiären Erfahrungen von Panik-Betroffenen entstanden.

Unzureichender Schutz („Underprotection"). Kinder, die in Umständen aufwuchsen, durch die sie auf sich allein gestellt waren (emotional, körperlich oder beides), bevor sie dafür bereit waren, können anfällig dafür sein, im Erwachsenenalter eine Panikstörung zu entwickeln.

Vielerlei unglückliche Umstände können zu diesem Ergebnis führen. So mag zum Beispiel ein Elternteil unter schweren Depressionen leiden oder nicht für das Kind da sein wegen einer chronischen Erkrankung, Alkoholmissbrauch oder sogar extremer Inanspruchnahme durch sehr belastende Arbeit oder eine schwierige familiäre Situation. Und obwohl seine Lebensumstände (und seine Fähigkeiten, sie zu bewältigen) sich verändert haben, können die Gefühle, die es durch solche frühen Erfahrungen entwickelte, ihm ziemlich hartnäckig anhängen.

June musste schon als ziemlich kleines Mädchen für drei jüngere Geschwister sorgen. Ihr Vater war zwar durchaus fürsorglich, musste jedoch in drei Jobs arbeiten, um die Familie zu ernähren, und war daher selten zu Hause. Wenn er doch einmal da war, schien er durch seine familiären Pflichten überfordert zu sein, und June, ein ungewöhnlich sensibles kleines Mädchen, gab ihr Bestes, um ihn nicht noch weiter zu belasten, indem sie seine Hilfe suchte. Junes Mutter hatte chronische psychische Probleme und verbrachte einen großen Teil ihrer Zeit isoliert in ihrem Schlafzimmer; bestenfalls kümmerte sie sich um den jüngsten Säugling und überließ es June, die Hausarbeit zu erledigen.

June war ein sehr kompetentes kleines Mädchen – eigentlich eine kleine Erwachsene –, das es schaffte, die Aufgaben eines Erwachsenen sehr gut zu bewältigen. Aber innerlich litt sie ständig unter Ängsten – dass der Zustand der Mutter oder die finanzielle Situation der Familie sich verschlechtern könnte, dass ihr Vater krank werden könnte, dass sie die Hausarbeit nicht schafft, dass irgendetwas nachgeben könnte in der zerbrechlichen Struktur der Familie.

Es gab keinen Menschen, auf den sie sich verlassen konnte, der sie hätte entlasten können – keine Chance, Kind zu sein. Mancher Therapeut würde vielleicht über June sagen, sie habe „unerfüllte Abhängigkeitsbedürfnisse": Sie brauchte einen Menschen, von dem sie hätte abhängig sein können, aber es war niemand da. Junes Gefühl des Alleingelassenseins und ihr Mangel an Sicherheit hielten bis ins Erwachsenenalter an – als sie mit 21 Jahren ihr Collegestudium beendet und ihren ersten Job angefangen hatte, entwickelte sie Panikattacken.

Durch anhaltend chaotische Familienverhältnisse oder Missbrauch kann ein Kind in eine ähnliche Situation geraten wie June – ohne sich auf einen schützenden und fürsorglichen Menschen verlassen zu können, gezwungenermaßen in einem viel zu frühen Alter auf sich selbst gestellt und darüber hinaus in eine von Anfälligkeit und Angst geprägte Situation gezwungen. Es ist kein Wunder, dass der Betreffende durch solche Umstände anfälliger für Panik wird. In der Tat hat eine Studie mit Probanden, die unter einer Panikstörung litten, ergeben, dass ein Viertel von ihnen eine chaotische Kindheit erlebt hatte und ein Fünftel als Kind missbraucht worden war.

Familienverhältnisse, aus denen ein Kind mit dem Gefühl hervorgeht, die Welt sei gefährlich, unsicher und verletzend, oder mit der Angst, es sei nicht in der Lage, sich selbst zu schützen oder allein zurechtzukommen, können möglicherweise sein Risiko erhöhen, im späteren Leben Panik zu entwickeln.

Aber solche Verhältnisse hören sich ziemlich extrem an. Die meisten Panik-Betroffenen stammen aus Familien, die sie als ziemlich „normal" beschreiben würden. Es gibt sogar Hinweise auf recht subtile Unterschiede zwischen Familienverhältnissen, welche die spätere Entstehung von Panik zumindest teilweise erklären können, und zwar vor allem dann, wenn sie in Verbindung mit einer biologisch bedingten Anfälligkeit auftreten.

Übermäßiges Behüten („Overprotection"). Manche Experten meinen, dass eine Kindheit in einem übermäßig behütenden Elternhaus ein erhöhtes Risiko bewirken kann, im Erwachsenenalter Panik zu entwickeln. Obwohl Ihnen das wie ein Widerspruch erscheinen mag, können Sie vielleicht trotzdem nachvollziehen, dass auch übermäßiges Behüten (das vermeintliche Gegenteil von zu wenig Fürsorge) dem Kind vermitteln kann, dass die Welt voller Gefahren sei, die es auf sich allein gestellt nicht bestehen kann. Die Forschung liefert nur spärliche Belege für diese These, aber im klinischen Umfeld zeigt sich hin und wieder, dass die übermäßig behütenden Verhältnisse, in denen manche Betroffenen herangewachsen sind, anscheinend das spätere Entstehen ihrer Ängste und Panik begünstigt haben.

Marilyn war das einzige Kind eines etwas älteren Ehepaares, das schon befürchtet hatte, kinderlos bleiben zu müssen. Ihre Eltern waren überglücklich, als Marilyn zur Welt kam, und sie waren grimmig entschlossen, ihre kleine Tochter unter allen Umständen vor sämtlichen Widrigkeiten des Lebens zu schützen. In ihrer gesamten Kindheit eilten die Eltern sofort herbei, wenn Marilyn Angst bekam oder auf Hindernisse stieß, um sie zu beruhigen und ihr den Weg zu ebnen. Als Marilyn in der vierten Klasse war, bekam sie immer häufiger Bauchschmerzen. Der Arzt empfahl, damit sachlich umzugehen, aber stattdessen behielten die Eltern sie zu Hause, kümmerten sich eifrig um sie und sprachen freimütig mit dem Kind über ihre Sorgen.

Als sie Anfang zwanzig war, heiratete Marilyn, hielt aber auch danach noch engen Kontakt zu den Eltern; sie rief ihre Mutter jeden Tag an und kam jede Woche mehrmals zu Besuch in ihr Elternhaus. Fünf Monate, nachdem sie geheiratet hatten, kam es zwischen Marilyn und ihrem Mann immer häufiger zu Konflikten wegen ihres übertrieben engen Verhältnisses zu ihren Eltern. Kurz nachdem ihr Mann es kategorisch abgelehnt hatte, eine gemeinsame Urlaubsreise mit Marilyns Eltern auch nur in Erwägung zu ziehen, sondern vielmehr darauf bestand, dass das junge Paar allein verreist, bekam Marilyn ihre erste Panikattacke.

Marilyns Fall illustriert die möglichen Nachteile eines Erziehungsstils, der gut gemeint ist, hilfreich und fürsorglich sein soll, aber stattdessen das Entstehen von Selbstständigkeit beeinträchtigt und das Selbstvertrauen des Kindes schwächt. Übermäßig behütende Eltern wie die von Marilyn können – gerade durch ihr übermäßiges Bedürfnis, das Kind zu schützen – ungewollt die Botschaft vermitteln, diese Welt sei ein gefährlicher Ort, an dem ein Kind ohne den Schutz eines älteren und erfahreneren Menschen nicht sicher sein könne. Häufig kommt es vor, dass auch der überfürsorgliche Elternteil unter Ängsten leidet, die an das Kind weitergegeben werden können, entweder durch Vererbung oder durch das vorgelebte Beispiel. Ein Kind, das in einem solchen Umfeld aufwächst, kann unter Umständen ebenfalls ängstlich werden und unwillig, selbstständig etwas zu unternehmen. Diese Tendenz vermindert wiederum seine Möglichkeiten, die Fertigkeiten zu üben, die es braucht, um Selbstvertrauen aufzubauen und unabhängiger zu werden.

Wenn das Kind erwachsen wird, kann es gut sein, dass es auch weiterhin stark von anderen abhängig ist – vielleicht immer noch von den Eltern oder von einem neuen Lebenspartner. Dadurch gerät die betroffene Person in eine prekäre Lage, denn sie hat aus zwei Gründen Angst, die Menschen, von denen sie abhängig ist, zu verlieren – erstens, weil sie so an ihnen hängt, und zweitens, weil sie sich für unfähig hält, allein zurechtzukommen. Wenn sie in die Lage gerät, ihre Quelle von Sicherheit aufgeben zu müssen, kann das zu Panik führen.

Übertriebene Warnungen vor allerlei Gefahren. Manche Eltern sagen ihren Kindern ganz direkt, dass die Welt ein riskanter, gefährlicher Ort sei. So erzählte zum Beispiel eine Frau, die aus einem überfürsorglichen Elternhaus stammte, ihre Mutter habe ihr eingeschärft, sie müsse beim Überqueren eines Bahnübergangs extrem vorsichtig sein, um nicht mit einem Absatz zwischen den Gleisen hängen zu bleiben und dann vom nächsten herankommenden Zug überfahren zu werden. Eine andere berichtete, dass ihre Mutter, wenn die Familie zum Einkaufen in die nächste Großstadt fuhr, darauf bestand, dass sie ihre Augen schützen müsse, wenn ihr andere Menschen zu nahe kamen, „um die Bakterien fernzuhalten" – für den Fall, dass jemand gerade dann husten würde, wenn er an ihr vorbeiging. Vielleicht fallen auch Ihnen solche „Gefahrenwarnungen" aus Ihrer Familie ein.

Kritische, übermäßig kontrollierende Eltern. Etliche Forscher haben außerdem festgestellt, dass viele Panik-Betroffene ihre Eltern als übermäßig kritisch und kontrollierend erlebten. Eine Frau, die unter Ängsten litt, berichtete, sie habe während ihres Studiums Briefe an ihre Eltern geschrieben – die allerdings von ihrem Vater postwendend zurückgeschickt wurden, nachdem er jeden Rechtschreib- und Grammatikfehler mit Rotstift korrigiert hatte!

Leider können Eltern durch ihre ehrlichen Bemühungen, für die Sicherheit und den Erfolg ihrer Kinder zu sorgen – oder auch als Reaktion auf eigene Probleme oder Kindheitserfahrungen – übertrieben kontrollierend und kritisch werden. Und selbst wenn Sie erkennen, dass sie durch ihren gut gemeinten Erziehungsstil keineswegs negative Auswirkungen für Sie herbeiführen wollten, können Sie dennoch unrichtige Überzeugungen über sich selbst und Schwierigkeiten im Erwachsenenalter davontragen – möglicherweise auch in Form von Problemen mit Panik.

Schwierigkeiten im Umgang mit Gefühlen. In der nächsten Sitzung werden Sie erfahren, dass Panik-Betroffene relativ häufig Schwierigkeiten im Umgang mit Gefühlen haben – vor allem mit „negativen" Gefühlen wie Ärger und Wut. Falls das auch für Sie gilt, kann es gut sein, dass dieses Problem in Ihren prägenden Jahren entstanden ist, als Folge von Erfahrungen im Elternhaus. Eine solche Entwicklung kann sich auf zweierlei Weise vollziehen. Wenn Gefühle für ein Kind wegen gestörter Familienverhältnisse schmerzhaft waren, mag es gelernt haben, solche Gefühle zu vermeiden und zu unterdrücken. Es gibt aber auch Hinweise, dass viele Eltern von Panik-Betroffenen schlichtweg Schwierigkeiten haben, entspannt mit Gefühlen umzugehen, und dass sie ihren Kindern dieses Unbehagen vermitteln. Vielleicht senden sie die Botschaft aus, dass manche Gefühle „schlecht" sind, oder vielleicht, dass alle Gefühle irgendwie gefährlich sind – gefährlich, sie zu zeigen, ja vielleicht sogar, sie zu haben.

Zusammenfassend lässt sich sagen, dass vielerlei Eigenarten des Familienlebens Einfluss auf unterschiedliche Entwicklungen und Probleme im Erwachsenenalter haben können – auf sehr milde bis ziemlich dramatische Weise. So können sie dazu beitragen, dass Gefühle von Verletzlichkeit entstehen sowie Zweifel an der Fähigkeit, sich in einer Welt zu behaupten, die als bedrohlich und unsicher empfunden wird – und möglicherweise auch zu Problemen mit Panik.

Warum gerade ich?

Welche Faktoren scheinen am ehesten auf Ihre persönliche Situation zuzutreffen, in Anbetracht dessen, was Sie gerade über Einflüsse in der Kindheit gelesen haben, die zum Entstehen von Panik im späteren Leben beitragen können? Wissen Sie, ob Sie Blutsverwandte haben, die unter Panik, starken Ängsten, Alkoholproblemen oder klinischen Depressionen leiden (das heißt, unter Depressionen, die mehr sind als die normale Niedergeschlagenheit, die jeden von uns hin und wieder überkommt)? Dann könnten Sie eine biologische Prädisposition für eine Panikstörung geerbt haben.

Haben Sie als Kind frühe Verluste, traumatische Trennungen oder ausgeprägte Trennungsängste erlebt? Auch solche Umstände könnten Ihr Risiko erhöht haben, als Erwachsener Panik zu entwickeln.

Haben Ihre Eltern Sie übertrieben geschützt vor den Widrigkeiten des Lebens, oder waren sie umgekehrt nicht in der Lage, Sie vor einer Welt zu schützen, die beängstigend oder verletzend war? Hat es in Ihrer Kindheit an Unterstützung gefehlt, weil ein Elternteil kaum für Sie da war, um Ihnen die Fürsorge angedeihen zu lassen, die Sie brauchten – womöglich, weil er oder sie mit einer chronischen Krankheit oder persönlichen Schwierigkeiten zu kämpfen hatte? Hat jemand Sie ständig kritisiert, und zwar so, dass bei Ihnen Ängste oder Gefühle der Unzulänglichkeit geweckt wurden, ständige Selbstzweifel oder Zweifel an Ihren Fähigkeiten? Oder führte es in Ihrer Familie zu ausgeprägtem Unbehagen, wenn Gefühle geäußert wurden – oder vielleicht sogar schon die Vorstellung, überhaupt Gefühle zu haben?

Aber auch, wenn Sie Ihre Familie in keiner dieser Beschreibungen wiedererkennen, brauchen Sie nicht zu verzweifeln, denn immerhin ist ja jede Familie einzigartig. Oder Sie könnten einer jener Menschen sein, bei denen wirklich *keine* erkennbaren Gründe vorliegen, warum sie Panik entwickelt haben – keine bekannte biologische Prädisposition und keine eindeutige Erklärung, die auf frühe Erlebnisse oder Umstände zurückgeht. Obwohl immer solche Ursachen vorhanden sind!

Falls Sie jedoch ein Mensch sind, dessen frühe Erfahrungen zur Anfälligkeit für Panik beigetragen haben könnten, indem sie Ihr Selbstbild und Ihre Reaktionen auf die Außenwelt beeinflussten, wird es nützlich sein, dass Sie sich ausführlicher mit diesem Thema beschäftigen, weil Ihnen das letztlich helfen kann, Ihre Panik in den Griff zu bekommen – ein Ziel, das anzustreben sich lohnt.

Die Übungen im Anschluss an diese Sitzung können Ihnen helfen, diese Fragen systematisch zu erkunden. Bei der Arbeit an diesen Übungen werden Sie vielleicht feststellen, dass sich eine weitere Frage stellt – die Frage der Persönlichkeit. Haben die Menschen, die eine Panikstörung entwickeln, eine bestimmte Persönlichkeit? Auf diese Frage werden wir im nächsten Kapitel näher eingehen.

Machen Sie zuerst die folgenden Übungen und dann eine Pause. Atmen Sie tief durch, gehen Sie mit dem Hund spazieren, nehmen Sie sich etwas Zeit für sich. Wenn Sie wiederkommen – nach ein paar Minuten oder ein paar Tagen –, werden Sie bereit sein, sich mit dem nächsten anstehenden Thema zu beschäftigen: mit Ihrer eigenen Persönlichkeit.

ÜBUNG

Übungen für Sitzung zwei

Die folgenden Übungen sollen Ihnen helfen, systematisch nach den möglichen „Ursachen" Ihrer Panikstörung zu suchen. Wenn Sie die entsprechenden Fragen beantworten, sollten Sie sich bemühen, alle Beispiele oder Möglichkeiten aufzuführen, die Ihnen einfallen – und zwar auch solche, die Ihnen als unwichtig erscheinen mögen.

I. Biologische / genetische / temperamentbedingte Einflüsse

Die folgenden Übungen sollen Informationen darüber zutage fördern, inwieweit Sie Menschen ähneln, die am anfälligsten dafür sind, eine Panikstörung zu entwickeln – also solchen, die womöglich „ängstlich geboren" wurden.

A. (1) Stellen Sie eine Liste mit den Namen sämtlicher Blutsverwandten zusammen, die Ihrer Einschätzung nach Schwierigkeiten mit Ängsten oder Panik gehabt haben könnten. Vielleicht hat der eine oder andere von ihnen über seine Probleme mit Ihnen gesprochen. Möglicherweise haben Sie gehört, dass die betreffende Person „wegen der Nerven" bei einem Arzt in Behandlung war oder Medikamente nahm. Vielleicht wissen Sie, dass der Betreffende unter gesundheitlichen Beschwerden litt, die mit Ängsten oder Stress zusammenhingen, zum Beispiel unter einem Magengeschwür. Oder vielleicht hat dieser Verwandte ganz einfach Familienzusammenkünfte oder -aktivitäten gemieden, ohne dafür eine Erklärung zu liefern, und inzwischen haben Sie den Verdacht, er habe mit Panik und / oder Agoraphobie zu kämpfen gehabt.

(2) Machen Sie dann eine Liste mit allen Blutsverwandten, von denen Sie wissen oder vermuten, dass sie Alkoholprobleme hatten.

(3) Schreiben Sie schließlich eine Liste mit denjenigen Ihrer Verwandten, die Probleme mit Depressionen hatten. (Einzelne Personen können natürlich auch auf mehreren dieser Listen auftauchen.)

B. Lesen Sie sich die folgende Liste von Persönlichkeitsmerkmalen durch und überlegen Sie, wie Sie selbst als junger Mensch waren. Berücksichtigen sowohl das, was Sie selbst erinnern, als auch Merkmale, über die Ihnen von anderen erzählt wurde. Kreuzen Sie die Merkmale an, die auf Sie zutreffen.

Als Kind hätte man mich wahrscheinlich beschrieben als:

____ schüchtern;

____ introvertiert;

____ still;

____ zurückhaltend;

____ vorsichtig;

____ furchtsam oder ängstlich;

____ nervös in unbekannten Situationen;

___ Veränderungen abgeneigt;

___ ein Kind, das vermutlich eher einen oder zwei enge Freunde hat als einen großen Kreis von Spielkameraden;

___ ein Kind, das ungern von der Mutter (oder Bezugsperson) getrennt ist;

___ ein Kind, das sich nur schwer daran gewöhnen kann, in den Kindergarten zu gehen, weil es Angst davor hat, nicht zu Hause zu sein;

___ ein Kind, das leicht Heimweh bekommt, wenn es über Nacht von den Eltern getrennt ist;

___ ein Kind, dem Sicherheit wichtiger ist als Neues, vertraute Situationen lieber sind als unbekannte;

___ ein Kind, das manchmal nervöse Angewohnheiten zeigte, zum Beispiel eine Haarlocke einzudrehen oder auf den Fingernägeln zu kauen.

C. Beantworten Sie folgende Fragen über sich:

■ Ist Ihnen schon einmal der Gedanke gekommen, dass Sie besonders empfindliche körperliche Reaktionen auf Emotionen zeigen? ___

■ Bekommen Sie oft Bauch- oder Kopfschmerzen, wenn Sie unter Stress sind, oder zeigen Sie in solchen Situationen immer eine bestimmte körperliche Reaktion? ___

■ Hat Ihnen jemals ein Arzt oder Therapeut gesagt, dass Sie Beschwerden oder körperliche Symptome zeigen, die wahrscheinlich etwas mit Stress zu tun haben? ___

■ Neigen Sie – abgesehen von echten Panikattacken – zu körperlichen Reaktionen, wenn Sie sich aufgeregt, Sorgen gemacht oder auch nur erschreckt haben, zum Beispiel in Form von Schweißausbrüchen, Herzklopfen, Übelkeit oder Schwächeanfällen? ___

■ Ist Ihnen aufgefallen, dass anscheinend, wenn Sie eine sorgenvolle Lebensphase durchmachen, Ihr Körper in Mitleidenschaft gezogen wird, was sich in Form von Appetitstörungen, Schlaf- oder Erschöpfungszuständen zeigt? ___

■ Fällt Ihnen häufig auf, dass Sie auf ein aufwühlendes Ereignis intensiver reagieren als Ihr Partner, Ihre Freunde oder Geschwister? ___

■ Hat man Ihnen schon einmal gesagt, „nun reg dich nicht so auf" oder „entspann dich" oder „nimm's locker", weil Sie auf einen Vorfall so heftig reagiert haben? ___

II. Frühe Ereignisse und Einflüsse

Die folgende Übung soll Ihnen helfen, besser einzuschätzen, welche denkbaren Auswirkungen frühere Ereignisse und Einflüsse im Hinblick darauf gehabt haben könnten, dass sie später eine Panikstörung entwickelt haben.

A. Machen Sie eine Liste mit allen Verlusten, Traumata und Beziehungsstörungen, die Sie als Kind, Heranwachsender und junger Erwachsener erlebt haben, und sortieren Sie die Einträge chronologisch.

Berücksichtigen Sie dabei Todesfälle in der Familie, unter Freunden, geliebten Haustieren, Lehrern, Arbeitskollegen – allen Mitgeschöpfen, die Ihnen in Ihrem Leben wichtig gewesen sind.

Berücksichtigen Sie auch Scheidungen, Umzüge oder berufliche Veränderungen, die Sie von nahestehenden Menschen getrennt oder aus einer vertrauten Umgebung gerissen haben.

Und führen Sie schließlich auch Missgeschicke auf, die seinerzeit, als sie passierten, traumatisch für Sie waren – sich in einem Theater verlaufen zu haben, von den Eltern auf einer Geburtstagsfeier zurückgelassen worden zu sein und daraufhin befürchtet zu haben, von ihnen vergessen oder verlassen worden zu sein – jedes Ereignis, an das Sie sich heute noch erinnern können und das Sie damals als beängstigend empfanden.

B. Nehmen Sie jetzt ein Lineal zur Hand und zeichnen Sie damit eine Zeitachse in Ihr Notizheft. Gönnen Sie sich reichlich Platz dafür – vielleicht legen Sie die Skizze über zwei Seiten an. Markieren Sie die Ereignisse aus Ihrer Liste auf der Zeitachse. Es kommt nicht darauf an, dass die Achse gleichmäßig in Jahre eingeteilt ist, sondern nur, dass die Ereignisse in der richtigen Reihenfolge darauf erscheinen.

So könnte die Zeitleiste eines Betroffenen zum Beispiel aussehen:

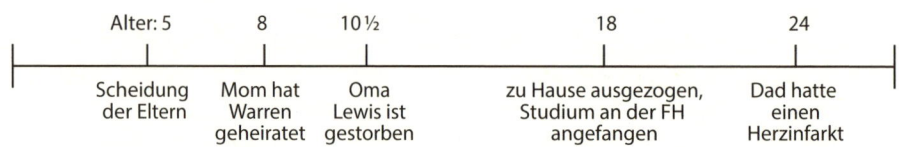

Alter: 5	8	10½	18	24
Scheidung der Eltern	Mom hat Warren geheiratet	Oma Lewis ist gestorben	zu Hause ausgezogen, Studium an der FH angefangen	Dad hatte einen Herzinfarkt

C. Legen Sie nun eine zweite Liste an, auf der Sie sämtliche Umstände in Ihrem Leben eintragen, die eher zeitlich ausgedehnt waren (über kurze oder längere Phasen) und die Sie als schwierig empfanden: gravierende finanzielle Probleme in der Familie, Alkoholmissbrauch eines Elternteils, Missbrauch, den Sie möglicherweise erlitten haben, Spannungen zwischen Ihnen und einem Stiefelternteil, Ängste, dass Ihre Eltern sich trennen könnten, sowie alles andere, was Ihnen Sorgen bereitete oder Sie unglücklich machte.

Überlegen Sie zum Beispiel, ob Sie innerhalb der Familie auf eine bestimmte Art und Weise behandelt wurden, die negative Auswirkungen auf Sie hatte – und zwar unabhängig davon, ob die betreffende Person nur die besten Absichten hatte. (Ist es zum Beispiel vorgekommen, dass Sie sich als Kind geschworen haben: „Ich werde meine Kinder niemals so behandeln, wie ich von meinen Eltern behandelt wurde!"?)

Überlegen Sie außerdem, ob es wichtige Menschen in Ihrem Leben gab, die starke Ängste zeigten oder Ihnen irgendwie anders „beigebracht" haben, dass man vor bestimmten Lebenslagen große Angst haben muss.

Beziehen Sie auch hier alle Situationen ein, die Ihnen einfallen. Wenn Ihnen etwas Bestimmtes einfällt, können Sie davon ausgehen, dass es dafür einen guten Grund gibt. Sogar Ereignisse oder

Umstände, die Sie heute anderen gegenüber als „trivial" oder „unwichtig" bezeichnen würden, können seinerzeit einen starken Eindruck auf Sie gemacht haben, und diese Auswirkungen sind es, auf die es ankommt, und nicht etwa, wie ein Außenseiter die Situation beurteilen mag – zumal ein erwachsener Außenseiter.

D. Tragen Sie nun auch diese Umstände auf Ihrer Zeitleiste ein, und zwar unterhalb der Ereignisse. Nehmen Sie sich dafür so viel Platz wie nötig und machen Sie sich auch dieses Mal keine Sorgen, ob die Zeitachse „gleichmäßig" eingeteilt ist.

Wenn Sie fertig sind, könnte Ihre Zeitleiste zum Beispiel so aussehen:

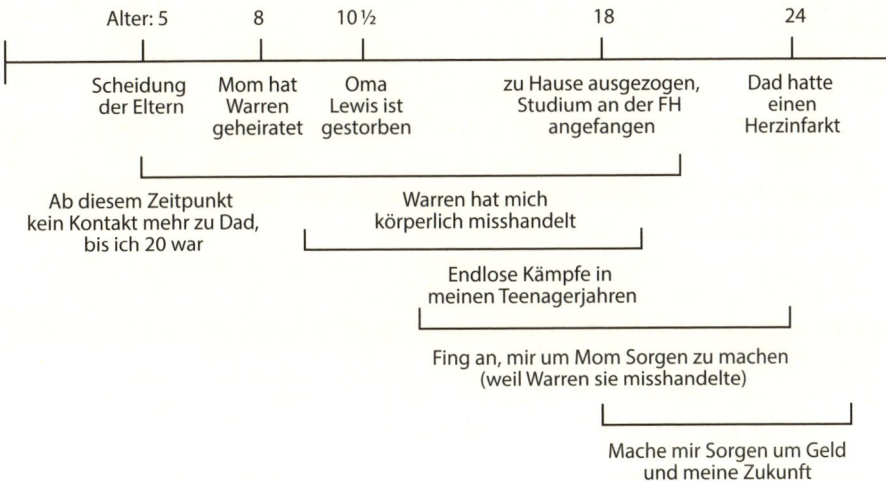

III. Belastungen im Erwachsenenalter

In diesem Teil der Übung sollen Sie Ereignisse in Ihrem Leben als erwachsene Person unter die Lupe nehmen. Das wird Ihnen die „Rohdaten" liefern, die Sie später bei einer anderen Aufgabe brauchen werden, und daher sollten Sie diese Aufgabe – wie alle anderen auch – schriftlich erledigen und in Ihrem Notizheft oder Hefter archivieren.

A. Überlegen Sie, zu welchem Zeitpunkt Ihre Panik zum ersten Mal in merklicher Weise in Erscheinung trat. Schreiben Sie dann sämtliche Ursachen von Kummer, Schmerz, Sorgen und Stress auf, die in dem halben Jahr vor diesem Zeitpunkt aufgetreten sind. Achten Sie dabei vor allem auf Umstände, die ungefähr zur selben Zeit wie die erste Panikattacke auftraten. Und berücksichtigen Sie auch diesmal wieder alles, was Ihnen dazu einfällt – und zwar auch dann, wenn es „unwichtig" zu sein scheint.

Um Ihrer Erinnerung auf die Sprünge zu helfen, ziehen Sie die folgenden Möglichkeiten in Betracht – und natürlich auch alle anderen, die infrage kommen:

- finanzielle Rückschläge;
- ein Umzug;
- eine Veränderung in Ihrer Partnerschaft;
- ein neuer Chef oder Aufgabenbereich im Beruf;
- ein Vorfall, der sich kurz vorher abgespielt hatte und den Sie als furchtbar erniedrigend empfanden;
- eine Trennung von einem nahestehenden Menschen – selbst aus einem „positiven" Grund wie etwa einer Heirat, dem Beginn des Studiums oder einer Beförderung;
- wenn ein Kind in den Kindergarten kommt oder aus dem Elternhaus auszieht, um zu studieren, oder eine andere Entwicklung, die für Sie wichtig ist;
- wenn Sie sich zu einer Erkenntnis durchringen, die Ihnen nicht leichtfällt – zum Beispiel wegen schulischer Probleme eines Kindes, einer schweren Erkrankung eines Elternteils oder dem Eingeständnis, dass die Ergebnisse Ihres Erziehungsstils zu wünschen übrig lassen;
- der Tod oder Verlust eines Menschen aus dem Kreis Ihrer Bekannten, Freunde oder Angehörigen;
- die Nachricht von der schweren Erkrankung eines Menschen – selbst wenn der Betroffene in Ihrem eigenen Leben keine zentrale Rolle spielt;
- intensive Gefühle von Bedauern oder Traurigkeit in Ihrem Leben, obwohl Sie vielleicht gar nicht wissen, was diese Gefühle ausgelöst hat;
- etwas, das Ihnen heute passiert ist und Sie veranlasst hat, häufiger an eine schwierige Phase in Ihrer Vergangenheit zu denken;
- zu viel zu tun zu haben und nicht genug Zeit, alles zu schaffen;
- eine Erkrankung, die Ihnen Kraft und Energie geraubt hat.

Falls Ihre Schwierigkeiten mit Panik stark ab- und wieder zugenommen haben (etwa, indem Ihre Attacken für eine Weile verschwanden oder schwächer wurden, um dann mit voller Wucht wiederaufzutauchen), legen Sie eine zweite Liste an, und zwar für die sechs Monate unmittelbar vor dem jüngsten Ausbruch.

IV. Die Entstehungsgeschichte Ihrer Panik: Zusammensetzen der Teile des Puzzles

Zum Abschluss dieser Übung sollten Sie sich einige Minuten Zeit nehmen, um die soeben fertiggestellten Listen noch einmal durchzusehen. Denken Sie dabei über die folgenden Fragen nach und notieren Sie – wenn Sie möchten – Ihre Reaktionen und Gedanken dazu in Ihrem Notizheft. (Diese Aufgabe können Sie ausnahmsweise vollständig „im Kopf" erledigen, falls Sie es vorziehen).

A. Glauben Sie, dass Sie eine Prädisposition für Ängste geerbt haben könnten, in Anbetracht dessen, was Sie über Ihre Blutsverwandten wissen?

B. Halten Sie es auf der Grundlage dessen, was Sie über Ihr Temperament als Kind wissen, für wahrscheinlich, dass Sie mit der Tendenz geboren wurden, Ängste zu entwickeln?

C. Scheint es so, als ob Sie mit einem hypersensiblen Erregungssystem ausgestattet sind?

D. Gibt es Aspekte in Ihrem frühen Leben, die Sie – durch einmalige traumatische Ereignisse oder anhaltende widrige Umstände – „sensibilisiert" haben könnten, wodurch Sie besonders anfällig für bestimmte Erfahrungen, Sorgen oder Emotionen in Ihrem späteren Leben geworden sein könnten?

E. Falls Sie Frage D bejaht haben, wie haben sich dann infolge solcher frühen, sensibilisierenden Erfahrungen Ihr Selbstbild und Ihre Sicht der Welt verändert?

F. Wurde Ihnen „beigebracht" – durch ein beängstigendes Ereignis oder eine unsichere familiäre Situation oder vielleicht sogar, indem Sie die Reaktionen eines anderen Menschen beobachteten –, dass die Welt ein gefährlicher Ort ist oder dass es Ihnen nicht besonders gut gelingt, sich darin zu behaupten?

G. Gibt es Ursachen für Ängste in Ihrem Leben als erwachsener Mensch, die so wichtig geworden sein könnten, dass sie Panik hervorrufen, obwohl Sie niemand sind, der irgendwie dazu prädisponiert war, eine Panikstörung zu entwickeln?

V. Sorgen Sie für sich

Halten Sie einen Moment inne und horchen Sie in sich hinein – wie fühlen Sie sich jetzt? Sie haben gerade darüber nachgedacht – vielleicht sogar erneut durchlebt –, was Sie in Ihrem Leben als schwierige und schmerzliche Phasen empfunden haben mögen. Wenn das so ist, fühlen Sie sich jetzt vielleicht traurig, aufgewühlt oder gar überwältigt.

Oder Sie fühlen sich erleichtert, weil Sie Ihre Situation besser verstehen. Aber selbst dieses neue Bewusstsein mag Sie ein bisschen aus dem Gleichgewicht bringen – vielleicht werden Sie etwas Zeit brauchen, um das alles zu verdauen.

Falls Sie an diesem Punkt irgendwelche starken Gefühle haben sollten, suchen Sie sich mindestens zwei der drei folgenden Strategien aus, um „Druck abzulassen", bevor Sie mit der nächsten Sitzung weitermachen.

1. Gönnen Sie sich eine körperliche und emotionale Pause von Ihrer Selbstprüfung. Machen Sie einen flotten Spaziergang, nehmen Sie ein heißes Bad oder machen Sie ein Nickerchen. Treiben Sie für eine halbe Stunde Sport. Betätigen Sie sich handwerklich, lesen Sie in einem Ihrer Lieblingsbücher oder einer Zeitschrift oder gehen Sie ins Kino.
2. Sprechen Sie mit einem Menschen, dem Sie vertrauen, Ihrem Partner, einer Freundin oder vielleicht einem Therapeuten oder geistlichem Beistand – Sie können sogar das Krisentelefon anrufen, falls Sie das Bedürfnis haben. Sprechen Sie über die aufwühlenden Gefühle, die Sie haben – „geteiltes Leid ist halbes Leid". Wenn Sie mit dem richtigen Menschen darüber sprechen, wird Schmerz erträglicher, Verwirrung klärt sich auf, Freude und Erleichterung werden realer.

3. Denken Sie daran, dass diese Arbeit, die Sie machen, zwar schmerzhaft sein kann, aber ein Teil des Weges heraus aus Ihrer Panik ist. Sie bewirkt etwas, das in letzter Konsequenz gesund und positiv für Ihr Leben sein wird; sie ist ein Mittel, um Ihr Schicksal in die Hand zu nehmen und ein Leben, das von großen Schwierigkeiten geprägt war, immer stärker in positive Bahnen zu lenken.

Sie dürfen stolz sein auf den Mut, den Sie schon jetzt aufgebracht haben, indem Sie sich dazu durchgerungen haben, *alle* Dimensionen Ihrer Panik in Angriff zu nehmen.

3. Sitzung drei: Panik und Persönlichkeit

Sie wissen inzwischen, dass Panik auf „den Genen" und auf Kindheitserfahrungen beruht. Das heißt, dass sie mit einer wahrscheinlichen biologischen Prädisposition zusammenhängt und sehr wahrscheinlich auch mit frühen Erfahrungen, seien es nun bestimmte, zeitlich abgegrenzte Ereignisse oder länger anhaltende Familienverhältnisse. Aber vielleicht haben Sie sich auch schon eine andere Frage gestellt: Hat Panik etwas mit einer bestimmten Persönlichkeitsstruktur zu tun?

Die Antwort auf diese Frage lautet: vielleicht. In diesem Kapitel werden wir uns einige der Persönlichkeitseigenschaften ansehen, die häufig in Verbindung mit Panik auftreten – angefangen bei solchen Eigenschaften, die etwas mit Bindung und Verlustängsten zu tun haben. Wenn Sie die folgenden Beschreibungen lesen, wird Ihnen vielleicht eine gewisse Überlappung mit den Beschreibungen und Erörterungen der frühen Erfahrungen von Panik-Betroffenen auffallen; das ist nicht überraschend, wenn man bedenkt, dass die frühen Erfahrungen eines Menschen einen wichtigen Beitrag zu seiner Persönlichkeitsentwicklung ausmachen.

Wie immer, wenn Sie über die Eigenschaften von Panik-Betroffenen lesen, sollten Sie sich auch hier fragen, welche davon auf Sie zutreffen. Einige der Beschreibungen werden vielleicht überhaupt nicht auf Sie passen, andere dagegen sehr wohl – und diese könnten eine Schlüsselrolle spielen, um *Ihre* Panik zu verstehen und zu überwinden.

Bindung und Verlust

Nehmen Sie es sich sehr zu Herzen, wenn Sie sehen, wie ein Ihnen nahestehender Mensch leidet? Würden Sie alles tun, um einen geliebten Menschen vor Schaden und Leid zu bewahren? Wünschen Sie sich, dass Ihre Familienmitglieder Ihnen räumlich nahe sind, damit Sie absolut gewiss sein können, dass sie sicher sind? Sorgen Sie sich um ihr Wohlergehen, wenn Sie von ihnen getrennt sind?

Falls Sie eine dieser Fragen bejaht haben, sind Sie in guter Gesellschaft. Panik-Betroffene sind in vielen Fällen Menschen, die tiefe Bindungen zu anderen entwickeln, überempfindlich auf Trennungen reagieren und intensive Ängste haben, die geliebten Menschen, die ihnen so wichtig sind, zu verlieren.

Im vorigen Kapitel haben Sie erfahren, dass Trennungsangst bei Menschen, die unter Panik leiden, häufiger vorkommt als bei anderen. Tatsächlich hat eine Studie ergeben, dass über die Hälfte der Probanden, die als Erwachsene eine schwere Panikstörung und Agoraphobie entwickelten, in ihrer Kindheit unter Trennungsängsten litten. Das waren jene Kinder, die nicht zur Schule gehen und die Mutter zu Hause zurücklassen mochten, die Heimweh bekamen, wenn sie mal bei einem Klassenkameraden übernachteten, die Angst vor jeder Klassenfahrt hatten und die es nicht problemlos schafften, nach ihrem Schulabschluss aus dem Elternhaus auszuziehen.

Für viele Menschen, die unter einer Panikstörung leiden, sind Trennungen auch in ihrem erwachsenen Leben weiterhin beunruhigend und verstörend. Man könnte sogar sagen, dass manche erwachsenen Panik-Betroffenen unter einer Erwachsenenversion von Trennungsangst leiden – mit dem Unterschied, dass ihre Sorgen jetzt seltener auf sich selbst bezogen sind, sondern häufiger auf die geliebten Menschen, von denen sie getrennt werden.

Häufige, intensive Sorgen über Tod und Katastrophen. Wir alle machen uns hin und wieder Sorgen über den Tod. Umfragen in der allgemeinen Bevölkerung haben ergeben, dass tatsächlich nur eine Angst häufiger vorkommt (und zwar die Angst, vor Publikum zu sprechen). Aber unter Panik-Betroffenen sind Todesängste besonders ausgeprägt.

Louise erzählt: „Ich habe es noch nie erlebt, dass ein mir nahestehender Mensch gestorben ist. Insofern habe ich wahrscheinlich Glück gehabt. Aber trotzdem mache ich mir ständig Sorgen über den Tod – dass meine Eltern sterben könnten, meine Kinder, ich selbst. Wenn ich eine Panikattacke bekomme, bin ich fest davon überzeugt, dass es jetzt passiert: Mein letztes Stündlein hat geschlagen. Aber auch sonst habe ich diese Gedanken an den Tod immer im Hinterkopf, und dadurch fühle ich mich immer ein bisschen bedrückt.“

Warum machen sich Panik-Betroffene so häufig Sorgen über den Tod? Vielleicht, weil eine Panikattacke sich so sehr anfühlt, als müsse man jeden Moment sterben. Es ist sehr schwierig, sich immer wieder so zu fühlen, als müsse man sterben, ohne allmählich anzufangen, das auch zu glauben. Und manche Panik-Betroffenen hatten vielleicht schon besonders ausgeprägte Ängste vor Tod und Verlust, bevor ihre Panikstörung sich entwickelte. Für sie hat die erste Panikattacke lediglich Ängste verstärkt, die schon vorher unter der Oberfläche lauerten.

Sie sind sich der Vorgeschichte von frühen Verlusten, von der manche Panik-Betroffenen berichten, bewusst. Vielleicht haben Sie selbst als junger Mensch den traumatischen Tod eines geliebten Menschen erlebt – Mutter oder Vater, Großmutter oder

Großvater, ein Kindheitsfreund, ein geliebtes Haustier. Dann könnten Sie besonders stark unter Ängsten vor dem Tod leiden. Und falls Sie das Leid, das der Tod heraufbeschwört, selbst erlebt haben, dann ist der Umstand, dass ein plötzlicher Todesfall nur selten vorkommt, kaum ein Trost. Vielleicht ist es unwahrscheinlich, dass es Ihnen so ergehen wird, aber wenn deswegen die Welt um Sie herum zusammenstürzt, ist es nur allzu verständlich, wenn man sich deswegen Sorgen macht. Und Sorgen machen Sie sich in der Tat.

Wie Sie wissen, wuchsen andere Panik-Betroffene in einem Elternhaus auf, wo eine überängstliche, übermäßig behütende Mutter ihnen die intensive Botschaft vermittelte, dass die Welt ein gefährlicher Ort ist, wo hinter jeder Ecke der Tod lauern könnte. Im Leben dieser Kinder hat sich nie eine echte Katastrophe zugetragen, aber nach der Überzeugung ihrer Eltern hatten sie das nur einem ganz erstaunlichen Glück zu verdanken! Falls Sie in einem solchen Elternhaus aufwuchsen, werden Sie vermutlich das Risiko, dass eine Katastrophe passieren kann, maßlos überschätzen und viel Energie dafür aufwenden, sich darum zu sorgen, wie Sie überleben können, wenn Sie denn schließlich eintritt.

Kurz gesagt kann es gut sein, dass Sie schon früh in Ihrem Leben intensive Ängste vor dem Tod entwickelten, falls Sie in jungen Jahren einen nahestehenden Menschen verloren haben oder – vielleicht unter dem Einfluss eines überängstlichen Elternteils – in der ständigen Angst lebten, dass Sie von einem solchen Schicksalsschlag heimgesucht werden könnten. Selbst wenn diese Umstände auf Sie persönlich nicht zutreffen, können wiederholte Panikattacken intensive Ängste vor einem plötzlichen Tod entstehen lassen. Und wenn Sie enge Bindungen an andere entwickelt haben, wie es bei so vielen Panik-Betroffenen der Fall ist, kann die Vorstellung vom Tod – sei es der eigene oder der eines anderen Menschen – umso quälender sein.

Übertriebene Angst vor Krankheiten. Falls Sie Angst vor dem Tod haben, dann machen Sie sich auch Sorgen über Krankheiten. (Denn immerhin ist ja eine Erkrankung ein möglicher Weg, zu Tode zu kommen.) Darüber hinaus kann Angst vor Krankheiten auch ohne Weiteres aus dem wiederholten Erleben von Panik entstehen; die körperlichen Symptome einer Panikattacke wirken sehr überzeugend wie diejenigen einer katastrophalen Krankheit.

Im Rahmen einer Studie mit 60 Teilnehmern, die unter einer Panikstörung litten, wurden die Probanden befragt, worauf sie ihre Panik-Symptome zurückführen. Über drei Viertel von ihnen glaubten, dass eine Panikattacke ein potenziell lebensbedrohliches körperliches Ereignis sei. Eine Mehrheit dieser Teilnehmer glaubte, sie hätte einen Herzinfarkt; eine etwas kleinere Zahl von ihnen meinte, sie würde „verrückt werden"; und der Rest war davon überzeugt, die Symptome würden auf einen Gehirntumor, einen Schlaganfall, eine Infektion oder eine andere, unerkannte körperliche Krankheit zurückgehen. Nur etwa ein Viertel der Befragten erkannten bei ihrer ersten Panikattacke, dass die Episode etwas mit wie auch immer gearteten Ängsten zu tun haben könnte. Anders ausgedrückt: Falls Sie bei Ihrer ersten Panikattacke glaubten, es mit einer gesundheitlichen Katastrophe zu tun zu haben, geht es Ihnen wie vielen anderen auch!

Für die meisten von uns sind die Empfindungen des eigenen Körpers weit überzeugender als das, was man nur rational „weiß". Obwohl Ihr Arzt, Ihr Therapeut oder dieses Buch Ihnen sagen, dass Sie keine Angst vor den körperlichen Symptomen einer Panikattacke zu haben brauchen – dass diese Symptome also nichts Bedrohliches über Ihre Gesundheit bedeuten –, ist es ungeheuer schwierig, diese Symptome zu ignorieren, wenn Sie sie so intensiv erleben. Ihre Sinneswahrnehmungen widersprechen den Erkenntnissen des Verstandes, und bei den meisten Menschen werden stets die Sinne die Oberhand behalten. Später in diesem Buch werden Sie Gelegenheit bekommen, gewisse Techniken zu erlernen, mit denen Sie Ihre *Sinne* davon überzeugen können, dass Sie keine Angst vor Ihren Symptomen zu haben brauchen.

Kontrollbedürfnis. Die meisten von uns ziehen es vor, ihr Schicksal zu gestalten, aber dieses Bedürfnis ist häufig bei Menschen, die unter Panikattacken leiden, besonders ausgeprägt. Die Kontrolle behalten zu wollen mag zum Teil eine Folge von Panikattacken sein, durch die man so völlig die Kontrolle über sich verliert. Oder das Kontrollbedürfnis kann mit Ängsten vor Tragödien und Verlusten zusammenhängen: Wenn Sie in Kontrolle sind, können Sie per definitionem verhindern, dass Ihnen – oder einem geliebten Menschen – etwas Schlimmes widerfährt. Falls Sie sich als Kind besonders machtlos und unsicher fühlten (körperlich oder emotional) und dadurch mit einem Grundgefühl von Verletzlichkeit aufwuchsen, kann dieser Aspekt Ihrer Persönlichkeit besonders ausgeprägt sein. „In Kontrolle sein" bedeutet ganz einfach, sich sicher zu fühlen.

Zusammenfassend lässt sich sagen, dass viele Panik-Betroffene sich als einen Menschen beschreiben, der sich durch *tiefe Bindungen zu anderen* und *besondere Sensibilität für Trennungen und Verluste; häufige, intensive Sorgen über Tod und Katastrophen; übertriebene Angst vor Krankheiten* sowie ein *ausgeprägtes Kontrollbedürfnis* charakterisieren lässt. Vielleicht könnte man diese vier Eigenschaften zu der Aussage zusammenfassen, dass Panik-Betroffene allem Anschein nach darum kämpfen, sich vor Verlusten sicher zu fühlen. Es scheint so, als hätten sie *wenig Vertrauen in die Welt als einen sicheren Ort*. Außerdem berichten Panik-Betroffene häufig, sie hätten *wenig Vertrauen in sich selbst und ihre Fähigkeiten*.

Selbstvertrauen

Panikattacken können von sich aus sehr wirkungsvoll das Selbstvertrauen des Betroffenen untergraben. Plötzlich fühlen Sie sich außerstande, allerlei Dinge zu tun, die Sie früher ganz selbstverständlich erledigt haben – all jene Dinge, die „normale" Menschen tun. Darüber hinaus fühlen Sie sich, als hätten Sie die Kontrolle über Ihren Körper verloren – die ja immerhin ein so elementarer Bestandteil Ihres Selbstgefühls ist, dass Sie wahrscheinlich noch nie einen zweiten Gedanken daran verschwendet haben, bevor Sie von den Attacken heimgesucht wurden.

Viele Panik-Betroffene sagen, dass sie ihr Selbstvertrauen nicht nur *infolge* ihrer Panikstörung eingebüßt haben, sondern schon mit Gefühlen von Unzulänglichkeit zu kämpfen hatten, bevor Ihre Attacken einsetzten (manchmal in Verbindung mit dem Bedürfnis, sich deswegen allzu sehr von anderen abhängig zu machen). Falls Sie ein Mensch sind, der auch schon in der Vergangenheit mit einem Mangel an Selbstvertrauen zu kämpfen hatte, lohnt es sich, ein paar Minuten darüber nachzudenken, wo die Ursachen solcher Gefühle liegen könnten, damit Sie sich wirkungsvoller dagegen wehren können. Versuchen Sie, sich folgende Fragen zu beantworten:
1. Wurden Sie in Ihrer Kindheit ständig kritisiert, kühl behandelt, ignoriert oder misshandelt? (Denken Sie daran, dass ein Mensch immer genauso mit sich selbst umgeht, wie er von wichtigen Menschen in seinem Leben behandelt wurde.)
2. Kann es sein, dass Sie im Laufe der Jahre zu falschen Schlüssen über sich und Ihre Fähigkeiten gekommen sind, weil Sie wichtige Informationen übersehen oder falsch verstanden haben? (Haben Sie sich zum Beispiel einem älteren Geschwister unterlegen gefühlt und sind sich dadurch klein und unzulänglich vorgekommen, haben dabei aber den Altersunterschied oder Ihre eigenen besonderen Begabungen völlig außer Acht gelassen?)
3. Sind Sie in einer Familie aufgewachsen, die so gut für Sie gesorgt hat, dass Sie nie die Gelegenheit hatten, für sich selbst zu sorgen? (In diesem Falle haben Sie vielleicht nie das Grundgefühl von Kompetenz entwickelt, das daraus entsteht, dass man sich stellende Aufgaben selbstständig bewältigt, und das die emotionale Stabilität – das „dicke Fell" – liefert, die man braucht, um unverzagt wieder aufzustehen, wenn man über eines der unvermeidlichen Hindernisse gestolpert ist, die das Leben einem immer wieder stellt.)
4. Waren Sie schon als kleines Kind auf sich gestellt, körperlich oder emotional – vielleicht, weil ein Elternteil behindert oder nicht für Sie da war, womöglich wegen einer chronischen Krankheit, Alkoholproblemen oder emotionalen Schwierigkeiten? (In diesem Falle haben Sie einfach nicht die Verlässlichkeit und die Bindungserfahrungen erlebt, die es Ihnen ermöglicht hätten, sich geborgen und sicher zu fühlen. Vielleicht haben Sie sich daraufhin unwichtig oder ungeliebt

gefühlt; und Gefühle, an die man sich in sehr jungen Jahren gewöhnt, überdauern oft die sie verursachenden Umstände.)

5. Hatte Ihre Familie schwierige oder unglückliche Umstände durchzustehen, etwa eine Scheidung oder gravierende finanzielle Schwierigkeiten? (Manchmal fühlen Kinder sich schuldig und innerlich „schlecht", wenn ein Unglück passiert, und zwar einfach aufgrund der Art und Weise, wie Kinder denken. Und auch solche „schlechten Gefühle" können weit länger bestehen bleiben als ihre Ursachen.)

Überlegen Sie einmal ganz allgemein, wie ein kleines Kind auf solche Ereignisse reagieren könnte, wie Sie sie in Ihrer Kindheit erlebt haben. Versetzen Sie sich in dieses Kind hinein. Versuchen Sie dann, *sich selbst* mit dem gleichen Mitgefühl und Verständnis zu behandeln, das Sie diesem Kind zeigen würden.

In Sitzung acht können Sie eine methodische Technik erlernen, mit der Sie etwas gegen mangelndes Selbstvertrauen tun können, indem Sie Ihre selbstkritischen und -herabsetzenden Selbstgespräche („self-talk"; auch: „intrapersonale Kommunikation") offen infrage stellen. Darüber hinaus haben verschiedene Studien ziemlich übereinstimmend gezeigt, dass viele Betroffene automatisch selbstbewusster und eigenständiger werden, sobald sie ihre Panikattacken überwunden haben. Fürs Erste ist einer der besten Schritte, um Ihr Selbstvertrauen zu stärken, dieses Programm weiter durchzuarbeiten – und dabei auf Ihre nach und nach erzielten Fortschritte stolz zu sein.

Mangelnder Durchsetzungswille. Viele Panik-Betroffene beschreiben sich als Person, die es „allen recht machen will" und es als sehr quälend empfindet, die Abneigung oder Missbilligung anderer zu riskieren. Oftmals erklären sie sich mit allem einverstanden, was an sie herangetragen wird, äußern die eigene Meinung nicht und stellen die eigenen Bedürfnisse hinter denen anderer zurück – und das manchmal so sehr, dass beinahe die Verbindung zu den eigenen Wünschen und Gefühlen abreißt. Eine Betroffene hat es so ausgedrückt: „Ich werde für dich mein Innerstes nach außen kehren, wenn ich dich dadurch nur dazu bewegen kann, irgendetwas Nettes über mich zu sagen."

Es gibt viele Gründe, warum manche Menschen es schwierig finden, sich durchzusetzen. Ein wichtiger Grund hängt mit Verlustängsten zusammen; der Betroffene befürchtet vielleicht, die jeweilige Beziehung aufs Spiel zu setzen, falls er allzu nachdrücklich versucht, sich durchzusetzen. Oder es mag ihm das Selbstvertrauen und Selbstwertgefühl fehlen, um seine eigenen Wünsche zu äußern, die er womöglich als unwichtig empfindet.

Vielleicht sind Sie so zartbesaitet, dass Sie es nicht ertragen können, irgendjemandem irgendetwas abzuschlagen. Oder vielleicht haben Sie sich im Elternhaus so sehr an die Rolle des „Gebenden" gewöhnt, dass Sie kaum auf die Idee kommen, etwas abzulehnen.

Viele Panik-Betroffene beschreiben sich als Perfektionisten, die es als Zeichen von „Faulheit" oder „Schwäche" oder „Egoismus" ansehen, einem anderen Menschen einen Wunsch abzuschlagen. Und wieder andere befolgen strikte religiöse Grundsätze – „Geben ist seliger denn Nehmen" –, die es schwierig machen zu erkennen, wo man die Grenze ziehen sollte. Kurzum, sie fühlen sich – aus welchen Gründen auch immer – verpflichtet, immer nur zu geben, noch mal zu geben und noch mehr zu geben, selbst wenn sie das Gefühl haben, es sei nichts mehr da, und selbst wenn dieses Verhalten dazu führt, dass sie innerlich Ressentiments aufbauen.

Es gibt einen weiteren Grund, warum Sie womöglich weniger bestimmt auftreten, als Sie es sich eigentlich wünschen: Vielleicht sind Ihnen Konflikte und starke Emotionen besonders unangenehm. Auch in diesem Falle sind Sie in guter Gesellschaft.

Konflikte und negative Emotionen

Lynn, die eine Panikstörung entwickelte, als sie Mitte dreißig war, beschrieb sich selbst als „geborene Friedensstifterin". Schon als Kind schien Sie ein besonderes Talent dafür zu haben, Spannungen zu spüren und sie zu entschärfen, bevor sie ausbrechen konnten. Im Laufe der Zeit erkannte sie, dass ihre Eltern vielleicht eine gewisse Anerkennung für Lynns diplomatisches Geschick verdient hatten, da die gesamte Familie größten Wert auf Frieden und Harmonie legte. Negative Emotionen wurden nur selten geäußert, Meinungsverschiedenheiten wurden missbilligt, und offene Konfrontationen wurden um jeden Preis vermieden.

Viele Panik-Betroffene sagen, sie hätten einen ähnlichen Umgangsstil. Ganz gleich, ob sie nun bei der Aussicht auf einen Konflikt offenes Entsetzen zeigen oder nicht – in vielen Fällen sind sie so gut darin geworden, die Stimmung von anderen zu erspüren und auf deren Wünsche einzugehen, dass ein Konflikt gar nicht erst aufkommt. Und viele räumen sogar bereitwillig ein, dass die Vorstellung von einer Konfrontation sie stört, ja sogar ängstigt (eine Tendenz, die entsprechende Studien bestätigt haben).

Vielleicht werden Sie jetzt denken: „Na und – was soll denn an Harmonie falsch sein?" An und für sich natürlich nichts. Aber es wird nicht immer völlige Einigkeit herrschen, in der Familie, am Arbeitsplatz oder in einer Freundschaft. Wenn man Konflikte vermeidet, kann das dazu führen, dass Meinungsverschiedenheiten „unter den Teppich gekehrt" und nie aufgelöst werden. Und bei Ihrem Entgegenkommen um des lieben Friedens willen werden Sie vielleicht hin und wieder auch feststellen, dass Sie zustimmen, obwohl Sie es eigentlich gar nicht wollen, oder dass Sie eine freundliche Miene aufsetzen, obwohl Ihnen eigentlich überhaupt nicht danach zumute ist. So können sich Ressentiments aufbauen – vielleicht sogar, ohne dass Sie sich dessen bewusst wären, und vor allem, wenn Sie sich an schmerzlichen, unangenehmen Gefühlen stören, wie es ja bei vielen Panik-Betroffenen der Fall ist.

Vermeidung von Emotionen. Stellen Sie sich vor, Ihre Chefin hätte einen wichtigen Beitrag, den Sie geleistet haben, übersehen und diese Leistung stattdessen ihrem „Liebling" im Büro angerechnet. Würden Sie in Anbetracht dieser Umstände am Abend zu Hause toben und Ihrer Familie erzählen, wie wütend Sie sind – oder stattdessen eher ein Magengeschwür bekommen? Kann es Ihnen passieren, dass Sie einer Freundin gegenüber, die Sie fragt, wie es Ihnen geht, darauf bestehen, „oh, mir geht's gut, ich hab nur ein bisschen Kopfschmerzen" – nur um dann später festzustellen, dass Sie sich den ganzen Tag wegen einer bevorstehenden Operation Ihrer Tante Sorgen gemacht haben? Viele Menschen mit einer Panikstörung scheinen sich selbst nicht viel Freiheit zuzugestehen, um Gefühle zu erleben. Sie mögen wunderbar auf ihre inneren *körperlichen* Empfindungen eingestimmt sein, übersehen dabei aber irgendwie die *emotionalen* Reaktionen, die diesen Empfindungen zugrunde liegen – vielleicht, weil Emotionen noch beängstigender sind.

Manchmal versuchen von Panik betroffene Menschen gezielt, das Erleben von Emotionen zu vermeiden, weil sie befürchten, dass intensive Gefühle zu Panik führen könnten – oder zu Empfindungen, die einer Panik sehr nahekommen. Lachen, Wut, Trauer, sexuelle Erregung – jede heftige Reaktion kann zu höherem Puls, beschleunigter Atmung oder aufwallenden Sinnesempfindungen führen. Und das kann sich sehr ähnlich anfühlen wie eine einsetzende Panikattacke. Und das führt wiederum dazu, dass viele Panik-Betroffene Emotionen im Laufe der Zeit immer stärker vermeiden, ganz ähnlich wie sie sich auch allmählich angewöhnen, den Einkauf im Supermarkt oder ein ausverkauftes Fußballspiel zu vermeiden.

Andere Betroffene haben schon lange vor der Zeit, als ihre Panik-Probleme einsetzten, ihre Gefühle unterdrückt. Terry Ann war erst sechs, als bei ihrer Mutter eine tödliche Krankheit diagnostiziert wurde. Sie erfuhr von dieser Erkrankung der Mutter, als sie zufällig mitbekam, wie ihr Vater einer ihrer Tanten davon erzählte. Niemand sprach jemals direkt mit ihr über den Zustand der Mutter oder bot ihr die Gelegenheit, über die eigenen Ängste und Gefühle zu sprechen. Ihre einzige Möglichkeit, mit der beinahe unerträglichen Angst und Einsamkeit ihrer Lage fertigzuwerden, bestand darin, ihre Emotionen abzublocken. Als Erwachsene hat Terry Ann festgestellt, dass es für sie eine beinahe automatische Reaktion ist, quälende Gefühle „abzustellen".

Manchen Betroffenen wurde in ihrem Elternhaus beigebracht, dass bestimmte Gefühle nicht „angebracht" seien, und reagierten darauf, indem sie ihr Erleben von Emotionen entsprechend einschränkten. Oder sie reduzieren Gefühle auf ein Minimum, weil sie gar nicht auf die Idee kommen, dass ihre Gefühle wichtig sind. Und manche Menschen, die in einer Krise stecken, ignorieren ihre Gefühle, um „das durchzustehen, ohne daran kaputtzugehen". Vielleicht kennen Sie dieses Phänomen, wenn Sie jemals die Erfahrung gemacht haben, mit einem belastenden Notfall besonnen und effizient umgegangen zu sein – aber dann, als die Krise vorbei war, „völlig zusammengeklappt" sind.

Darüber hinaus setzt sich immer mehr die Erkenntnis durch, dass zwischen Ignorieren oder Unterdrücken von Gefühlen – vor allem von sogenannten „negativen" Emotionen wie zum Beispiel Ärger oder Wut – und Panikattacken ein bedeutsamer Zusammenhang bestehen mag. Wenn sie ihre Panikattacken genauer analysieren, stellen viele Betroffene fest, dass ihre Panik häufig dann entsteht, wenn sie Wut und andere heftige Gefühle unterdrücken – ein Prozess, der sich automatisch und so schnell abspielen kann, dass er ihnen gar nicht bewusst wird. Es ist beinahe so, als würden sie das Gefühl nicht als eine Emotion erleben, sondern vielmehr als körperliche Empfindung, die dann Panik auslöst.

Häufig stellen sie sogar fest, dass solche Gefühle weniger häufig zu Panik führen, wenn sie sich entfalten dürfen, anstatt unterdrückt zu werden. Mit anderen Worten: Wird ein Gefühl, während es auftritt, als das angenommen, was es ist, bleibt es auf der Ebene von Gefühlen und reduziert anscheinend die Wahrscheinlichkeit einer Panikattacke.

Wie steht es um mich? Falls Sie glauben, dass Sie sich selbst daran hindern, Ihre Gefühle auszuleben, nehmen Sie sich einmal ein paar Minuten Zeit, um darüber nachzudenken, was hinter dieser Hemmung stecken könnte. Haben Sie in jungen Jahren gelernt, auf diese Weise mit Trauer oder Schmerz fertigzuwerden? War das der in Ihrer Familie übliche Stil? Oder haben Sie sich bewusst darum bemüht, intensive Gefühle zu vermeiden, weil Sie glaubten, auf diese Weise Panikattacken verhindern zu können?

Es ist völlig in Ordnung, für eine Weile seine Gefühle zurückzustellen, wenn man eine schwierige Situation durchstehen muss. Man sollte dabei aber darauf achten, dass das eine *vorübergehende* Lösung für einen *Notfall* ist, denn sonst kann es zur unseligen Gewohnheit werden, seine Gefühle zu ignorieren und zu verdrängen. Es kann passieren, dass Sie darauf bestehen – und fest davon überzeugt sind –, keine Gefühle über etwas zu haben, obwohl Sie tief in Ihrem Inneren sehr wohl solche Gefühle haben, die sogar ziemlich stark sind.

Und das Problem *dabei* ist, dass die Gefühle, die Sie unterdrücken, nicht einfach verschwinden. Sie bleiben unterhalb der Bewusstseinsschwelle bei Ihnen, und dann eines Tages, wenn Sie es am wenigsten erwarten, brechen sie aus – und zwar häufig in Form einer Panikattacke.

Das Gesamtbild

Nun haben wir sie also: eine Übersicht über die Eigenschaften, die typisch zu sein scheinen für Menschen, die eine Panikstörung entwickeln – beziehungsweise (und vor allem) eine Panikstörung mit Agoraphobie (Vermeidung). Im Folgenden werden wir diese Eigenschaften zusammenfassen und in Beziehung zueinander setzen (wobei wir uns allerdings darüber klar sein sollten, dass es sich hier um Verallgemeinerungen handelt, von denen nicht erwartet werden kann, dass sie eine bestimmte Person perfekt beschreiben).

Man könnte sagen, dass sich eine Person mit Panikstörung körperlich oder emotional unsicher fühlt. Sie entwickelt tief empfundene Bindungen zu anderen und leidet unter intensiven Ängsten, geliebte Menschen zu verlieren, durch deren Tod oder andere Katastrophen. Und sie hat Angst davor, selbst zu sterben und ihre Angehörigen zurückzulassen. Solche Ängste führen dazu, dass die betroffene Person versucht, ihr Umfeld zu kontrollieren, um es sicherer zu machen; und sie erzeugen intensive Sorgen über Krankheiten und Unfälle, die ja letztlich auch zum Tod führen können. Auch Trennungen sind schwierig, da sie geliebte Menschen an Schauplätze entführen, wo sie Schaden nehmen könnten; außerdem kann auch eine Trennung sich wie ein Tod anfühlen.

Panik-Betroffene sorgen sich darum, auch auf andere Weise Beziehungen zu verlieren. Wut und Konflikte sind beängstigend, weil sie wichtige Beziehungen gefährden können. Manche Panik-Betroffene bringen, um Konflikte einzudämmen, ihr Leben damit zu, anderen ihre Wünsche zu erfüllen, wobei sie die eigenen Bedürfnisse zurückstellen und ihre eigenen Gefühle lieber gar nicht erst äußern. Außerdem kann es sein, dass sie schon früh gelernt haben, ihre Gefühle zu unterdrücken, und zwar in manchen Fällen, ohne sich dessen überhaupt ganz bewusst zu sein. Tatsächlich erleben sie sogar in manchen Fällen ihre Gefühle eher als *körperliche Empfindungen* denn als reine *Emotionen*. So kann es dazu kommen, dass sie nur noch auf ihre körperlichen Empfindungen achten und dabei die zugrunde liegenden Gefühle völlig übersehen, die ja die entsprechende körperliche Reaktion überhaupt erst herbeiführten.

Und schließlich kann es ihnen an Vertrauen in sich selbst und ihre Fähigkeiten mangeln. Sie mögen die Welt als gefährlichen, unberechenbaren Ort wahrnehmen und sich selbst als unfähig, in dieser Welt zurechtzukommen. Das kann wiederum dazu führen, dass sie sich zu sehr von anderen Menschen abhängig machen und dadurch noch stärkere Gefühle von Verletzlichkeit entwickeln.

Wie steht es um Sie?

Und wie steht es um Sie? Haben Sie sich in mindestens einer dieser Beschreibungen wiedererkannt? Versuchen Sie, eine Liste der Eigenschaften aufzuschreiben, die Sie an sich selbst beobachtet haben, und überlegen Sie, wie und warum Sie jede davon entwickelt haben könnten.

Achten Sie in der kommenden Woche darauf, wie diese verschiedenen Eigenschaften in Ihren alltäglichen Entscheidungen zum Ausdruck kommen. Sind Sie bereit, den Vorsitz der *Parent-Teacher Association* („Eltern-Lehrer-Vereinigung") zu übernehmen, oder lehnen Sie ab, weil Sie für Ihren Bedarf schon beschäftigt genug sind? Erlauben Sie Ihrem Sohn, übers Wochenende mit der Pfadfindergruppe zelten zu gehen, oder verweigern Sie ihm das, weil Sie sich zu sehr um ihn sorgen würden? Erlauben Sie sich, traurig zu sein, wenn Sie sehen, wie Ihr alter Vater immer hinfälliger wird, oder flüchten Sie sich in Aktionismus und versuchen, nicht an ihn zu denken? Sagen Sie Ihrem Ehepartner oder Ihren Kindern, dass Sie etwas Zeit für sich brauchen, oder springen Sie sofort, um ihnen jeden Wunsch zu erfüllen, den sie äußern? Achten Sie darauf, welche Entscheidungen Sie automatisch treffen, ohne darüber nachzudenken. Das ist Ihre „Hausaufgabe" für diese Sitzung – beobachten Sie sich einfach selbst und machen Sie sich etwas bewusster, wie Sie sich im Alltag verhalten.

Sie haben viel über sich selbst und Ihr Leben nachgedacht, über Ihre Persönlichkeitsstruktur und die möglichen Ursprünge Ihrer Panik. Bevor wir uns Strategien zuwenden, um Panikattacken zu stoppen, sollten Sie sich noch eine weitere Frage stellen: Warum ist Ihre Panik genau zum gegebenen Zeitpunkt entstanden? Hat sie aus heiterem Himmel eingesetzt oder ist irgendein Zusammenhang zu erkennen?

Die nächste Sitzung soll Ihnen helfen zu analysieren, wann Ihre Panikattacken auftreten, und wird dabei eine weitere Perspektive auf die Bedeutung Ihrer Attacken aufzeigen.

Übungen für Sitzung drei

I. Tägliches Tagebuchschreiben – eine wichtige Gewohnheit

- Gewöhnen Sie sich daran, jeden Tag einen Eintrag in Ihr Tagebuch zu schreiben. In dieser Phase Ihres Selbsthilfeprogramms hat das einfach nur den Zweck, dass Sie sich selbst und Ihre Panik besser kennenlernen.
- Tragen Sie einfach jeden Morgen oben auf einer neuen Seite das aktuelle Datum ein und notieren Sie dann Folgendes:
- Gedanken über Ihre Panik;
- Feststellungen über sich selbst und Ihre Ängste;
- Gefühle, die Sie erleben, während Sie dieses Programm umsetzen;
- Ihre Erfolge beim Bewältigen von Angstgefühlen oder Unbehagen.
- Nehmen Sie sich jeden Abend etwas Zeit, um den Tag Revue passieren zu lassen und mit anderen Ideen abzuschließen, die Ihnen möglicherweise in den Sinn gekommen sind.

Ganz gleich, wie Sie sich fühlen – schreiben Sie es auf. Betrachten Sie das Tagebuchschreiben als Gespräch mit Ihrem besten Freund – als Gelegenheit, alles auszusprechen, was Sie beschäftigt.

(Ein Hinweis: In zukünftigen Sitzungen werden Sie Ihr Tagebuch verwenden, um ganz bestimmte Informationen in einer bestimmten Form festzuhalten; die aktuelle Aufgabe besteht dagegen ganz einfach darin, sich daran zu gewöhnen, jeden Tag formlos Ihre allgemeinen Gedanken, Gefühle und Beobachtungen aufzuschreiben.)

II. Persönlichkeitseigenschaften – vermehrte Bewusstheit

Die einzige andere Aufgabe für diese Sitzung ist, noch einmal Seite 61 aufzuschlagen und die dort ausgesprochenen Anregungen (siehe Abschnitt „Wie steht es um Sie?") umzusetzen, um sich Ihres Persönlichkeitsstils besser bewusst zu werden (falls Sie das nicht schon getan haben).

III. Persönlichkeitseigenschaften – eine nähere Betrachtung

Die folgende optionale Übung soll Ihnen helfen, Ihre Persönlichkeitseigenschaften etwas systematischer zu betrachten.

Legen Sie zunächst eine Liste mit all den Eigenschaften an, die Sie an sich selbst mögen. Hängen Sie diese Liste dann zu Hause an einer auffälligen Stelle auf und werfen Sie einen Blick darauf, wann immer sie Ihnen in den Sinn kommt, um sich an Ihre vielen positiven Eigenschaften zu erinnern und der Tendenz entgegenzuwirken, sich auf Negatives zu fixieren.

Denken Sie dann an eine Ihrer Eigenschaften, die Sie an sich selbst kritisch sehen und die sich negativ auf Ihr Selbstbild auswirkt. Stellen Sie sich dazu die folgenden Fragen:

- Welche Umstände haben ursprünglich dazu beigetragen, dass diese Eigenschaft sich entwickelte?

- Liegen diese Umstände immer noch vor oder hat die Situation sich verändert, wodurch diese seinerzeit adaptive Eigenschaft mittlerweile zu einem Hindernis oder zu einer Ursache von Schmerzen geworden ist?
- Welche positiven Aspekte hat diese Eigenschaft? Anders gefragt: Was würden Sie aufgeben, wenn Sie diese Eigenschaft verändern würden?
- Welche negativen Auswirkungen hat diese Eigenschaft? Was würden Sie gewinnen, wenn Sie sie verändern würden?
- Falls Sie diese Eigenschaft verändern könnten, wie wären Sie stattdessen lieber? Wie würde Ihr „neues Selbst" aussehen?
- Fallen Ihnen irgendwelche Auswirkungen dieser Eigenschaft ein, die mit Ihren Panikattacken zusammenhängen könnten? (Spekulieren Sie einfach, so gut Sie können.)
- Falls Sie sich in der kommenden Woche dabei „erwischen", dass Sie sich im Hinblick auf diese Eigenschaft in gewohnter Weise verhalten, merken Sie sich diese Begebenheit und überlegen Sie, wie Sie sich in dieser Situation anders hätten verhalten können.

Versuchen Sie in diesem Stadium noch nicht, gezielt zu verändern, wie Sie mit solchen Situationen umgehen; denken Sie fürs Erste einfach über die Alternativen nach. Ihr Tagebuch ist ein gutes Medium, um solche Überlegungen festzuhalten.

4. Sitzung vier: Das zeitliche Auftreten von Panik – warum gerade jetzt?

Denken Sie zurück an Ihre erste Panikattacke. Was spielte sich damals gerade in Ihrem Leben ab? War jemand krank? Hatten Sie einen nahestehenden Menschen verloren? War eine wichtige Beziehung in Schwierigkeiten, oder stand diese Beziehung kurz vor einer einschneidenden Veränderung? Die Zeitpunkte im Leben eines Menschen, zu denen Panik zuschlägt, sind weder zufällig noch bedeutungslos. Bei Menschen, die entsprechend prädisponiert sind, können vor allem bestimmte Kategorien von Ereignissen Panikattacken auslösen.

Zeiten von Trennung oder Verlust

In erster Linie – und vielleicht am offensichtlichsten – treten Panik-Symptome in vielen Fällen zuerst in Phasen einer Trennung oder eines Verlustes auf, und zwar ganz unabhängig davon, ob dieses Ereignis tatsächlich stattgefunden hat oder nur befürchtet wurde. Viele Betroffene berichten, Ihre Attacken hätten nach einem schlimmen Ereignis eingesetzt – etwa nach einem Todesfall, der Einlieferung eines alternden Elternteils ins Krankenhaus, nach einem schweren Unfall, bei dem eine befreundete Person zu Schaden kam, oder nachdem einem nahestehenden Menschen eine bedrohliche Diagnose gestellt wurde. Ein Mann, der leichte Herzbeschwerden (und insgeheim Angst vor einer Herz-Kreislauf-Erkrankung) hatte, bekam seine erste Panikattacke, während er sich einen Fernsehbericht über die gesundheitlichen Folgen eines Herzinfarkts ansah.

Bei manchen Betroffenen setzen ihre Attacken nach einem Umzug, einer Scheidung oder einem schwierigen beruflichen Wechsel ein. Alle Umstände, die zu einer Trennung von Menschen führen, die ihnen vertraut sind und am Herzen liegen, können eine Panikattacke provozieren. Viele Frauen berichten, sie hätten Panik entwickelt, als sie aus dem Elternhaus auszogen – vor allem, wenn sie in eine fremde und als schwierig empfundene Umgebung zogen, zum Beispiel ans College oder an den Ort ihres ersten „richtigen" Jobs. Und bei Müttern bricht manchmal zum ersten Mal Panik aus, wenn ein Sohn oder eine Tochter auszieht.

Reaktivierung früherer Verluste

Nun könnten Sie denken: „Meine Attacken haben zwar kurz nach dem Tod meiner Großtante Josephine eingesetzt, aber daran kann es nicht gelegen haben, denn den Tod meiner Schwester drei Jahre davor habe ich ohne irgendwelche Schwierigkeiten überstanden. Und außerdem: Meine Tante habe ich kaum gekannt."

Tatsächlich ist es nicht ungewöhnlich, dass ein Mensch einen schrecklichen Verlust übersteht, ohne Panik-Symptome zu entwickeln – die dann aber Jahre später, nach einer relativ harmlosen ähnlichen Erfahrung, einsetzen.

Helenas Vater starb, als sie 24 war. Da sie ein Einzelkind war, hatte sie ein besonders enges Verhältnis zu ihm (nicht jedoch zu ihrer Mutter, die sie als „ungeheuer fordernd" beschrieb). Zum Erstaunen der Trauergemeinde vergoss sie aber nur ein paar Tränen über den Tod des geliebten Vaters und ging dann still ihrer Wege. Drei Jahre später starb eine Cousine, die sie nur vielleicht zweimal pro Jahr getroffen hatte, bei einem Verkehrsunfall, woraufhin Helena, wie sie es ausdrückte, „völlig zusammenbrach". Sie fing an, schwere Panikattacken und Symptome von Depressionen zu entwickeln, und musste sich von ihrer Tätigkeit in einer renommierten Anwaltskanzlei beurlauben lassen.

Ihre Frustration und Verwirrung über den Zeitpunkt, zu dem ihre Symptome einsetzten, verschärften ihr Unglück noch. Warum, so grübelte sie, sollte sie jetzt, nachdem sie eine Cousine verloren hatte, die sie nicht einmal besonders mochte, so schwere Probleme haben, während sie den Tod des geliebten Vaters so erstaunlich gefasst bewältigt hatte? War sie einfach, um es mit ihren Worten zu sagen, „innerhalb von drei Jahren schwach und labil geworden"?

Ganz im Gegenteil. Was Helen widerfuhr, ist weder ein Zeichen von Schwäche noch von Labilität. Tatsächlich ist ihre Geschichte in vielerlei Hinsicht ein Beleg für ihre Anpassungsfähigkeit und ihre Fähigkeit, eine schmerzliche Erfahrung durchzustehen. Als Helena ihren Vater verlor, hatte sie das Gefühl, mit ihm den wichtigsten Menschen in ihrem Leben verloren zu haben, den einen Menschen, dem sie völlig vertraute, den einzigen, der sie innig liebte und sie rückhaltlos unterstützte. Irgendwie empfand sie es so, dass ihre Schmerzen unerträglich sein würden, wenn sie es zuließ, die ganze Wucht dieses Verlustes an sich heranzulassen. Also ließ sie nur einen winzigen Zipfel ihrer Trauer in ihr Bewusstsein dringen und machte sich im Übrigen daran, mit ihrem Leben voranzukommen. Aber hinter der gefassten und kompetenten Fassade tat sich ein unermesslicher Quell der Trauer auf. Der drei Jahre später erlittene Verlust ihrer Cousine brachte diesen Quell zum Überlaufen und spülte all die machtvollen Gefühle, die sie unterdrückt hatte, an die Oberfläche. Ihre Trauer nach dem Tod der Cousine mag zu einem kleinen Teil tatsächlich eine Reaktion auf diesen späteren Verlust gewesen sein, aber in viel stärkerem Maße war sie ein verspätetes Echo auf den Tod des geliebten Vaters – das durch das ähnliche Ereignis drei Jahre später ausgelöst wurde.

Liz' Fall ähnelt in mancherlei Hinsicht Helenas Geschichte. Liz gab ihre kleine Tochter zur Adoption frei, als sie selbst erst 16 Jahre alt war. Sie hatte nie einen Zweifel daran, die beste Entscheidung für das Kind getroffen zu haben, und sie erlaubte es sich nicht, ausgiebig zu trauern – unter anderem, weil sie wusste, dass ihre Entscheidung positiv war (was für sie bedeutete, dass sie deswegen nicht weinen sollte), aber vielleicht auch, weil der Verlust so schmerzlich für sie war.

Als Liz Anfang dreißig war, begann sie, unter Panikattacken zu leiden. Diese Attacken waren ihr völlig rätselhaft, da eigentlich alles in ihrem Leben „wie geschmiert" lief. Als sie allerdings über den jeweiligen Zeitpunkt der Attacken nachdachte, fiel ihr auf, dass der achtzehnte Geburtstag ihrer Tochter herannahte, über die sie immer intensiver nachgedacht und sich immer häufiger Fragen gestellt hatte: Wie war es ihr ergangen? Wie sah sie aus – hatte sie Liz' blondes Haar geerbt, die blauen Augen ihres Vaters? Fragte Sie sich jemals, wer ihre leibliche Mutter war? Ging es ihr gut? Sollte Liz versuchen, sie zu finden? In der Therapie wurde Liz klar, dass sie erneut um das Baby trauerte, das sie 18 Jahre früher weggegeben hatte, und um die vielen Entwicklungsphasen im Leben ihrer Tochter, die für Liz unwiederbringlich verloren waren.

Obwohl Sie vielleicht in der jüngeren Vergangenheit keinen Verlust (oder drohenden Verlust) erlitten haben, der so einschneidend zu sein scheint, dass er Ihre Panik-Symptome erklären könnte, kann es durchaus sein, dass kürzlich stattgefundene Ereignisse intensive Gefühle aus der Vergangenheit bei Ihnen aufgewühlt haben. Vielleicht sind Sie am Jahrestag eines schmerzlichen Ereignisses in Ihrem Leben angekommen und haben darauf reagiert, ohne diesen Zusammenhang bewusst zu erkennen. Vielleicht hat ein vor Kurzem stattgefundenes Ereignis, das einer unglücklichen Episode aus Ihrer Vergangenheit irgendwie ähnelte, die Gefühle von damals neu heraufbeschworen und so zur Entstehung von Panik geführt.

Bei Carol traten Panikattacken auf, nachdem sie an einen von Familie und Freunden weit entfernt gelegenen Ort umgezogen war, als ein Sohn ausgezogen war, um zu studieren, und nach zwei mit Krankheiten zusammenhängenden Vorfällen – nach einer Fehlgeburt, die sie selbst erlitten hatte, und nach einem Autounfall ihrer Tochter. Vor allem die letzten beiden Ereignisse stellten selbst Verluste dar, riefen erneut chronische Verlustängste wach und reaktivierten Gefühle, die sie viel früher erlitten hatte, als ihre Schwester gestorben war.

Und erinnern Sie sich noch an Terry Ann, die erst sechs war, als sie erfuhr, dass ihre Mutter bald sterben würde (was dann auch nur zehn Monate später tatsächlich geschah)? Terry Ann berichtet, dass „sich für mich seit diesem Ereignis jede Trennung wie ein Tod anfühlte. Wenn jemand geht, und selbst wenn es nur für kurze Zeit ist, bin ich mir niemals richtig sicher, ob er auch zurückkommen wird." Wenn tatsächlich jemand geht, reagiert Terry Ann in vielen Fällen mit einer neuen Runde Panikattacken darauf.

Moment mal – finden Sie all dieses Gerede über Trennung und Verlust allmählich etwas verwirrend? Wir wollen uns noch einmal in Erinnerung rufen, wie Verlust oder Trennung mit Panik zusammenhängen könnten: Erstens gibt es gewisse Anzeichen dafür, dass traumatische Verluste (oder Trennungen, die ähnlich empfunden werden) in der frühen Geschichte von Menschen, die später Panik entwickeln, möglicherweise häufiger vorkommen als bei anderen. Zweitens haben Menschen, die als Erwachsene Panik entwickeln, als Kind etwas häufiger unter Verlust- oder Trennungsängsten gelitten als andere (und zwar ganz unabhängig davon, ob sie tatsächlich in frühen Jahren ein gravierendes Ereignis dieser Art erlebten). Drittens scheinen Erwachsene, die unter Panik leiden, in ihrem Leben als Erwachsene empfindlicher als andere auf Probleme mit Verlusten und Trennungen zu reagieren. Und viertens scheint zwischen dem Zeitpunkt, zu dem Panik im Erwachsenenalter zuerst auftritt, und kurz zuvor erlebten (oder herannahenden) Verlusten oder Trennungen ein Zusammenhang zu bestehen.

Vielleicht haben Sie eine Bestandsaufnahme Ihrer eigenen Situation gemacht und dabei keinerlei Anzeichen von Verlust oder Trennung entdecken können – nichts, was auch nur annähernd damit zu tun haben könnte: keine Todesfälle, keine Gesundheitsprobleme, keine Abschiede, keine wichtigen Jahrestage, keine Brüche in Beziehungen mit einem Freund, Partner oder Familienmitglied. Vielleicht hat es zahlreiche Belastungen gegeben, aber nichts, was in irgendwie vorstellbarer Weise mit einem Verlust zu tun haben könnte. Das bringt uns zu der zweiten Kategorie von Ereignissen, die Panik auslösen können: erdrückender Stress.

Stress

Panikausbrüche können eine Reaktion auf extreme Belastungen sein, und zwar unabhängig von der Art dieser Belastungen. Jim begab sich in Behandlung, nachdem seine Panikattacken etwa drei Monate unvermindert angehalten hatten. In den letzten Monaten unmittelbar vor seiner ersten Attacke hatte er unter wachsendem Druck vonseiten seiner Chefs gestanden, die auf den zunehmenden Personalmangel in der Agentur, in der Jim arbeitete, reagiert hatten, indem sie immer mehr Projekte auf Jims Schreibtisch abluden.

Jims Frau war kurz zuvor aus ihrer Stellung bei einer kirchlichen Organisation entlassen worden, wodurch es für Jim umso wichtiger wurde, seinen Job zu behalten.

Tatsächlich war es sogar – trotz seines guten Einkommens – fraglich, ob sie auch weiterhin die Ratenzahlungen für den Hauskredit würden leisten können. Dann zog Jims Bruder, der Alkoholiker war, wieder zurück in die Stadt und begann, hin und wieder bei Jim aufzutauchen. Aber der Tropfen, der das Fass zum Überlaufen brachte, war der Anruf einer Lehrerin, die berichtete, dass Jims elfjähriger Sohn Schwierigkeiten in der Schule hatte, die ihrer Meinung nach auf eine unerkannte Lernbehinderung zurückzuführen waren. Jim sagte, er habe sich in diesem Moment gefühlt, als „wäre ich in einem Druckkochtopf, in dem es kochte und der jede Sekunde explodieren kann".

Wie belastend Jims Lage war, liegt auf der Hand. Allerdings kann Stress manchmal auch weniger offensichtlich zutage treten – aber dennoch ebenso machtvolle Auswirkungen haben. Patricia entwickelte kurz nach ihrem 29. Geburtstag Panikattacken. Als sie nach ungewöhnlichen Belastungen in ihrem Leben gefragt wurde, beteuerte sie, es gebe da nichts, „was über das normale Maß hinausgeht". Bald stellte sich jedoch heraus, dass sie ihre Gefühle über eine ganze Reihe von Ereignissen unterschätzt hatte.

Im Jahr davor hatte Patricia den Job gewechselt, sie hatte ihrer Lieblingsschwester geholfen, eine hässliche Scheidung durchzustehen, und sie hatte mit ansehen müssen, wie ihre Mutter, die an Lungenkrebs erkrankt war, eines qualvollen Todes starb. Da all diese Ereignisse acht bis zehn Monate vor Einsetzen ihrer Panikattacken stattgefunden hatten, glaubte sie, „darüber hinweg" sein zu müssen. Dann informierte ihr Vermieter sie, dass er die Doppelhaushälfte, die sie bewohnte, verkaufen wolle und dass sie daher innerhalb von 30 Tagen auszuziehen habe.

In den darauf folgenden Tagen erlitt sie mehrere Panikattacken pro Tag – „ohne den geringsten Grund". Als sie jedoch ihre Situation etwas genauer betrachtete, erkannte sie, dass der Verlust des Hauses ein größeres Trauma für sie war, als sie gedacht hatte. Während all der Verluste und Brüche in ihrem Leben war ihr Zuhause das einzige stabile Element gewesen. Als sich alles andere um sie herum veränderte, war ihr Zuhause ihr unveränderter und verlässlicher Zufluchtsort geblieben – den sie nun aber auch verlieren würde.

Es ist verführerisch, die Auswirkungen von Ereignissen herunterzuspielen, wenn man mittendrin steckt. Manchmal ist es notwendig, auf die Bitte eines anderen hin eine entsprechende Bestandsaufnahme zu machen, um die Anzahl und Folgenschwere solcher Ereignisse besser einschätzen zu können. Und Patricia ist eine Frau, die von vornherein dazu neigte, ihre Gefühle nicht allzu wichtig zu nehmen. Sobald sie gelernt hatte, ihre Gefühle zu erkennen und zuzulassen und über die vielen Verluste in ihrem Leben zu trauern, bekam sie ihre Panikattacken sehr schnell unter Kontrolle.

Hormone, Schwangerschaften und Gesundheitsprobleme

Auch hormonelle Ereignisse können bei einer Panikstörung eine Rolle spielen. Bei manchen Frauen – in einer entsprechenden Studie war es beinahe ein Drittel der Teilnehmerinnen – setzt Panik nach der Geburt eines Kindes, nach einer Fehlgeburt oder einer Hysterektomie (operativen Entfernung der Gebärmutter) ein. Einige wenige andere berichteten, ihre Panikattacken hätten mit der Menopause eingesetzt. Solche Ausbrüche können mehr mit den emotionalen Aspekten einer solchen Erfahrung zu tun haben als mit den ihnen zugrunde liegenden physiologischen Prozessen. Wie dem auch sei – ein großer Teil der von Panik betroffenen Frauen berichtet, dass ihre Panikattacken eine oder zwei Wochen vor Einsetzen der Monatsblutung häufiger und heftiger auftreten, was darauf hindeutet, dass Hormone zumindest eine gewisse Rolle spielen. (In diesem Zusammenhang sei noch einmal erwähnt, dass Carols Panikattacken nach der jeweiligen Geburt ihrer zwei Kinder und nach einer Fehlgeburt eingesetzt hatten.)

Jetzt werden Sie sich vielleicht fragen, welchen Einfluss eine Schwangerschaft auf Panik haben kann. Solche Auswirkungen können sehr unterschiedlich sein, nicht nur von Frau zu Frau, sondern sogar zwischen verschiedenen Schwangerschaften bei derselben Frau. Manche Frauen – von 30 Prozent der Teilnehmerinnen in manchen Studien bis hin zu 60 Prozent in anderen – berichten allerdings von einem Nachlassen ihrer Panik-Symptome während einer Schwangerschaft.

Und schließlich ist noch zu erwähnen, dass manche Betroffene nach einer gravierenden Umwälzung ihres Stoffwechsels Panik entwickeln, zum Beispiel aufgrund einer schweren Krankheit, einer Operation, einer Drüsenfunktionsstörung wie etwa einer Schilddrüsenerkrankung, oder weil sie bestimmte Medikamente absetzen, etwa Beruhigungs- oder Schmerzmittel. In Fällen, bei denen das Gesundheitsproblem nicht in Verbindung mit einer schon vorher existierenden Anfälligkeit für Panikstörung auftritt, wird das Beheben dieses Problems häufig auch das Auftreten von Panik beenden.

Vielleicht ist dies die beste Stelle, um zu erwähnen, dass anhaltende Gesundheitsprobleme, die allein Panik oder panikähnliche Symptome hervorrufen, bei Menschen ohne bereits existierende Anfälligkeiten relativ selten vorkommen und leicht von Ihrem Hausarzt ausgeschlossen werden können. Am Ende von Kapitel 6 wird ausführlicher auf die Frage eingegangen, wie Panikattacken auch angesichts erschwerender Gesundheitsprobleme überwunden werden können.

Wut / Ärger

Eine letzte Kategorie von Ereignissen, die Einfluss auf den Zeitpunkt haben, zu dem Panikattacken auftreten, umfasst Episoden, die mit Wut oder Ärger zusammenhängen. Etliche Studien haben ergeben, dass Panik vermehrt zu Zeiten zwischenmenschlicher Konflikte, die typischerweise mit Wut und Ärger einhergehen, einsetzt. Außerdem gibt es Hinweise, dass Panikattacken in vielen Fällen auf Phasen im Leben der Betroffenen folgen, die durch Frustration und Ressentiments gekennzeichnet sind. Und schließlich haben mehrere Kliniker berichtet, dass Panik anscheinend in Verbindung mit unterdrückten Gefühlen von Wut und Ärger ausbricht.

Diese Kliniker haben auch darauf hingewiesen, dass Panik-Betroffene in vielen Fällen Schwierigkeiten haben, Ärger oder Wut zu zeigen. In einer Situation, die sie wütend macht, können sie dazu neigen, Panik zu erleben statt des fundamentaleren Gefühls von Wut (eine These, die bereits in Sitzung drei erwähnt wurde). Womöglich sind sie sich ihrer Wut nicht einmal ganz bewusst, oder sie sind aus diversen Gründen außerstande, sie auszudrücken.

Wenn Sie wütend auf Ihren Mann sind, sich aber völlig abhängig von ihm fühlen; wenn Sie Ihren Chef verachten, aber auf den Job angewiesen sind; wenn Sie sich von Ihrer besten Freundin ausgenutzt fühlen, aber in einem Elternhaus aufgewachsen sind, in dem jede Äußerung von Wut als unverzeihliche Sünde angesehen wurde, könnten Sie das Gefühl bekommen, in einer Zwickmühle zu sitzen, sozusagen „zwischen Baum und Borke". Vielleicht werden Sie dann Ihren Ärger unterdrücken, anstatt ihn „rauszulassen" und dadurch zu riskieren, eine unerfreuliche Situation noch zu verschlimmern.

Oder vielleicht ist schon das Gefühl, wütend zu sein, so inakzeptabel für Sie, dass Ihre Psyche – die manchmal ausgesprochen clever sein kann – es schafft, solche Gefühle zu unterdrücken, bevor sie Ihnen überhaupt bewusst werden.

Überlegen Sie, ob Ihre Panik zum ersten Mal zu einem Zeitpunkt auftrat, als Sie sich in einer frustrierenden Situation befanden – vielleicht waren Sie ständig wütend, durften das aber aus irgendwelchen guten Gründen nicht äußern; oder Sie waren in einer Lage, die von den *meisten* Menschen als äußerst ärgerlich empfunden würde, selbst wenn es *Ihnen* (bewusst) nicht so ging. Vielleicht erinnern Sie sich, dass Carol zu einem Zeitpunkt größere Schwierigkeiten mit Panik bekam, als sie wütend auf den Autofahrer war, der an dem Unfall ihrer Tochter beteiligt war – und als sie sich dabei wegen der Haltung ihres Mannes in dieser Sache machtlos fühlte.

Gehen Sie einmal mental die Ereignisse durch, die sich in Ihrem Leben abspielten, kurz bevor und während Ihre Panik ausbrach, und vergessen Sie dabei nicht, auch die „kleinen" Vorkommnisse zu berücksichtigen. Suchen Sie nach Verlusten, tatsächlichen oder befürchteten oder solchen, die sich nach einiger Zeit wieder in Ihr Bewusstsein gedrängt haben. Suchen Sie nach Anzeichen, dass sich immer stärkere Belastungen aufbauten, die ihre Fähigkeit, damit fertigzuwerden, zu überwältigen drohten. Berücksichtigen Sie auch die Möglichkeit hormoneller oder physiologischer Veränderungen. Sehen Sie sich Konflikte mit anderen Menschen genau an (gelöste und ungelöste) und auch die Möglichkeit von Wut und Ärger – ganz gleich, ob Sie diese Gefühle gezeigt, unterdrückt oder vielleicht gar nicht erkannt haben. Vielleicht werden Sie entdecken, dass die Ursachen Ihrer Panik letzten Endes gar nicht so mysteriös sind.

Warum genau in diesem Moment?

Inzwischen haben Sie darüber nachgedacht, warum gerade Sie – statt zum Beispiel Ihre Nachbarin von gegenüber – Panik entwickelt haben. Sie wissen um genetische Einflüsse, die möglichen Folgen früher Verluste und die potenziellen Auswirkungen des familiären Umfelds. Sie haben außerdem in groben Zügen darüber nachgedacht, warum Ihre Panik genau zum gegebenen Zeitpunkt zuschlug, vielleicht zu der Zeit eines Verlustes oder einer Trennung oder bei immer stärker werdenden Belastungen.

Jetzt bleibt noch eine letzte Frage zu beantworten: Warum schlägt eine Panikattacke *genau* in dem gegebenen Moment zu? Warum am Montag und nicht am Dienstag? Warum um drei Uhr statt um eins? Warum genau in diesem Moment und nicht eine Viertelstunde früher oder später?

Zunächst werden Sie wahrscheinlich sagen, dass Ihre Attacken Sie aus heiterem Himmel überkommen, ohne dass Sie nachvollziehbare Gründe für den genauen Zeitpunkt erkennen könnten. Sie haben festgestellt, dass sie zu bestimmten Zeiten oder an bestimmten Orten häufiger auftreten – zum Beispiel in Menschenmengen oder beengten Räumlichkeiten –, dass Sie aber nichts damit zu tun haben, was sich an jenem Tag, zu jener Stunde und in jenem Moment in Ihnen selbst abspielt. *Oder etwa doch?*

Vielleicht treten Ihre Attacken tatsächlich unabhängig von inneren emotionalen Ereignissen auf – immerhin ist jeder Mensch anders. Aber – und dies ist ein wichtiger Punkt – sobald sie das zeitliche Auftreten ihrer Attacken genauer beobachten und anfangen, darüber nachzudenken, stellen die *meisten* Betroffenen fest, dass ihre Attacken genau dann ausgelöst werden, wenn sie bestimmte Gedanken oder Gefühle haben. Es folgen einige Beispiele.

Monica war erst acht Jahre alt, als ihre Mutter für mehrere Monate ins Krankenhaus musste. Sie konnte ihre Mutter dort nicht besuchen und machte sich die ganze Zeit große Sorgen, weil sie befürchtete, dass ihre Mutter womöglich nicht mehr lebend nach Hause kommen würde. Zwar überlebte ihre Mutter durchaus und kehrte nach Hause zurück, aber diese Erfahrung hinterließ bei Monica massive Ängste, verlassen zu werden, und Schwierigkeiten, allein zu sein. Ihre erste Episode mit Panikattacken trat auf, als sie heiratete und aus dem Elternhaus auszog.

Die Attacken verschwanden für eine Weile von allein, traten aber dann erneut auf, als ihr jüngstes Kind eingeschult wurde, wonach sie jeden Tag allein zu Hause war. Dieses Mal begab sich Monica wegen ihrer Attacken in Behandlung und fing an, ein Tagebuch zu führen, in dem sie festhielt, wann ihre Attacken auftraten – und was sich außerdem zu diesen Zeiten ereignete. Zu ihrem Erstaunen stellte sie fest, dass ihre Attacken fast immer dann auftraten, wenn sie sich allein fühlte.

Das verhielt sich nicht nur in ganz offensichtlichen Situationen so – wenn zum Beispiel ihr Mann auf einer Geschäftsreise war –, sondern auch in weniger offensichtlichen Umständen. Eines Tages, als sie Zeitung las, fing sie plötzlich an zu hyperventilieren und fühlte Panik aufsteigen. Als sie später darüber nachdachte, welche Umstände zu dieser Attacke geführt hatten, fiel ihr ein, dass sie eine Schlagzeile über Frauen, die ihre Ehemänner überleben, gelesen hatte, was ein Bild vor ihrem geistigen Auge heraufbeschwor, im Alter völlig allein zu sein.

Ein anderes Mal beschrieb sie ihr Unbehagen, das sich hin und wieder einstellte, wenn sie ihr Kind am Morgen zur Schule fuhr, und sie rätselte, warum dieses Gefühl nur manchmal auftrat. Plötzlich wurde ihr klar, dass sie nur dann solche Schwierigkeiten bekam, wenn sie wusste, dass sie in ein „kaltes, leeres Haus" zurückkommen würde.

Es muss betont werden, dass die emotionalen Ereignisse, die eine Attacke auslösen können, nur ein Teil des gesamten Bildes sind. Darauf folgt eine Spirale aus Angst und körperlichen Symptomen, die widerum auf Ängsten über die Tragweite ebendieser körperlichen Symptome beruht. Diese Angstspirale spielt eine entscheidende Rolle, um den Weg zu einer handfesten Attacke zu bereiten. Der Betroffene muss unbedingt lernen, diesen Teufelskreis zu durchbrechen, um seine Panik überwinden zu können. Der *allererste* Schritt dieser Sequenz ist jedoch häufig der Moment, wenn eine Emotion oder ein unerfreulicher Gedanke durchs Bewusstsein schießt und das erste Signal körperlicher Erregung auslöst.

Die emotionalen Reaktionen aufzudecken, welche die erste Phase Ihrer Attacken auslösen, wird Ihnen nicht von heut auf morgen gelingen. Überhaupt mag die Vorstellung, dass Emotionen Ihren Attacken zugrunde liegen könnten, Ihnen neu sein

– eine Idee, die Sie vielleicht nicht bereitwillig akzeptieren wollen. Wenn Sie jedoch akzeptieren, dass Ihre Attacken zum Teil auch nachvollziehbare Gründe haben können, und wenn Sie diese Attacken sorgfältig hinterfragen, werden Sie wahrscheinlich herausfinden, wodurch viele von ihnen ausgelöst werden.

Denken Sie noch einmal zurück an die Panikattacke, die Monica beim Zeitunglesen hatte. Ursprünglich hatte sie diese Attacke erlebt, als komme sie aus heiterem Himmel. Ja, zunächst bestand sie sogar darauf, dass sie entspannter als sonst gewesen sei, als sie so im Sessel saß und in der Abendzeitung blätterte. Erst, als sie die Begebenheit noch einmal genau vor ihrem geistigen Auge ablaufen ließ, Minute für Minute, erinnerte sie sich an das Bild von sich selbst, mutterseelenallein, das ihr plötzlich durch den Kopf geschossen war – so flüchtig, dass sie es beinahe gar nicht wahrgenommen hätte, aber doch eindringlich genug, um den ersten Anflug von Angst auszulösen.

Ähnliche Begebenheiten gibt es in den Erfahrungen von Menschen, denen es gelungen ist, ihre Panik zu überwinden, in Hülle und Fülle. Lois begann ihre Therapie gegen Panikattacken, als sie Mitte dreißig war. Zunächst bestand sie, wie Monica, darauf, dass es keine bestimmten Auslöser für ihre Panik gegeben habe – der Zeitpunkt einer jeden ihrer Attacken sei völlig zufällig und rätselhaft gewesen. Etwas später entdeckte sie jedoch ein seltsames zeitliches Muster, das sich hinter ihren Attacken abzeichnete.

Sowohl Lois als auch ihr Mann Steve stammten aus einer großen Familie. Wegen Lois' beachtlichen Kochkünsten und ihrer großzügigen Art wurde sie häufig von Verwandten aus beiden Zweigen der Familie gebeten, für sie zu kochen. Dabei spielte es keine Rolle, dass Lois ihren eigenen Beruf hatte, eine eigene Familie und ihre bevorzugten Aktivitäten. Wenn jemand für eine Betriebsfeier einen Käsekuchen brauchte oder etwas Besonderes für ein *Potluck Dinner*[4], riefen sie Lois an, die ihnen stets den Gefallen tat.

Nachdem Lois einige Wochen lang über ihre Panikattacken Tagebuch geführt hatte, verkündete sie, dass sie – zu ihrem eigenen Erstaunen – gelernt habe, „beinahe hundertprozentig" vorherzusagen, wann ihre Attacken ausgelöst wurden: Wann immer sie von einer Person aus der Verwandtschaft gebeten wurde, ihr zuliebe etwas zu Essen zuzubereiten, hatte sie das Gefühl, „nicht Nein sagen" zu können, woraufhin sie sich ärgerte und ausgenutzt fühlte, und dann stellten sich die Anfangssymptome

---

4   Ein Potluck Dinner ist (vorwiegend in den USA) eine bei Kirchengemeinden, Sportvereinen oder anderen Gruppen übliche Zusammenkunft, bei der jeder Teilnehmer eine Speise mitbringt, die für mehrere Teilnehmer reicht und dann mit anderen geteilt wird. So kommt ohne großen Aufwand für den Einzelnen ein großes Buffet zusammen, und je größer die Gruppe, desto vielfältiger die Auswahl (Anm. d. Übers.).

einer Panikattacke ein (die sich dann – jedenfalls vor ihrer Therapie – regelmäßig zu einem handfesten Ausbruch auswuchsen). Manchmal genügte es schon, nur an ein solches Ansinnen zu denken – oder zu hören, dass ihre Schwester mit ihrem Mann Segeln ging, während sie eine Platte mit Häppchen für das gesellige Stelldichein nach der Bootsfahrt zubereitete –, um ihren Puls in die Höhe schnellen zu lassen und eine Attacke einzuleiten.

Sobald sie dieses Muster erkannt hatte, konnte Lois ihre Anstrengungen, ihre Attacken zu stoppen, durch begleitende Bemühungen ergänzen, etwas mehr Durchsetzungswillen an den Tag zu legen – was ihr nicht leichtfiel. Zu diesem Zweck musste sie ein paar enttäuschte Verwandte riskieren, und sie musste sich zu der Einstellung durchringen, dass es „okay ist, Nein zu sagen". Aber inzwischen ist sie froh, das geschafft zu haben, da es ihr durch ihre kombinierten Anstrengungen nicht nur gelungen war, ihre Panikattacken zu beenden, sondern darüber hinaus auch die Umstände, die sie überhaupt erst verursacht hatten, auf ein erträgliches Maß zu reduzieren. Und da sie nun nicht mehr ihre gesamte freie Zeit in der Küche steht, hat Lois öfter Gelegenheit, ihre neu errungene Freiheit von Panik zu genießen.

Monicas Hauptproblem war, dass sie sich alleingelassen und einsam fühlte. Bei Lois war es das Gefühl, ausgenutzt zu werden. Andere Panik-Betroffene stellen fest, dass verstärkte Minderwertigkeitsgefühle, erhöhter Konformitätsdruck oder plötzliche Gefühle von Trauer, Bestürzung oder Wut, die rasch unterdrückt werden, zu einem gegebenen Zeitpunkt eine Attacke auslösen können.

Vielleicht ist Ihnen aufgefallen, dass Sie sich an manchen Tagen, wenn Sie am Morgen aufwachen, anfälliger fühlen als an anderen, und dass an solchen Tagen Panikattacken häufiger auftreten. Auch in diesem Fall werden Sie wahrscheinlich lernen können, die Ursachen Ihrer größeren Anfälligkeit besser zu erkennen; vielleicht sind es Ängste vor einer bevorstehenden Begegnung mit ihrem griesgrämigen Schwiegervater oder die Nachwehen einer heftigen Auseinandersetzung mit Ihrem pubertierenden Sohn oder die nachklingende Traurigkeit aus einem Traum von einer Freundin, die zwei Jahre zuvor verstorben ist.

Was immer die Ursache auch sein mag – wenn Sie versuchen, den Gefühlen hinter den Attacken auf die Spur zu kommen, werden Sie sie auch finden. Vielleicht nicht sofort und vielleicht nicht für jede einzelne Attacke, aber letztendlich schon und in hinreichendem Maße, um einen Unterschied auszumachen.

All diese Ausführungen über Gefühle und Probleme, die Panikattacken zugrunde liegen, werden Sie vielleicht ein bisschen erschreckt haben. Sie könnten jetzt denken: „Heißt das etwa, dass ich ernsthafte emotionale Probleme habe? Probleme, die ich lösen muss, bevor ich meine Panikattacken überwinden kann?"

Nein, keineswegs. Jeder Mensch, der ehrlich mit sich selbst ist, wird einräumen, dass er in bestimmten Bereichen äußerst empfindlich ist und dass er auf bestimmte Situationen gestresster reagiert als andere Menschen. Durch die Tatsache, dass Sie „zugrunde liegende Probleme" haben, unterscheiden Sie sich keineswegs von anderen. Wodurch Sie sich tatsächlich von ihnen unterscheiden, ist der Umstand, dass Ihre zugrunde liegenden Gefühle sich zu Panikattacken auswachsen können, durch biologisch bedingte Prägungen und die Angstspirale, die rasch auf die ursprüngliche emotionale Reaktion folgt.

Wenn Sie auf die Gefühle achten, die Ihren Panikattacken zugrunde liegen, können Sie dadurch Ihre Anstrengungen, Ihre Panik zu überwinden, wirkungsvoll unterstützen. Aber das ist nicht der einzige Grund, warum in diesem Buch so häufig von Gefühlen die Rede ist. Der andere ist, dass es Ihr Leben bereichern und Ihre Lebensqualität verbessern kann, auf Gefühle zu achten – ganz so, wie es bei allen Menschen der Fall ist, die ihr inneres Erleben erkunden, um ihr äußeres Leben zu verbessern.

Ihr Bemühen, stärker auf Ihre Gefühle zu achten, sollte sich Hand in Hand mit Ihrem *direkten Angriff auf Panik* entfalten; dem wollen wir uns jetzt zuwenden.

ÜBUNG

Übungen für Sitzung vier

Die Übungen für diese Sitzung sind eine Kombination aus spezifischen Aufgaben, die Sie schon jetzt jeden Tag erledigen (zum Beispiel, dass Sie spontane Beobachtungen in Ihr Tagebuch eintragen), sowie neuen Aufgaben, die Sie zusätzlich in Ihren Tagesablauf mit aufnehmen sollten. Um Ihnen diese Aufgabe zu erleichtern, werden die Anweisungen am Ende jeder Sitzung jeweils eine vollständige Liste mit den täglich durchzuführenden Aktivitäten enthalten, in der sowohl frühere Übungen, die Sie fortsetzen sollten, als auch neu hinzukommende Übungen aufgezählt werden.

I. Tägliches Tagebuchschreiben

Schreiben Sie auch weiterhin jeden Tag in Ihr Tagebuch, zum Beispiel darüber, wie Sie Panik erleben; notieren Sie Ihre Gedanken über angsteinflößende Situationen, Gefühle über sich selbst und Ihr Leben sowie die positiven Schritte, die Sie machen, um Ihre Ängste zu überwinden.

II. Protokollieren von Panik-Episoden

Die folgende Übung sollten Sie beibehalten, solange Sie an diesem Therapieprogramm arbeiten – sie ist besonders wichtig. Die Aufzeichnungen, die Sie nach diesen Anweisungen machen, dienen mehreren Zielen: Sie sollen es Ihnen erleichtern, wichtige Auslöser Ihrer Panikattacken zu erkennen (ein Prozess, den Sie im Laufe des Programms immer weiter verfeinern werden); Ihre Fortschritte zu überwachen („Werden die Attacken seltener?"); die Ursachen eventuell auftretender Probleme zu erkennen („Warum hatte ich zwei sehr schwierige Tage, nachdem es mir die ganze Woche lang blendend ging?"); und manchmal auch, Sie zu ermutigen, wenn Sie das brauchen („Heute war ein schwieriger Tag, aber wenn man bedenkt, wie weit ich in den letzten drei Wochen schon gekommen bin, spielt das wirklich keine Rolle!").

Versuchen Sie ab heute und so lange Sie dieses Programm absolvieren, folgende Details festzuhalten, wann immer Sie Panik oder beinahe-panische Gefühle erleben (und zwar ganz unabhängig davon, ob sich diese Gefühle zu einer handfesten Attacke auswachsen):

a. *Wann* und *wo* die Episode auftrat und *wer* außer Ihnen anwesend war.

b. Die maximale *Schwere* der Episode auf einer Skala von 1 bis 10 (wobei 1 beinahe unmerkliche Angst kennzeichnet und 10 das schlimmste Entsetzen, dass Sie jemals erlebt haben).

c. Das *allererste Zeichen* von Angst, das Ihnen aufgefallen ist (sei es eine körperliche Empfindung, ein Gedanke, ein visuelles Bild oder einfach nur ein nicht klar definiertes Gefühl von Unbehagen oder Angst).

d. *Was Sie taten* und welche Gedanken und Gefühle Sie hatten, unmittelbar *bevor* Sie die ersten Anzeichen von Angst bemerkten.

e. Eventuelle zusätzliche Ideen im Hinblick darauf, *was die Episode ausgelöst* oder Ihre Widerstandskraft gegen Ängste geschwächt haben könnte oder die eine andere Erklärung für den genauen Zeitpunkt dieser Attacke liefern könnten (etwa: „Ich war an diesem Tag besonders abgespannt, weil ich in der Nacht davor immer wieder nach meinem zweijährigen Baby sehen musste", oder: „Ich bin noch nie in diesem Laden gewesen, ich fühlte mich desorientiert und unwohl, weil ich mich dort nicht auskannte.") Halten Sie auch fest, ob Sie Genussmittel zu sich genommen hatten, die sich auf Ihre Widerstandskraft gegen Ängste ausgewirkt haben könnten – Koffein, Alkohol, Nikotin oder andere Mittel.

f. Falls es die erste Episode an diesem Tag war, notieren Sie die *wichtigsten Aktivitäten und Ereignisse des Tages* (zum Beispiel: „Ich war den ganzen Tag arbeiten; am Abend bin ich zu Bobs Surpriseparty gegangen.") sowie Ihre *allgemeine Stimmung an diesem Tag*, in Verbindung mit offensichtlichen Erklärungen dafür (zum Beispiel: „Ich war den ganzen Tag schlecht gelaunt, ohne besonderen Grund.")

g. *Wie Sie mit der Episode umgingen* und welchen Erfolg diese Bemühungen hatten. Falls es Ihnen gelang, eine Attacke gänzlich zu vermeiden, sollten Sie an dieser Stelle aufschreiben, wie Sie das erreicht haben oder wodurch das ermöglicht wurde (zum Beispiel: „Ich wusste, dass es mir nicht schaden würde, und dann ging es einfach wieder weg.")

Um Ihre Panik-Episoden zu protokollieren, empfiehlt es sich, das folgende praktische Kurzformat für Ihre Tagebucheinträge zu übernehmen, wobei Sie hin und wieder auch auf Ihre ausführlicheren Beschreibungen zurückgreifen können, um Ihre Erinnerung aufzufrischen. Oder Sie können dafür den Vordruck aus Anhang VI verwenden, den Sie fotokopieren und immer bei sich tragen können.

Zeit / Ort / andere Anwesende während der Attacke:
Schwere der Attacke von 1 bis 10:
Erste Symptome (zum Beispiel Herzrasen, Beunruhigung):
Aktivitäten / Gedanken / Gefühle unmittelbar vor der Attacke:
Andere Ideen in Bezug auf mögliche Auslöser der Attacke:
Hauptsächliche Aktivitäten / allgemeine Stimmung an diesem Tag:
Eingesetzte Bewältigungsstrategien und deren Erfolg:

Hier einige zusätzliche Hinweise zum Protokollieren von Panik-Episoden:

- Falls sich Panik ankündigt, dann aber durch die von Ihnen eingesetzten Bewältigungsstrategien wieder abebbt, sollten Sie dennoch diese Episode auf jeden Fall protokollieren. In dieser Phase des Programms ist es der wichtigste Zweck dieser Eintragungen, aufzuzeigen, was Panik überhaupt erst auslösen kann – und zwar ganz unabhängig davon, ob sich die ersten Symptome zu einer handfesten Attacke auswachsen.

- Manchmal werden Sie Angst erleben, bei der es sich eindeutig um *antizipatorische Angst* handelt – also die Angst, die einer als schwierig erwarteten Situation vorausgeht (unabhängig davon, ob sich diese Situation dann tatsächlich als schwierig erweist). Diese Angst entsteht durch Ihre Furcht vor der *bevorstehenden* Situation und wird umso stärker, je *näher* diese Situation heranrückt. Antizipatorische Angst lässt sich in der Regel von einer Panik-Episode klar unterscheiden, bei der die Angst plötzlich einsetzt, schnell sehr intensiv wird (wobei sie innerhalb von einigen Sekunden bis Minuten ihren Höhepunkt erreicht) und innerhalb von wenigen Minuten oder ein bis zwei Stunden wieder verschwindet.

- Falls Sie Angst erleben, die Sie eindeutig als antizipatorisch einstufen können, sollten Sie eine solche Episode auch in Ihrem Tagebuch protokollieren, sie aber als „AA" kennzeichnen und festhalten, vor welcher Situation Sie gerade Angst hatten. Auch für solche Episoden sollten Sie stichwortartig die oben genannten Umstände festhalten: Ort / Zeit / andere Anwesende, Schwere der Symptome, Hauptaktivitäten und allgemeine Stimmung an jenem Tag sowie die eingesetzten Bewältigungsstrategien. Das wird Ihnen helfen, die Faktoren zu erkennen, durch die Sie anfälliger werden, und Ihre Fortschritte festzustellen.

- Falls Sie am Ende eines Tages keine Panikattacken oder beinahe-panischen Episoden zu protokollieren haben, notieren Sie einfach die hauptsächlichen Aktivitäten und die allgemeine Stimmung an jenem Tag. Solche Eintragungen können Ihnen später helfen zu erkennen, welche Faktoren Ihre Anfälligkeit für Panik reduzieren.

- Ganz ähnlich sollten Sie, falls Sie leichte Ängste erleben, die nicht stärker werden und nicht einmal annähernd die Schwelle zur Panik erreichen, solche Vorkommnisse kurz notieren. Das kann Ihnen helfen, besser zu verstehen, dass Ängste sich manchmal im „normalen" Bereich bewegen, während sie sich bei anderen Gelegenheiten zur Panik auswachsen – und sich für den ersteren Fall seelisch zu wappnen.

III. Generelle Auslöser von Panik

A. Falls Sie – wie die meisten Betroffenen – Schwankungen in Ihrer Panikstörung festgestellt haben, sollten Sie eine Liste zusammenstellen, in der Sie die Begleitumstände festhalten, unter denen Ihre Attacken ausbrachen oder schlimmer wurden. Versuchen Sie dabei, jeweils mindestens ein Ereignis zu finden, das zu der jeweiligen Episode beigetragen haben könnte. Schreiben Sie den Zeitpunkt des Ausbruchs (oder der Verschlimmerung) auf die linke und die jeweiligen Begleitumstände auf die rechte Seite des Blattes. Wenn Sie fertig sind, könnte Ihre Liste zum Beispiel so aussehen:

Attacken setzten ein / wurden schlimmer	Begleitumstände
Letztes Jahr in der Highschool	Sorgen wegen Auszug aus dem Elternhaus
Zwei Jahre nach meinem Schulabschluss	Trennung von meiner Freundin
Als ich 27 war	Habe einen neuen Job angefangen, bei Dad wurde Krebs diagnostiziert

Diese Übung ist ganz ähnlich derjenigen, die Sie nach Sitzung zwei (siehe Abschnitt *III. Belastungen im Erwachsenenalter*) gemacht haben, bei der Sie eine Liste der Begleitumstände Ihrer ersten und dann der jüngsten Panikausbrüche zusammengestellt haben; jene Liste kann ein guter Ausgangspunkt für diese Übung sein. Aber jetzt sollten Sie auf jeden Fall eine neue Liste anlegen, in der Sie alle Fälle aufzählen, bei denen Sie Ausbrüche von Panik hatten. Wahrscheinlich werden Sie feststellen, dass Sie beim Lesen dieses Kapitels neue Erkenntnisse gewonnen haben, die sich in der neuen Liste niederschlagen werden.

Überfliegen Sie die Liste, die Sie gerade zusammengestellt haben. Fallen Ihnen irgendwelche thematischen Zusammenhänge oder Gemeinsamkeiten zwischen den einzelnen Einträgen auf? Achten Sie dabei vor allem auf Probleme wie Verluste oder Trennungen, Anzeichen für extremen Stress, Anzeichen von Konflikt oder Wut / Ärger (sowohl geäußerte als auch unterdrückte) und Situationen, die Ihre körperliche Befindlichkeit erheblich verändert haben könnten.

B. Welche Schlussfolgerungen ziehen Sie aus den – inneren oder äußeren – Begleitumständen, die dazu führen, dass bei Ihnen mit größerer Wahrscheinlichkeit Panik ausbricht? (Zum Beispiel: „Wenn ich etwas erlebe, was mein Selbstvertrauen grundlegend erschüttert – etwa, wenn ich meinen Job verliere –, steigt die Wahrscheinlichkeit, dass ich Panikattacken bekomme, bis ich mein Selbstvertrauen wiedergewonnen habe.") Schreiben Sie Ihre Theorien unter der Überschrift „Begleitumstände, die Panikausbrüche wahrscheinlicher machen" in Ihr Tagebuch.

IV. Spezifische Faktoren, die zu Panik führen

Wenn Sie mindestens sechs Panikattacken oder Beinahe-Attacken protokolliert haben – ohne solche mitzuzählen, die Sie als antizipatorische Angst (AA) gekennzeichnet haben –, sehen Sie sich die Einträge durch und suchen Sie nach Gemeinsamkeiten zwischen den Gefühlen und Gedanken, die zu Panik führen können.

(Ein Hinweis: Zu wissen, *wo* Ihre Attacken auftreten, ist in diesem Stadium noch nicht allzu nützlich, aber dennoch sollten Sie auch den jeweiligen Ort aufschreiben, weil Sie diese Information später in der Therapie brauchen werden.)

Diese Aufgabe ist ganz ähnlich wie das Suchen nach Stressfaktoren im Erwachsenenalter in Ihrer früheren Liste, aber hier suchen Sie nach Gefühlen, Gedanken und Ereignissen, die im Zusammenhang mit spezifischen Attacken stehen, statt nach Faktoren in Ihrer Lebensgeschichte, die in einem allgemeineren Sinne Ihren Attacken zugrunde liegen könnten.

Wie Sie wissen, kann in vielen Fällen ein Zusammenhang zwischen diesen beiden Faktoren bestehen, und deswegen sollten Sie noch einmal Ihre oben notierten Ideen über generelle, mit Panik zusammenhängende Probleme durchgehen, da sie Ihnen vielleicht helfen können, Gefühle zu erkennen, die womöglich bei einzelnen Attacken eine Rolle gespielt haben mögen.

Tragen Sie alle Ihre Ideen über Faktoren, die einzelne Attacken auslösen könnten, in Ihr Tagebuch ein (meistens gibt es davon mehrere).

Falls Sie nicht viel Erfolg dabei haben sollten, die Gefühle zu ergründen, die zu Ihren Attacken führen, machen Sie sich deswegen keine Sorgen. Häufig stellen sich solche Einsichten später in der Therapie ein, wenn Sie mehr Erfahrung darin gesammelt haben, sich auf bestimmte Aspekte Ihrer Attacken besser einzustimmen. Außerdem spielen die Gefühle, die Panikattacken zugrunde liegen, bei manchen Betroffenen eine wichtigere Rolle als bei anderen. Es ist nützlich, sie zu verstehen und zu erkennen, wo sie bei Ihnen existieren – aber das ist nicht notwendig, um Ihre Panikattacken zu überwinden.

5. Sitzung fünf: Einmal tief durchatmen ...

Wenn Sie Angst bekommen, atmen Sie automatisch schneller und flacher – und zwar ganz unabhängig davon, ob Sie eine Angststörung haben oder nicht. Diese Reaktion ist eine natürliche *Folge* von Angst, die aber auch zu dem Problem *beiträgt*, indem sie verschiedene körperliche Symptome erzeugt, die Panikattacken sowohl auslösen als auch verstärken können.

In dieser Sitzung werden einige der Beziehungen zwischen Angst und Atmung erklärt. Noch wichtiger ist allerdings, dass Sie eine einfache und wirkungsvolle Atemtechnik erlernen, die Ihnen helfen kann, die körperlichen Symptome zu dämpfen, die Sie erleben, wenn Sie Angst bekommen.

Diese Technik ist schon für sich genommen sehr effektiv; sie wird aber in der nächsten Sitzung noch wirkungsvoller werden, wo sie zum Bestandteil eines dreistufigen Prozesses wird, mit dem Panik gestoppt werden kann. Und sie kann regelmäßig dazu eingesetzt werden, Ihr generelles Erregungsniveau abzusenken, wodurch das Entstehen von Panik von vornherein weniger wahrscheinlich wird.

Um einen Einstieg zu finden, probieren Sie einmal diesen einfachen Test: Setzen Sie sich in Sichtweite einer Uhr, die einen Sekundenzeiger hat, und zählen Sie, wie oft Sie innerhalb von einer Minute einatmen. Versuchen Sie, Ihre gewohnte Atmung nicht zu verändern – zählen Sie einfach die Atemzüge.

In welchem Bereich liegt Ihr Ergebnis? Falls Ihre Atemfrequenz mehr als 12 oder dreizehn Züge pro Minute beträgt, dann atmen Sie wahrscheinlich schneller, als Ihnen guttut. Und selbst wenn die eben ermittelte Zahl unter zwölf liegt, ist es sehr wahrscheinlich, dass Sie schneller atmen, wenn Sie Angst bekommen. Eine Begleiterscheinung beschleunigter Atmung ist die Tendenz, in den oberen Bereich der Lungenflügel zu atmen – *flache Atmung* – statt in den unteren Bereich – *Zwerchfell-*, *Bauch-* oder *Abdominalatmung*. Eine von Angst beeinflusste Atmung ist demzufolge typischerweise sowohl schnell als auch flach.

Diese rasche und flache Atmung, die als *Hyperventilieren* bezeichnet wird, führt zu etlichen körperlichen Veränderungen, die für Panik-Betroffene von besonderer Bedeutung sind: Das Verhältnis von Kohlendioxid zu Sauerstoff im Blut und damit dessen Azidität nehmen ab (der Säuregehalt sinkt). Dadurch kommt es wiederum zu einem Anstieg von Calciumionen in Muskeln und Nerven, wodurch diese empfindlicher werden und Sie sich zittrig, angespannt und nervös fühlen.

Hyperventilieren führt außerdem zu einer leichten Verengung der Blutgefäße, die das Gehirn und die Extremitäten versorgen. Diese Verengung kann in Verbindung mit der geringeren Azidität des Blutes zu Schwindel, Benommenheit, Sehtrübungen, Verwirrung, Unwirklichkeitsgefühlen, Taubheit und Kribbeln in Händen und Füßen, kalten und klammen Händen sowie steifen und schmerzenden Muskeln führen.

Mit anderen Worten: *Viele der Symptome einer Panikattacke können die direkte Folge von Hyperventilieren sein*, das mit Ängsten einhergeht. Vielleicht sehen Sie sich noch einmal die vorstehende Aufzählung der Hyperventilationssymptome an und achten dabei darauf, wie viele dieser Symptome bei Ihren eigenen Panikattacken auftreten.

Solche durch Hyperventilieren verursachten Symptome entfalten sich in vielen Fällen sehr schnell, in weniger als einer Minute. Noch wichtiger ist jedoch, *dass sie ebenso schnell wieder zum Verschwinden gebracht werden können, indem Sie Ihren Atemrhythmus ändern*. Dies ist einer der Gründe, warum kontrollierte Atemtechniken sehr wirkungsvoll sein können, um die bei einer Panikattacke auftretenden Symptome zu überwinden.

Darüber hinaus führt Angst auch noch zu anderen körperlichen Veränderungen: Der Herzschlag wird schneller und stärker, Adrenalin und Noradrenalin werden ausgeschüttet, es kommt zu vermehrtem Schwitzen, vermindertem Speichelfluss, Übelkeit und verstärkter Muskelspannung. All diese Veränderungen sind das Ergebnis von Aktionen des autonomen Nervensystems. Sie befehlen Ihrem Körper nicht, die Herzfrequenz zu erhöhen oder Adrenalin auszuschütten, sondern es passiert einfach. Wenn jemand Sie in diesem Moment auffordern würde, Ihren Puls oder Adrenalinspiegel zu verändern, ist es sogar sehr wahrscheinlich, dass Sie das nicht könnten – zumindest nicht direkt.

Wenn man Sie allerdings auffordern würde, Ihren Atemrhythmus zu ändern, dann könnten Sie das leicht bewerkstelligen. Und das ist ein ganz entscheidender Punkt, *da Sie durch das Verändern Ihrer Atmung indirekt andere Systeme beeinflussen können, die „anspringen", wenn Sie Angst bekommen*. Wenn Sie Ihre Atemfrequenz senken, wird dadurch auch Ihr Puls allmählich langsamer werden, der Blutkreislauf wird sich normalisieren und auch alle anderen Systeme werden langsam wieder in ihren „Normalzustand" zurückkehren. Dies ist der andere Grund, warum es so nützlich ist, kontrollierte Atemtechniken zu erlernen, um Angstsymptome zu beheben.

Kontrolliertes Atmen kann helfen, wenn Angst einsetzt

Das bedeutet, dass Sie durch Verändern Ihrer Atmung auf zwei wirkungsvolle Arten darauf hinarbeiten können, Panik-Symptome zu überwinden: Erstens können Sie auf diesem Wege viele der unangenehmen körperlichen Symptome beheben, die eine direkte Folge des durch Angst ausgelösten Hyperventilierens sind (zum Beispiel Schwindel- und Unwirklichkeitsgefühle). Und zweitens können Sie dadurch auch darauf hinwirken, die zusätzlichen körperlichen Symptome von Angst zu beseitigen, die aus den Aktivitäten des autonomen Nervensystems entstehen (zum Beispiel Herzklopfen und trockenen Mund).

Kontrolliertes Atmen kann auch die Anfälligkeit für Panik reduzieren

Es gibt noch eine Möglichkeit, Atemtechniken einzusetzen, um Panik-Episoden zu eliminieren. Sie ist auf kurze Sicht weit weniger dramatisch, kann aber auf lange Sicht einen noch stärkeren Einfluss auf Ihren Gesamterfolg haben: Sie können kontrolliertes Atmen regelmäßig jeden Tag einsetzen, um Ihr generelles Erregungsniveau abzusenken, wodurch Sie von vornherein die Wahrscheinlichkeit verringern, dass Panik einsetzt.

Vielleicht denken Sie jetzt: „Moment mal – kann etwas so Einfaches wie adaptiveres Atmen, selbst wenn es regelmäßig eingesetzt wird, wirklich die Wahrscheinlichkeit reduzieren, dass Panik überhaupt erst auftritt?" Ja, das kann es, und zwar auf zweierlei Weise.

Unterhalb Ihrer Panikschwelle bleiben

Um die erste davon zu verstehen, wollen wir eine Skala erfinden, die das Angstniveau misst und von 1 (völlige Entspannung) bis 10 (extreme Angst) verläuft. Außerdem wollen wir annehmen, dass Sie wahrscheinlich Panik entwickeln werden, wenn Ihr Angstniveau einen Wert von 7 auf Ihrer persönlichen Skala erreicht.

Wenn Sie mit einem Angstniveau von 5 oder 6 in eine Situation hineingehen, fehlt nicht mehr viel, bis Sie Ihre Panikschwelle erreichen. So kann zum Beispiel ein Stressor, der Ihre Angst um nur zwei Punkte auf der Skala verstärkt, genug sein, um Sie über die Schwelle zu heben.

Wenn Sie aber stattdessen mit einem Angstniveau von nur 2 oder 3 in eine Situation hineingehen, wird ein wesentlich stärkerer Anstieg Ihres Angstniveaus notwendig sein, um Sie in Ihre Panikattackenzone zu bringen. Etwas einfacher ausgedrückt: Wenn Sie bereits angespannt sind, muss nicht mehr viel Angst hinzukommen, um Sie so weit zu bringen, bis Panik ausbricht. Wahrscheinlich haben Sie dieses Phänomen schon an sich selbst beobachtet. An manchen „anfälligen" Tagen, wenn Ihr zugrunde liegendes Angstniveau ohnehin schon hoch ist, sind Sie anfälliger für Panikattacken als an „stärkeren" Tagen, an denen Sie von vornherein ruhiger sind.

Daraus folgt ganz offensichtlich, dass eine Strategie, mit der Sie Ihr allgemeines Angstniveau absenken können, sehr wahrscheinlich auch die Häufigkeit Ihrer Panikattacken reduzieren wird. Eine verbesserte Atemtechnik ist eine solche Strategie.

So lassen sich die Auswirkungen von chronischem Hyperventilieren beheben

Wenn Sie täglich kontrolliertes Atmen praktizieren, können Sie dadurch Ihre Anfälligkeit für Panikattacken noch auf eine andere Art vermindern. Viele Menschen, die chronisch ängstlich sind – und von denen viele unter Panikattacken leiden – *hyperventilieren chronisch*. Sie sind sich dessen nur selten bewusst, aber wenn sie ihre Atemfrequenz zu einer beliebigen Tageszeit messen würden, dann würden sie wahrscheinlich feststellen, dass sie unnötig schnell atmen. Etliche Studien lassen vermuten, dass chronisches Hyperventilieren zu bleibenden Veränderungen im Blutstoffwechsel führt, welche die Anfälligkeit des Körpers für Angst sogar *verstärken*, weil sie seine Fähigkeit beeinträchtigen, die Änderungen der Atmung, die mit plötzlich stärker werdenden Ängsten einhergehen, zu „puffern".

Sie können sich ausführlicher über diesen Prozess informieren, indem Sie auf die Quellenverweise für diese Sitzung zurückgreifen, die in Anhang V aufgeführt sind. Aber eigentlich müssen Sie nur wissen, dass Ihr Körper in Stresssituationen eine intensivere *körperliche* Reaktion zeigen kann, wenn Sie chronisch hyperventilieren, als es der Fall wäre, wenn Sie nicht ständig hyperventilieren würden, und zwar aufgrund der laufenden Auswirkungen von chronischem Hyperventilieren. Und da Panik-Betroffene in vielen Fällen durch körperliche Reaktionen alarmiert werden, können solche intensiveren körperlichen Reaktionen dazu führen, dass es häufiger zu Panikattacken kommt.

Zum Glück können Sie Ihre Atmung und Ihren Blutstoffwechsel nach und nach normalisieren, indem Sie üben und sich angewöhnen, *jeden Tag* kontrolliert zu atmen. So können Sie die Überempfindlichkeit Ihres Körpers gegenüber belastenden

Ereignissen noch weiter reduzieren. Etliche Studien haben gezeigt, dass eine solche Normalisierung durchschnittlich nach etwa zwei Wochen eintritt und dass fast jeder Betroffene sie binnen sechs Wochen regelmäßigen Übens erreicht.

Eine Zusammenfassung der vier Arten, wie kontrolliertes Atmen Ihnen helfen kann

Bevor wir uns mit der eigentlichen Atemtechnik befassen, wollen wir uns noch einmal ansehen, auf welche vier Arten es Ihnen helfen kann, Panik zu eliminieren, wenn Sie adaptiveres Atmen üben und sich angewöhnen, es regelmäßig zu praktizieren.

1. Wenn Sie Angst bekommen (oder die körperlichen Symptome feststellen, die eine Panikattacke ankündigen), *können Sie durch kontrolliertes Atmen die direkten Folgen von Hyperventilieren beheben,* zum Beispiel Schwindel und das Gefühl, Ihre Umgebung erscheine Ihnen unwirklich oder wie im Traum.
2. Wenn Sie Angst bekommen, *können Sie durch kontrolliertes Atmen die zusätzlichen körperlichen Auswirkungen von Angst lindern* (zum Beispiel einen erhöhten Puls), indem Sie indirekt auf die Funktionen des autonomen Nervensystems einwirken.
3. Wenn es jeden Tag praktiziert wird, *kann kontrolliertes Atmen Ihr allgemeines Erregungsniveau absenken* und dadurch den „Abstand" vergrößern, um den Ihr Angstniveau steigen muss, bevor Sie die Schwelle zur Panik überschreiten.
4. Wenn es jeden Tag praktiziert wird, *kann kontrolliertes Atmen Ihren Blutstoffwechsel normalisieren,* wodurch Sie körperlich weniger anfällig für geringfügig zunehmende Angst werden.

Das Zusammenwirken dieser vier Prozesse macht kontrolliertes Atmen (das manchmal auch als Atemschulung bezeichnet wird; engl. *respiratory retraining*) zu einer mächtigen Waffe gegen Panik. Tatsächlich haben entsprechende Studien gezeigt, dass bei manchen Betroffenen schon kontrolliertes Atmen allein die körperlichen Symptome von Panik, handfeste Panikattacken und *darüber hinaus die Vermeidung und das Katastrophendenken, die Panik begleiten,* reduzieren können.

Eine neuere Studie, auf die in Anhang V verwiesen wird, hat im Kontext eines therapeutengeführten Panikstörung-Behandlungsprogramms den Nutzen einer solchen Atemschulung infrage gestellt. Aus diesem Grunde gehen immer mehr Therapeuten dazu über, kontrolliertes Atmen aus ihren Programmen zur Behandlung von Panik zu streichen. Daher ist es aus den eben beschriebenen (und den in Anhang V nachgewiesenen) Gründen wichtig, dass Sie dieses Verfahren erlernen, bevor Sie weitermachen; Sie werden es auch weiterhin im gesamten Verlauf dieses Programms nützlich finden.

Wie sich kontrolliertes Atmen erreichen lässt

Wenn es eine so nützliche Strategie ist, seine Atemtechnik zu ändern, wie lässt sich dann diese Änderung am besten erreichen?

Es stehen mehrere adaptive Atemtechniken zur Verfügung. Zwar sind sie alle wirkungsvoll, wenn sie richtig eingesetzt werden, aber dieses Selbsthilfeprogramm nutzt eine einfache, schnell zu erlernende Methode, welche die meisten Betroffenen von Anfang an effektiv anwenden können. Diese Methode hat darüber hinaus den Vorteil, so unauffällig zu sein, dass sie überall und jederzeit eingesetzt werden kann.

Die zwei entscheidenden Aspekte dieser Atemtechnik sind das Timing und die Methode. Kontrolliertes Atmen ist *tief (Bauchatmung)* und *langsam*.

Tiefes Atmen (Bauch-, Zwerchfell- oder Abdominalatmung). Haben Sie schon einmal darauf geachtet, wie ein Säugling atmet? Falls ja, haben Sie wahrscheinlich beobachtet, dass sich beim Einatmen das Bäuchlein des Kindes nach außen wölbt und dass es beim Ausatmen wieder flach wird. Dies ist die Art des Atmens, die Mutter Natur für uns vorgesehen hat, und es ist auf jeden Fall die Methode, nach der wir früh im Leben alle geatmet haben. Als wir heranwuchsen, haben leider viele von uns diese natürliche, effektive Atemtechnik verloren und sich stattdessen einen „rückständigen" Atemstil angewöhnt. Diese Entwicklung hat vor allem bei Frauen stattgefunden, denen beigebracht wurde, den Bauch einzuziehen, um modische Kleidung tragen zu können und gut auszusehen. Und wie Sie inzwischen wissen, können jahrelange Ängste ihren Tribut fordern, und zwar in Form von chronisch ungünstigen Atemgewohnheiten.

Die in diesem Therapieprogramm empfohlene Technik des kontrollierten Atmens nutzt eine einfache Methode, um dafür zu sorgen, dass Sie mit dem Zwerchfell atmen: Lehnen Sie sich in sitzender Haltung zurück, strecken Sie den Oberkörper, sodass Sie nicht in gebeugter Haltung sitzen, und lockern Sie eng sitzende Kleidungsstücke. Legen Sie die Hände zusammen, als wollten Sie beten, öffnen Sie dann die Hände und legen Sie die Handflächen sanft auf den Bauch. Die Daumen sollten etwa drei Zentimeter oberhalb des Bauchnabels zu liegen kommen.

Stellen Sie sich vor, Ihr Bauch sei ein Ballon, den Sie so weit wie möglich aufblasen wollen. (Natürlich atmet man nicht wirklich Luft in den Bauch ein, aber dieses Bild ist nützlich, um den gewünschten Effekt zu erzielen.)

Machen Sie einen langen, langsamen Atemzug durch die Nase, bis der Ballon ganz aufgeblasen ist. *Während Sie den Ballon aufblasen, sollten sich Ihre Hände nach außen bewegen, fort vom Körper.* Diese Auswärtsbewegung dient als „Kontrolle", dass Sie wirklich Luft bis nach ganz unten in die Lungenflügel einatmen; sie ist ein wichtiges Element dieser Methode. Vermeiden Sie es, die Schultern hochzuziehen, während Sie einatmen. Atmen Sie jetzt langsam wieder aus, durch leicht geschürzte Lippen, als ob Sie pfeifen würden, und beobachten Sie, wie Ihre Hände sich wieder einwärts bewegen, in Richtung Körper.

Wie hat das für Sie funktioniert? Versuchen Sie es noch einmal, und nutzen Sie dabei wieder die „Handkontrolle", um sicher zu sein, dass Sie wirklich mit dem Zwerchfell atmen – und zwar so, dass sich der Bauch nach außen wölbt und sich die erwünschten erregungsmindernden physiologischen Wirkungen einstellen.

Was ist, wenn Sie das versuchen, Ihre Hände sich aber nicht nach außen bewegen, oder wenn Sie nicht sicher sind, ob Sie richtig atmen? Dann legen Sie sich einfach auf den Rücken und wiederholen die Übung. In Rückenlage sollten Sie sehen, dass Ihre Hände sich nach oben bewegen. Sobald das eindeutig geschieht, versuchen Sie es noch einmal in sitzender Haltung und achten Sie dabei auf die Auswärtsbewegung der Hände.

Manche Betroffenen finden, dass sie die besten Ergebnisse erzielen, wenn sie sich aufrecht hinstellen, die Arme anwinkeln und die Unterarme auf eine Brüstung oder ein Geländer stützen, das sich ungefähr in Höhe des Brustkorbs befindet, und dann langsam und tief einatmen. Probieren Sie beide Methoden aus und praktizieren Sie das, was für Sie am besten funktioniert. Sobald Sie in dieser Methode einigermaßen geübt sind, brauchen Sie ohnehin nichts mehr zusätzlich zu tun, um voll und tief durchzuatmen, also sollten Sie sich jetzt keine allzu großen Sorgen darüber machen.

Langsames Atmen. Da Sie jetzt in der Lage sind, in die richtige *Körperpartie* einzuatmen, ist es nun an der Zeit, das *Timing* Ihrer Atmung spezifisch festzulegen. Ihr Ziel sollte es sein, volle vier Sekunden lang einzuatmen und weitere vier Sekunden – oder länger – wieder auszuatmen.

Vielleicht hat man Ihnen als Kind beigebracht, Sekunden durch langsames Zählen zu messen: „ein-und-zwanzig, zwei-und-zwanzig, drei-und-zwanzig, vier-und-zwanzig" und so weiter. Wenn man langsam zählt, entspricht das etwa einer Zahl pro Sekunde. Diese Methode ist auch sehr nützlich, um Ihre Atmung zu timen.

Wenn Sie anfangen, einzuatmen (durch die Nase), sollten Sie im Stillen langsam und gleichmäßig zählen: „ein-und-zwanzig, zwei-und-zwanzig, drei-und-zwanzig, vier-und-zwanzig". Wahrscheinlich werden Sie gezwungen sein, von Anfang an etwas langsamer als gewohnt einzuatmen, um bis zur „vier-und-zwanzig" durchgehend einzuatmen. Tatsächlich ist es auch völlig in Ordnung, länger als vier Sekunden einzuatmen – aber nicht kürzer.

Wenn Sie bei „vier-und-zwanzig" fertig gezählt haben, beginnen Sie, sanft wieder auszuatmen (durch die geschürzten Lippen), und zählen Sie dabei wieder langsam: „ein-und-zwanzig, zwei-und-zwanzig, drei-und-zwanzig, vier-und-zwanzig". Atmen Sie auch sehr langsam aus, um damit mindestens vier Sekunden lang weitermachen zu können – oder noch länger, was viele Therapeuten für noch besser halten.

Jetzt wiederholen Sie diesen Zyklus einige Male, bis Sie feststellen, dass Sie problemlos volle vier Sekunden einatmen und dann volle vier Sekunden ausatmen können. Denken Sie dabei daran, durch die Nase einzuatmen und durch die geschürzten Lippen wieder auszuatmen. Entsprechende Untersuchungen haben gezeigt, dass dies die effektivste Methode ist – wahrscheinlich, weil sie sehr wirkungsvoll die Atmung verlangsamt. Legen Sie die Hände auch weiterhin etwas oberhalb des Bauchnabels auf den Bauch, sozusagen als laufende „Ortskontrolle".

Sobald Sie das Gefühl haben, dass Sie diese Methode problemlos beherrschen, versuchen Sie einmal, dabei eine Uhr mit Sekundenzeiger zu beobachten, um sicherzustellen, dass Sie in der Tat langsam genug zählen. Es ist leicht, sich zeitlich zu verschätzen, wenn man angespannt ist, und richtiges Timing ist entscheidend für den Erfolg dieser Methode.

Tatsächlich wird das förmliche Zählen genau aus diesem Grunde empfohlen, wenn auch manche Leser denken mögen, dass es sich künstlich und unnatürlich anfühlt. Sobald Sie etwas Übung mit dieser Methode gewonnen haben und merken, dass sie Ihre Ängste und körperlichen Symptome lindert, können Sie überlegen, das förmliche Zählen aufzugeben und einfach in ein langsameres, tieferes Atmen „hineinzugleiten". Und letzten Endes wird es vielleicht gar nicht mehr nötig sein, dass Sie überhaupt an Ihre Atmung denken, wenn langsameres und entspannteres Atmen Ihnen zur Gewohnheit geworden ist – und Panik etwas, das Sie hinter sich gelassen haben. Aber fürs Erste sollten Sie nach wie vor beim Atmen zählen und so dafür sorgen, dass Sie langsam genug atmen, um den gewünschten Effekt zu erzielen.

Setzen Sie diese Übung mindestens vier Minuten lang fort. Vielleicht werden Sie feststellen, dass Sie sich nach drei oder vier Zyklen ruhig und entspannt fühlen, und versucht sein, aufzuhören – aber es ist wichtig, die vollen vier Minuten weiterzumachen, um den vollen Nutzen dieser Methode zu erzielen.

Kontrolliertes Atmen in die Praxis umsetzen

Das ist auch schon alles, was es mit der Methode der kontrollierten Atmung auf sich hat. Wie können Sie also diese Methode am besten einsetzen, um Ihr Angstniveau wirkungsvoll und nachhaltig abzusenken? Das ist ganz einfach: Praktizieren Sie sie einfach mehrmals jeden Tag.

Sie wissen bereits, dass kontrolliertes Atmen, wenn Sie es regelmäßig und oft praktizieren, Ihnen helfen kann, auf einem nachhaltig niedrigeren Angstniveau zu agieren, wodurch Sie von vornherein weniger anfällig für das Entstehen von Panik werden. Das ist ja schon einmal ein guter Grund, diese Methode täglich zu praktizieren.

Aber es gibt noch einen anderen Grund: Vielleicht ist Ihnen aufgefallen, dass Angst Ihre Konzentration stört und es schwieriger macht, geordnet zu denken. Tatsächlich wird alles schwieriger, wenn Sie Angst haben – und das gilt auch für eine Fertigkeit wie kontrolliertes Atmen.

Wenn Sie nur ein minimales Geschick beim Einsetzen dieser Methode entwickeln, wird Sie Ihnen vielleicht gute Dienste leisten, wenn Sie ruhig sind. Damit das Verfahren aber auch wirken kann, wenn Sie Angst haben, müssen Sie es *überlernen* (also das Üben fortsetzen, nachdem und obwohl das Lernziel bereits erreicht worden ist), sodass Sie es automatisch und ohne nachzudenken, einsetzen können, wenn Sie es am dringendsten brauchen.

Fangen Sie damit an, dass Sie mindestens zwei Uhrzeiten festlegen, an denen Sie jeden Tag üben. Es ist wichtig, diese Zeiten im Voraus festzulegen und sich jeden Tag an die gleichen Zeiten zu halten, damit Ihre Übungen zur regelmäßigen Gewohnheit werden – zu einem normalen Teil Ihrer täglichen Routine, wie Zähneputzen oder Kämmen.

Setzen Sie sich zur festgelegten Zeit bequem in einen Sessel (oder stellen Sie sich hin, wenn Sie das vorziehen). Atmen Sie dann langsam und kontrolliert ein und aus, nach den im Folgenden kurz zusammengefassten Regeln:

1. Atmen Sie mindestens vier Sekunden lang ein (wobei Sie im Stillen die Sekunden zählen), und zwar durch die Nase.
2. Lassen Sie die Schultern in entspannter Haltung ruhen und atmen Sie in den allertiefsten („untersten") Bereich der Lunge ein, indem Sie die Hände auf den Bauch legen und „den Ballon füllen", der sich unter Ihren Fingern bildet.
3. Atmen Sie mindestens vier Sekunden lang aus, und zwar durch die geschürzten Lippen, als wollten Sie pfeifen.
4. Setzen Sie die Übung volle vier Minuten lang fort.

Optimieren Sie den Nutzen der Methode

Nachdem Sie kontrolliertes Atmen ein paar Tage geübt haben und die Methode gut beherrschen, können Sie sie um zwei einfache Elemente ergänzen und so den Nutzen Ihrer Übungen noch weiter steigern.

Setzen Sie visuelle Vorstellungen (Gedankenbilder) ein. Stellen Sie sich beim Atmen vor, dass Sie beispielsweise am Strand in der Sonne liegen. Setzen Sie alle Ihre Sinne ein, um diese Fantasie möglichst lebhaft erscheinen zu lassen. Stellen Sie sich dabei auch vor, wie Sie sich körperlich entspannen – als würden Sie schweben, sich wie eine Feder entspannen, als wären Sie eine weiche Stoffpuppe. Dann konzentrieren Sie sich ganz bewusst auf Ihre Muskeln und lassen Sie es zu, dass Sie sich völlig lösen und entspannen.

Nutzen Sie ein Signalwort. Wenn Sie es gut beherrschen, sich durch kontrolliertes Atmen zu entspannen – mit oder ohne visuelle Vorstellungen –, können Sie Ihre Atemübungen um ein weiteres Element ergänzen: Jedes Mal, wenn Sie bei den Übungen ausatmen, denken Sie im Stillen das Wort „entspannen" oder „beruhigen".

Dies ist eine besonders wirkungsvolle Erweiterung der Methode, da dieses Wort nach und nach zu einem „Hinweisreiz" oder „Signalwort" wird, das mit Entspannung verknüpft ist: Wenn Sie später das Wort „entspannen" zu sich selbst sagen, werden Psyche und Körper sich dadurch zusätzlich entspannen.

Aber um es noch einmal zu wiederholen: Die entscheidenden Elemente der Methode des kontrollierten Atmens sind a) *langsames Atmen* (durch Zählen); b) *Zwerchfellatmung* (mit den Händen zur Kontrolle auf dem Bauch); c) *lang genug atmen* (mindestens vier Minuten lang) und d) die Methode *oft genug* anwenden, damit sie Ihr allgemeines Erregungsniveau absenken und wirklich von Nutzen sein kann, wenn Sie von starken Ängsten geplagt werden.

Anwenden Ihrer Fertigkeiten auf reale Umstände

Okay – Sie üben also zweimal täglich kontrolliertes Atmen, Sie üben es richtig, und Sie haben Ihre Übungen ergänzt um beruhigende visuelle Vorstellungen, bewusstes Entspannen der Muskeln und ein beruhigendes Signalwort, an das Sie beim Ausatmen denken. Sie sind mittlerweile in der Lage, kontrolliertes Atmen wirkungsvoll einzusetzen, um *beim Üben* Ihr Erregungsniveau abzusenken – bequem zu Hause im Sessel, ohne einengende Kleidung und Störungen von außen. Das ist ja schön und gut – aber wie oft haben Sie es schon erlebt, dass eine Panikattacke genau in einem solchen Moment zuschlägt?

Der nächste wichtige Schritt besteht darin, Ihr Beherrschen der Methode so zu erweitern, dass Sie Ihnen auch in wirklichen Lebenslagen Nutzen bringt. Das können Sie erreichen, indem Sie die Umstände Ihrer Übungen so verändern, dass sie solchen realen Situationen besser entsprechen.

Üben Sie von jetzt an auch weiterhin einmal pro Tag bequem im Sessel sitzend. Dadurch bekommen Sie nicht nur mehr Übung im kontrollierten Atmen, sondern Sie reservieren jeden Tag vier Minuten, in denen Sie sich wirklich entspannen können, was schon an sich eine nützliche Strategie ist.

Versuchen Sie aber darüber hinaus bei der zweiten Übungssitzung des Tages in einer anderen Haltung kontrolliert zu atmen, vielleicht stehend oder aufrecht am Schreibtisch sitzend.

Sobald Sie das Gefühl haben, bequem und ohne Anstrengung in verschiedenen *Körperhaltungen* kontrolliert atmen zu können (was Sie wahrscheinlich schon nach ein paar Tagen erreicht haben werden), können Sie anfangen, die zweite Übung bei verschiedenen *Aktivitäten* durchzuführen – so zum Beispiel beim Gehen, Zähneputzen, Telefonieren oder auf dem Weg zur Arbeit.

Versuchen Sie dann, kontrolliert zu atmen, wenn andere Menschen anwesend sind oder wenn Sie von außen abgelenkt werden. Das Ziel in dieser Phase ist noch nicht, die zweite Übung in einer stressigen Situation durchzuführen, sondern nur, in verschiedenen Lebenslagen kontrolliert zu atmen.

Der nächste Schritt: Üben Sie auch bei passenden Gelegenheiten – und wann immer es notwendig wird

Inzwischen beherrschen Sie die Technik des kontrollierten Atmens. Der abschließende Schritt ist, diese Methode im Alltag einzusetzen, und zwar möglichst oft und wann immer es notwendig wird. Das heißt, dass Sie kontrolliertes Atmen neben den beiden regulären Übungen an jedem Tag auch bei folgenden Gelegenheiten anwenden sollten: a) wann immer Sie feststellen, dass Sie körperlich angespannt sind, und b) wann immer es Ihnen gerade in den Sinn kommt. Wenn Sie zum Beispiel im Büro am Schreibtisch sitzen und merken, dass Ihre Halsmuskulatur verspannt ist, nehmen Sie sich eine Auszeit von vier Minuten und praktizieren Sie kontrolliertes Atmen, um sich zu entspannen. Wenn Sie nach einem langen Tag müde nach Hause kommen und das Gefühl haben, dass Ihre Gesichtsmuskeln angespannt sind, können Sie kontrolliertes Atmen einsetzen, um diese Verspannungen zu lösen. Es liegt auf der Hand, dass Sie dadurch darauf hinwirken können, ein gleichmäßig niedrigeres Erregungsniveau zu erreichen und eventuell vorhandene Angstsymptome zu lindern. Aber darüber hinaus werden Sie diese Fertigkeit umso mehr verbessern, je öfter Sie kontrolliertes Atmen praktizieren – das heißt, dass Sie die Methode einsetzen können, wann immer Sie sie brauchen, und dadurch eine immer bessere Wirkung erzielen werden.

Es gibt noch eine letzte Möglichkeit, kontrolliertes Atmen häufiger anzuwenden, falls Sie das möchten: Suchen Sie sich eine neutrale Aktion aus, die Sie häufig durchführen, zum Beispiel auf die Uhr sehen oder den Kühlschrank öffnen – eine Aktion, die regelmäßig mehrmals pro Tag vorkommt und nichts mit Angst zu tun hat. Dann versuchen Sie, *jedes Mal, wenn Sie diese Aktion durchführen,* mehrmals tief und mit dem Zwerchfell durchzuatmen. Manche Therapeuten empfehlen, zur Erinnerung einen farbigen Sticker auf die Armbanduhr oder an die Kühlschranktür zu kleben.

Sie können sich denken, dass sich Ihnen durch diese Strategie im Laufe des Tages noch mehr Gelegenheiten bieten werden, um sich zu entspannen; noch wichtiger ist jedoch der Effekt, dass kontrolliertes Atmen auf diese Weise mit der neutralen Aktion *assoziiert* wird und Ihnen somit helfen kann, sich kontinuierlich einen entspannteren Zustand zu bewahren. Zwar ist dies kein notwendiger Bestandteil der Methode, aber es ist eine weitere, ziemlich einfach umzusetzende Möglichkeit, ihren Nutzen zu erhöhen – warum also nicht?

Und wie ist es mit Entspannungsübungen?

In vielen Behandlungsprogrammen gegen Panik war es bisher üblich, als Teil der Therapie auch Entspannungsübungen zu lehren. Es sollte jedoch inzwischen klar geworden sein, dass ein solches Entspannungstraining für einen durchschnittlichen Panik-Betroffenen keine Vorteile im Vergleich zu einer Atemschulung bietet und dass es letzten Endes sogar die vollständige Heilung von Panik beeinträchtigen kann. Den Betroffenen, die jeden Tag unter hoher Anspannung leiden und womöglich eine umfassendere Strategie zur Reduzierung von körperlichem Stress verfolgen wollen, sei allerdings hiermit das Verfahren der *achtsamen Meditation* empfohlen, das sich zunehmender Beliebtheit erfreut. Auf diese Option und die besonderen Vorteile, die sie einem Panik-Betroffenen möglicherweise bieten kann, wird im Anhang II ausführlich eingegangen. Dort finden Sie auch entsprechende Literaturverweise, falls Sie diesen Weg gehen wollen. Fürs Erste sollten Sie sich jedoch darauf konzentrieren, die Technik des kontrollierten Atmens beherrschen zu lernen, da sie von sich aus wichtig ist und einen zentralen Bestandteil der SRA-Methode zur Intervention bei Panikattacken bildet, über die Sie im folgenden Kapitel mehr erfahren können.

Problemlösungen

Obwohl kontrolliertes Atmen in der Regel eine unkomplizierte und nützliche Methode ist, um körperliche Angstsymptome zu lindern, haben manche Betroffene Schwierigkeiten, diese Technik wirkungsvoll einzusetzen. In manchen Fällen können sogar genau die Faktoren, die Ängste verstärken, Hindernisse aufbauen, die dem einfachen und wirkungsvollen Einsatz dieser Methode im Wege stehen.

Für manche Betroffene besteht das Problem ganz einfach darin, lang eingefahrene Gewohnheiten zu ändern. Für sie ist schnelles und flaches Atmen zu einer so fest verankerten Angewohnheit geworden, dass es ihnen nicht leichtfällt, langsamer zu atmen oder die eingeatmete Luft bis in das untere Viertel ihrer Lunge zu ziehen. Andere leiden unter extremen Verspannungen ihrer Muskulatur, welche die beruhigende Wirkung des kontrollierten Atmens beeinträchtigen, und zwar auch dann, wenn es richtig eingesetzt wird.

Wieder andere bekommen sogar noch stärkere Angst, wenn sie kontrolliertes Atmen zum ersten Mal anzuwenden versuchen. Solche verstärkten Ängste können bei manchen Panik-Betroffenen entstehen, wenn sie sich bei Atemübungen „auf ihren Körper einstimmen" und dabei feststellen, dass innere Ereignisse stärker wahrnehmbar werden und Ängste auslösen. Oder sie fürchten sich davor, irgendwie „die Kontrolle zu verlieren", wenn sie bei ihren Übungen anfangen, sich zu entspannen. Solche Angstgefühle stellen sich vor allem bei Betroffenen ein, die in ihrer Jugend misshandelt worden sind und bei denen jede Form von Entspannung beängstigende Fantasien von Verletzlichkeit heraufbeschwört. Wieder andere erleben verstärkte Ängste, wenn sie sich entspannen, die sie sich jedoch nicht erklären können; sie empfinden einfach eine Welle von Emotionen – häufig Traurigkeit –, wenn sie ruhig und still werden.

Anhang I bietet Hilfe für alle Betroffenen, die mit der Technik des kontrollierten Atmens Schwierigkeiten haben. Dort werden diverse Probleme beschrieben, die beim Anwenden dieser Methode auftreten können, es werden Lösungsstrategien aufgezeigt und die Erfahrungen von Menschen geschildert, die solche Schwierigkeiten überwunden haben.

Aber auch, wenn Sie kontrolliertes Atmen problemlos anwenden können und vielleicht sogar schon einen Nutzen daraus ziehen, sollten Sie diesen Anhang lesen, da er häufig vorkommende Stolpersteine beim Anwenden dieser Methode beschreibt, nützliche Modifikationen für verschiedene Umstände anbietet und diverse Anregungen enthält, wie Sie die Technik an Ihre Bedürfnisse anpassen können.

Nun ist es aber an der Zeit, dass wir uns mit den Übungen beschäftigen, die Ihnen helfen sollen, Ihre Technik des kontrollierten Atmens zu perfektionieren. Sobald Sie die Methode beherrschen gelernt und verfeinert haben, geht es dann weiter in die Sitzung sechs, auf die Sie schon gewartet haben – das Handlungsrezept für den Moment, wenn Panik zuschlägt.

ÜBUNG

Übungen für Sitzung fünf

Bei dieser Sitzung ist es noch wichtiger als bei der vorigen, dass Sie gewissenhaft jeden Tag bestimmte Übungen machen und Tagebuch führen, da die neuesten Übungen es notwendig machen, gewisse Fertigkeiten zu beherrschen, die Sie nur durch häufiges und regelmäßiges Üben meistern können.

Daher empfehle ich Ihnen, dass Sie sich ab dieser Sitzung jeweils etwa eine Woche Zeit nehmen, um die folgenden Kapitel durchzuarbeiten (außer Kapitel 11, in dem es um Medikamente geht). So stellen Sie sicher, dass Sie einen Satz von Strategien beherrschen, bevor Sie in den nächsten eingeführt werden. Sie könnten versucht sein, schneller vorzugehen, um alles so schnell wie möglich zu lernen; das ist durchaus verständlich, denn sicherlich wollen Sie sich so schnell wie möglich von Ihrer Panik befreien! Aber auf lange Sicht ist die beste Strategie, um die schnellsten, nachhaltigsten und durchschlagendsten Ergebnisse zu erzielen, dass Sie sich die Zeit nehmen, die notwendig ist, *um jede neue Fertigkeit gründlich beherrschen zu lernen*, bevor Sie sich an den nächsten Schritt machen.

Tägliches Üben mag Ihnen zunächst etwas mühsam erscheinen, aber es sollte möglichst bald zu einem regulären Bestandteil Ihres Tagesablaufs werden, ganz ähnlich wie Zähneputzen oder Essen für die Mittagspause einzupacken. Und durch regelmäßiges Üben werden die einzelnen Übungen leichter und nehmen etwas weniger Zeit in Anspruch.

I. Protokollieren von Panik-Episoden

Protokollieren Sie auch weiterhin alle Panik- und beinahe-panischen Episoden, wie Sie es in den Übungen nach der letzten Sitzung gelernt haben.

II. Tägliches Tagebuchschreiben

Nutzen Sie auch weiterhin Ihr Tagebuch, um alle relevanten Gedanken, Gefühle, Beobachtungen und Erfahrungen aufzuschreiben.

III. Geplantes Üben von kontrolliertem Atmen

Legen Sie zwei Uhrzeiten am Tag fest, zu denen Sie kontrolliertes Atmen üben werden (siehe Beschreibung auf Seite 89).

Sobald Sie sich Ihrer Atemtechnik in einer „einfachen" Körperhaltung sicher sind, können Sie anfangen, die zweite Übungssitzung in einer anderen Haltung und auf einem anderen Aktivitätsniveau durchzuführen (siehe Beschreibung auf Seite 90 f.).

IV. Spontanes Anwenden von kontrolliertem Atmen

Versuchen Sie, kontrolliertes Atmen (in Verbindung mit entspannenden Fantasien und einem Signalwort, wenn Sie möchten) zusätzlich zu Ihren regulären Übungssitzungen auch immer dann einzusetzen, wenn es Ihnen in den Sinn kommt, und auf jeden Fall, wenn Sie sich angespannt fühlen. Falls Sie sich entschieden haben, kontrolliertes Atmen mit einer neutralen Aktion zu verknüpfen (siehe Beschreibung auf Seite 90), sollten Sie es auch bei solchen Gelegenheiten praktizieren.

V. Protokollieren Ihrer Erfahrungen mit kontrolliertem Atmen

Nutzen Sie jeden Abend Ihr Tagebuch, um Ihre beiden regulären Übungssitzungen und alle anderen Gelegenheiten, bei denen Sie kontrolliert geatmet haben, zu protokollieren. Notieren Sie auch alle Wirkungen von kontrolliertem Atmen, die Ihnen aufgefallen sind.

6. | Sitzung sechs: Wenn Panik zuschlägt

Inzwischen kennen Sie sich mit kontrolliertem Atmen aus, einer Methode, die spezifisch dazu dient, Ängste zu reduzieren. Falls Sie dieses Verfahren im Laufe der vergangenen Woche regelmäßig geübt haben, werden Sie es wahrscheinlich inzwischen ganz gut beherrschen und erlebt haben, wie es einigen der körperlichen Symptome von Angst entgegenwirken kann. In dieser Sitzung wollen wir kontrolliertes Atmen in eine etwas umfassendere Methode integrieren, die eingesetzt werden kann, wann immer Panik auftritt.

Bevor wir uns näher mit dieser Methode beschäftigen, wollen wir uns noch einmal in Erinnerung rufen, was während einer Panikattacke auf physiologischer Ebene abläuft. Die denkbar kürzeste Erklärung dafür könnte ungefähr so lauten: Das Gehirn deutet eine Situation als gefährlich und der Körper reagiert in passender Weise auf dieses Gefahrensignal. Das bedeutet im Einzelnen, dass das Gefahrensignal auf dem Weg über verschiedene physiologische Prozesse dazu führt, dass Adrenalin und Noradrenalin ausgeschüttet werden, was wiederum die körperlichen Empfindungen und das emotionale Erleben auslöst, die für eine Panikattacke typisch sind.

Wenn Adrenalin ausgeschüttet wird, führt das zu einem beschleunigten Puls, vermehrtem Schwitzen und vermindertem Speichelfluss. Darüber hinaus verändert sich der Blutkreislauf (es strömt mehr Blut in die großen Muskeln und fort aus Händen und Füßen), was zu Taubheit und Kribbeln in den Extremitäten führen kann. Und Adrenalin beschleunigt die Atmung, mitsamt all den unangenehmen Begleiterscheinungen von Hyperventilieren – Schwindelgefühlen, Benommenheit, Verwirrung und anderem mehr.

Die Ausschüttung von Noradrenalin führt zu den kognitiven und emotionalen Elementen der Attacke – dem blinden Entsetzen, dem unwiderstehlichen Drang zu fliehen sowie den Beeinträchtigungen von geordnetem Denken, Konzentration, Gedächtnis und Lernfähigkeit.

Ist es eine Panikattacke? Oder etwas anderes?

Wie würde ein außenstehender Beobachter diese Symptomatik beschreiben? Wenn er sich mit dem Erscheinungsbild einer Panikstörung auskennen würde, könnte er sie als Panikattacke erkennen – womit er völlig richtigläge. Aber andererseits könnte er sie auch als die sogenannte *Fight-or-Flight*-Reaktion („Kämpfen oder Fliehen") interpretieren – die automatische Notfallreaktion des Körpers auf Gefahr. Und damit würde er ebenso richtigliegen.

Der springende Punkt ist: Wenn Sie all die körperlichen, emotionalen und verhaltensmäßigen Reaktionen, die während einer Panikattacke auftreten, beobachten würden, ohne die Umstände ihres Entstehens zu kennen, könnten Sie eine Panikattacke nicht von einer *Fight-or-Flight*-Reaktion unterscheiden. Eine solche Reaktion ist die normale physiologische Antwort des Körpers auf eine Gefahrensituation. Und auch eine Panikattacke ist das Ergebnis von genau solchen normalen physiologischen Prozessen.

Der eigentliche „Fehler" bei Panik: das falsche Erkennen von Gefahr

Worin besteht also der wesentliche Unterschied zwischen einer Panikattacke und einer Notfallreaktion auf eine Gefahrensituation? Bei einer Panikattacke reagiert das System auf ein Gefahrensignal, das ausgelöst wird, *obwohl keine objektive Gefahr besteht*. Eine Panikattacke ist die Notfallreaktion des Körpers auf eine Situation, die sich zwar gefährlich anfühlt, aber nicht gefährlich *ist*.

Dies ist also der eigentliche „Fehler" im System: die anfängliche Fehldeutung eines Ereignisses – zumeist eines körperlichen Ereignisses – als gefährlich. Mehrere Aspekte einer Panikstörung tragen zu diesem Anfangsfehler bei und verstärken ihn. Von einer Panikstörung betroffene Menschen sind biologisch prädisponiert, auf äußere Ereignisse mit übermäßiger körperlicher Erregung zu reagieren. Und hinzu kommt, dass Panik-Betroffene häufig eine Lebensgeschichte und Persönlichkeitsstruktur haben, die starke Ängste vor Krankheiten und Gefahren fördern. Durch all diese Eigenschaften wird es dem Körper „erleichtert", mit einer voll ausgeprägten Notfallreaktion auf Kleinigkeiten zu reagieren.

Es gibt noch einen zweiten Unterschied zwischen einer Panikattacke und der Notfallreaktion, die bei einer echten Gefahr eintritt – einen Prozess, der als Angstspirale bezeichnet wird. Sobald der anfängliche Fehler aufgetreten ist (die Fehldeutung eines Ereignisses als Gefahr) und der Körper in Alarmbereitschaft versetzt wurde, werden die körperlichen Empfindungen und Alarmreaktionen immer stärker. Der Betroffene reagiert auf die körperlichen Empfindungen (etwa den hämmernden Herzschlag und die Brustschmerzen) mit panischen Gedanken („Ich habe einen Herzinfarkt!"); diese Gedanken führen wiederum zu weiteren körperlichen Reaktionen, die die ursprünglichen Befürchtungen zu bestätigen scheinen und so ihrerseits die physischen Reaktionen des Körpers verstärken. Diese körperlichen Reaktionen verstärken dann wiederum die Überzeugung, mitten in einem Herzinfarkt zu sein. Anders ausgedrückt: Körperliche Empfindungen lösen Katastrophendenken aus, das wiederum stärkere körperliche Empfindungen auslöst, die ihrerseits noch stärkeres Katastrophendenken auslösen, und so verstärkt sich der Prozess immer weiter, in einem Teufelskreis aus Gedanken und körperlichen Symptomen, die letztlich in eine Panikattacke münden – wenn der Prozess nicht vorher gestoppt wird.

Ironischerweise zeigen die Symptome einer Panikattacke, dass Ihr Körper richtig funktioniert – nämlich so, wie er funktionieren sollte, um Sie zu schützen, *wenn eine echte Gefahr auftritt.* In einer wirklich bedrohlichen Situation sind all diese Reaktionen und Veränderungen adaptiv und schützend: Wenn jemand auf einem dunklen Fußweg plötzlich aus dem Gebüsch auf Sie zuspringt, dann *wollen* Sie, dass Puls und Atmung sich beschleunigen, damit Ihr Körper optimal funktionieren kann. Sie wollen, dass Ihre großen Muskeln bevorzugt durchblutet werden, damit Sie vor der Gefahr weglaufen können. Und auch der Drang, die Flucht zu ergreifen, ist gesund; unter Umständen kann er Ihnen sogar das Leben retten.

Aber wenn genau diese Symptome auf genau die gleiche Weise auftreten, wenn Sie im Supermarkt an der Kasse stehen, in aller Ruhe an einem Gottesdienst teilnehmen oder morgens zur Arbeit fahren, kann das Ihr Leben völlig durcheinanderbringen. Sie wollen sich das Alarmsystem des Körpers erhalten, aber Sie wollen auch verhindern, dass es zu den falschen Zeiten ausgelöst wird, und Sie wollen die Angstspirale durchbrechen, die zu einer Panikattacke führt.

Die Stufen einer Panikattacke

Um eine Panikattacke zu stoppen, müssen Sie wissen, wie sich eine solche Attacke entwickelt, von Stufe zu Stufe. Dieses Modell wird häufig als der Panik-Zyklus bezeichnet. Abbildung 6.1 fasst die einzelnen Stufen oder Phasen in diesem Zyklus zusammen.

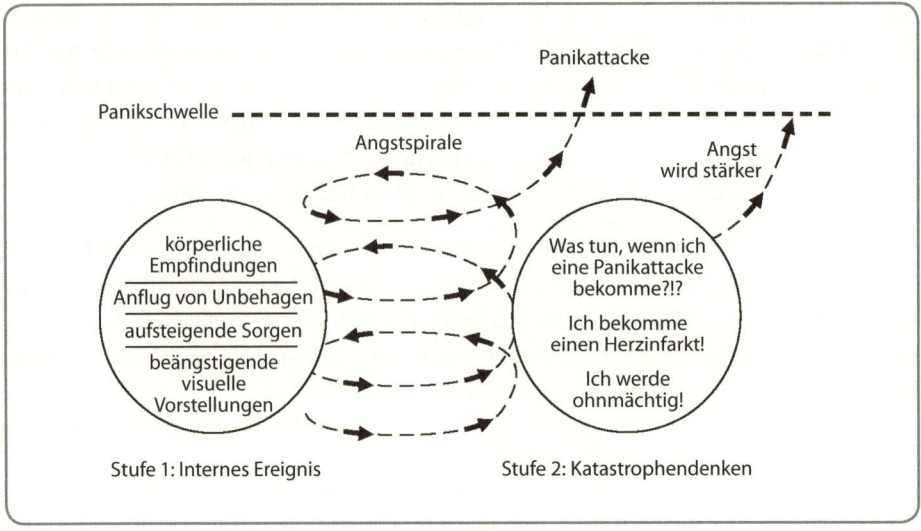

Abbildung 6.1: Der Panik-Zyklus

In Stufe 1 erleben Sie ein inneres Ereignis – ganz gleich, ob Ihnen das bewusst auffällt oder nicht. Dabei handelt es sich fast immer um die Wahrnehmung der Veränderung einer körperlichen Empfindung, zum Beispiel von „Herzflattern" oder einer „Hitzewallung"; es kann sich dabei aber auch um ein vages Gefühl von Unbehagen handeln, um eine verstörende visuelle Vorstellung oder auch nur einen leichten Anflug von Unbehagen.

Darauf folgt dann beinahe sofort Stufe 2: Katastrophendenken. Sie denken plötzlich, dass irgendetwas Furchtbares unmittelbar bevorsteht:

- „Oh nein, was mache ich nur, wenn ich einen Herzinfarkt bekomme?!?", oder
- „Was mache ich nur, wenn ich eine Panikattacke bekomme?", oder
- „Was wäre, wenn ich ohnmächtig werde!", oder
- „Was wäre, wenn ich Hilfe brauche? Ich bin hier ganz allein!", oder
- „Was wäre, wenn ich mit dem Auto einen Unfall baue?", oder
- „Was wäre, wenn ich die Kontrolle verliere?", oder
- „Was wäre, wenn ich verrückt werde!"

Oder irgendein anderer Schreckgedanke über die Katastrophe, die jeden Moment passieren kann – Sie haben in dieser Hinsicht sicherlich Ihre eigenen Favoriten.

Was ist das Ergebnis dieser Stufe? Ihre Angst verstärkt sich schlagartig – durchaus verständlich in Anbetracht all dieser „Was-wäre-wenn"-Katastrophenszenarien. Denn falls Sie einen Herzinfarkt erleiden oder im Begriff stehen, einen Autounfall zu verursachen, ist Angst eine völlig angemessene Reaktion.

Dann verstärkt sich die Angstspirale immer weiter, aber das geschieht so rasch und automatisch, dass Ihnen dieser Vorgang kaum bewusst werden kann: Das Katastrophendenken in Stufe 2 verstärkt Ihre körperlichen Symptome dramatisch, die stärkeren körperlichen Symptome lösen wiederum noch mehr Katastrophendenken aus, was seinerseits die Symptome noch weiter verstärkt – eine *Angstspirale*.

Ziemlich schnell – innerhalb von zehn Minuten oder weniger – ist Ihre Angst so stark geworden, dass Sie wahrscheinlich die Panikschwelle überschritten haben und eine handfeste Panikattacke entwickeln. Oder Sie haben fluchtartig den Ort des Geschehens verlassen und sich vorübergehend von Ihren Ängsten erholt, wonach es Ihnen aber noch stärker widerstrebt, sich wieder in die entsprechende Situation zu begeben, weil Sie Angst davor haben, was dann passieren könnte. Oder vielleicht haben Sie Ihre Angst in den Griff bekommen, fühlen sich dann aber erschöpft und zittrig, hilflos und verzweifelt.

So lässt sich eine Panikattacke stoppen

Was können Sie tun, um diesen Prozess zu stoppen? Was Sie unbedingt tun wollen, sich sogar ganz verzweifelt wünschen, ist, das Ereignis in Stufe 1 zu verhindern – aber das können Sie nicht. Angst ist ein normaler Teil des Lebens und körperliche Empfindungen der einen oder anderen Art sind es auch, und weder das eine noch das andere können Sie vermeiden.

Das Ereignis, das unbedingt verhindert werden muss, um Panik zu verhindern, ist das Katastrophendenken. Dieser Punkt kann gar nicht genug betont werden. Wenn Sie Stufe 2 ausschalten können, das Fehlinterpretieren eines harmlosen Vorgangs als gefährlich, das „Was-wäre-wenn"-Denken, die „Ich-bin-in-Gefahr"-Katastrophenszenarien, dann bleiben die normalen körperlichen Empfindungen und die normalen Angstgefühle genau das, was sie eigentlich sind – nämlich normal und beherrschbar.

Und wie lässt sich das Katastrophendenken stoppen, das eine Panikattacke einleitet? Durch Anwenden von drei Schritten: *Stoppen-Refokussieren-Atmen.*

Die SRA-Methode: Stoppen-Refokussieren-Atmen

1. Stoppen. Schon in der Sekunde, in der Sie den leichtesten Anflug von Unbehagen verspüren, die kleinste, wie auch immer geartete körperliche Empfindung, die erste Ahnung, dass irgendetwas in Ihrem Körper nicht stimmen oder sich verändert haben könnte, sollten Sie sofort den ersten Schritt tun – sagen Sie zu sich selbst: STOPP.

Sagen Sie es sich im Stillen, aber mit Nachdruck, oder rufen Sie es laut aus. Stoppen Sie das „Was-wäre-wenn"-Denken. Lassen Sie nicht zu, dass Sie in die Phase 2 geraten.

Wahrscheinlich sagen Sie sich jetzt: „Na klar, hört sich gut an, aber so einfach ist das nicht." Wohl wahr. Das war nur der erste Schritt – und jetzt geht's weiter mit dem zweiten.

2. Refokussieren. Um Ihrem Kopf etwas anderes zu geben, womit er sich anstatt der Katastrophenszenarien beschäftigen kann, kommt nun Schritt 2: Refokussieren Sie Ihre Aufmerksamkeit auf die Gegenwart.

Konzentrieren Sie sich mit aller Macht auf irgendetwas, was in der Gegenwart verankert ist. Fokussieren Sie sich mit allen Ihren Sinnen auf das, was Sie in Ihrer unmittelbaren Umgebung sehen, hören, riechen, tasten oder schmecken können. Achten Sie auf die Temperatur in dem Raum, in dem Sie sich befinden. Versuchen Sie, sämtliche Geräusche wahrzunehmen, auch die leisesten. Sehen Sie sich nach dem attraktivsten Mann im Raum um und achten Sie auf seinen Gesichtsausdruck oder sein Benehmen. Wenn Sie im Büro oder in einer Vorlesung sind, konzentrieren Sie sich mit aller Macht auf die anliegende Aufgabe, auf die drei wichtigsten Argumente des Dozenten, auf das Anwenden der vorhandenen Informationen auf ein bestimmtes Problem – irgendetwas, womit Sie Ihren Kopf beschäftigen können, bis kein Platz mehr bleibt für das „Was-wäre-wenn"-Denken.

Falls Sie zufällig beim Dinner in einem Restaurant sitzen, fragen Sie sich: „Ist das Salatdressing des Hauses so gut wie mein eigenes? Was sind die drei Hauptzutaten des Pasta-Tagesgerichts? Wie kann ich am besten auf meine Freundin eingehen, die mir von ihrer schwierigen Schwiegermutter erzählen will? Würde das Kleid der schicken Dame da drüben mir gut stehen?" … Sie verstehen schon.

3. Atmen. Und machen Sie schließlich weiter mit Schritt 3: Fangen Sie an, kontrolliert zu atmen. Dadurch werden Sie Ihre Konzentration noch weiter in Anspruch nehmen und verhindern, dass Ihr Denken die Gelegenheit bekommt, wieder in die „Was-wäre-wenn"-Szenarien abzudriften. Und wie Sie wissen, werden außerdem durch kontrolliertes Atmen die entscheidenden physiologischen Prozesse in Gang gesetzt, die der Physiologie der Angst entgegenwirken.

So funktioniert diese Methode: *Stoppen-Refokussieren-Atmen*, abgekürzt SRA.

Wird SRA wirklich funktionieren?

Sobald Sie in einer bestimmten Situation auch nur den leisesten Anflug von Unbehagen verspüren, führen Sie die oben beschriebenen Schritte in der angegebenen Reihenfolge durch und fokussieren Sie Ihre gesamte Konzentration darauf, sie möglichst machtvoll umzusetzen: Stoppen-Refokussieren-Atmen. *In dem Maße, wie Sie diese drei Schritte umsetzen, werden Ihre Ängste abnehmen.*

Vielleicht sind Sie skeptisch, denn das ist ja schon ein ziemlich vollmundiges Versprechen an einen Menschen, der seit Jahren verzweifelt darum gekämpft hat, seine Panikattacken zu überwinden, und dabei wahrscheinlich schon unzählige andere Strategien ausprobiert hat. Vielleicht kommt es Ihnen zu einfach vor. In gewisser Hinsicht mag es das sein, in anderer Hinsicht aber wiederum nicht. Der erste Teil des Versprechens ist entscheidend: *„In dem Maße, wie Sie diese drei Schritte umsetzen."* Es ist unkompliziert, aber nicht einfach.

Es ist nicht leicht, diese drei Schritte zu vollziehen, solange Sie unter dem Einfluss der körperlichen Symptome und Angstgefühle stehen. Jahrelang immer wieder auftretende Panikattacken haben Sie im Grunde genommen darauf „gedrillt", sich auf diese körperlichen Symptome zu konzentrieren, wodurch es sehr schwierig für Sie wird, sich dieser Tendenz zu entziehen und sich auf etwas anderes zu konzentrieren. Auch dieser Konditionierungsmechanismus hat dazu beigetragen, Sie auf dem Weg in Richtung Panik voranzutreiben. Wie Sie wissen, stört Angst Ihre Fähigkeit, geordnet zu denken, wodurch jede andere sich stellende Aufgabe schwieriger wird. Und die Physiologie der Angst ist schon sehr zwingend, vor allem, wenn sie noch durch eine Angstspirale und ein hochreaktives Erregungssystem verstärkt wird. Wenn dann noch eine Lebensgeschichte hinzukommt, die womöglich Ihren Ängsten vor körperlichen Katastrophen zusätzliche Macht verleiht, dann haben Sie es mit einem gar mächtigen Widersacher zu tun.

Aber die drei Schritte können ihn, sofern sie umgesetzt werden, zu Boden schicken. Und mit etwas Übung wird es Ihnen immer besser gelingen, die SRA-Methode wirkungsvoll einzusetzen, wodurch Sie auch immer besser in der Lage sein werden, die Angstspirale, die zu einer voll ausgeprägten Panik führt, zum Stillstand zu bringen.

Werde ich für den Rest meiner Tage auf SRA angewiesen sein?

Sie werden die SRA-Methode nicht auf unbestimmte Zeit nutzen, aber sie ist ein sehr wichtiger erster Schritt. Sie kann Soforthilfe leisten und wird Ihnen zu einigen wichtigen Erkenntnissen über Ihre Panik verhelfen, die Ihnen wiederum in späteren Phasen der Behandlung helfen werden. Im Grunde genommen ist sie eine kurzfristige Strategie, die Sie darin unterstützt, langfristige Strategien beherrschen zu lernen – jene Strategien, mit deren Hilfe Sie Ihre Panik dauerhaft überwinden werden.

Wie wird sie das schaffen? Erstens wird sie Ihnen eine wirkungsvolle Bewältigungsstrategie an die Hand geben und Ihr Selbstvertrauen und Wohlbefinden steigern, sodass Sie von vornherein weniger anfällig für Panik sind. (Denken Sie daran, dass die *Angst* vor einer Panikattacke in vielen Fällen überhaupt erst deren Auslöser ist, über die Angstspirale und durch Absenken Ihrer allgemeinen Panikschwelle.) Um mehr Selbstvertrauen zu gewinnen, bringt kaum etwas so viel wie die Erkenntnis, dass Sie selbst Ihre eigenen Symptome reduzieren können. Dieses gestärkte Selbstvertrauen wird Ihnen auch helfen, sich den Situationen zu stellen, in denen Sie früher Panikattacken bekamen, und die Expositionsmethoden beherrschen zu lernen, die in den Sitzungen neun und zehn vorgestellt werden.

Die SRA-Methode hilft Ihnen, immer wieder zu sehen, dass Ihr Katastrophendenken eine zentrale Ursache von Panik ist und dass Sie Ihre Ängste beeinflussen können, indem Sie dieses Denken ändern – eine Fertigkeit, auf die wir uns in Sitzung acht konzentrieren werden. Durch SRA werden Sie nach und nach immer sensibler für die ersten Anzeichen Ihrer Ängste (also für das Zeichen, mit SRA anzufangen). Wenn Sie die Auslöser von Panik-Symptomen immer früher erkennen können, wird es Ihnen leichter fallen, sich besser auf die emotionalen Grundlagen Ihrer Panik einzustimmen – ein Thema, auf das wir in der nächsten Sitzung zurückkommen werden. Und letztlich wird es Ihnen helfen, Ihre Panik in den Griff zu bekommen und Ihr allgemeines emotionales Wohlbefinden zu steigern, wenn Sie die emotionalen Aspekte Ihrer Panik besser verstehen.

Aber vielleicht am wichtigsten ist, dass Sie mithilfe von SRA anfangen können, Ihre Gefühle von Hilflosigkeit und Entmutigung hinter sich zu lassen – und sich Ihr Leben zurückzuerobern.

Wie kann ich die Wirkungen von SRA optimieren?

Natürlich ist regelmäßiges Üben die absolut entscheidende Voraussetzung dafür, die Methode so routiniert beherrschen zu lernen, dass Sie sie auch unter den schwierigsten Umständen – nämlich, wenn Sie von akuten Ängsten gequält werden – schnell und zuverlässig einsetzen können. In den Übungen am Ende dieser Sitzung werden Sie aufgefordert, die Methode zweimal täglich zu üben, wenn Sie zu Hause sind, und außerdem auch, wann immer Sie „draußen in der Welt" sind und von Ängsten geplagt werden.

Die andere wichtige Voraussetzung, um die Wirkung von SRA zu maximieren, besteht darin, sie so früh wie möglich im Panik-Zyklus einzusetzen – das heißt, sobald

Sie die allerersten Anzeichen von Angst spüren oder die winzigste körperliche Veränderung bemerken. Es besteht ein ausgeprägter Zusammenhang: Je früher Sie in Stufe 1 die entstehende Attacke „einfangen" können, um diese Technik zum Einsatz zu bringen, desto besser wird deren Erfolg sein. Zum Glück werden Sie, je häufiger Sie diese Methode üben und einsetzen, umso sensibler für frühe Anzeichen von Panik werden und umso besser in der Lage sein, im frühestmöglichen Moment zu intervenieren.

Varianten der SRA-Methode

Manche Betroffene modifizieren den zweiten Schritt, sobald sie etwas Erfahrung mit der SRA-Methode gesammelt haben. Anstatt sich auf etwas in ihrem aktuellen Umfeld zu konzentrieren, entscheiden sie sich dafür, im Stillen einen beruhigenden Satz aufzusagen, zum Beispiel: „Ich weiß, dass dies nicht gefährlich ist; es ist nur Angst, und ich weiß, wie ich sie in den Griff bekomme. Ich werde sie durch kontrolliertes Atmen verschwinden lassen." Oder: „Ich werde diesen Symptomen nicht nachgeben. Ich werde bleiben, wo ich bin, und tief durchatmen, bis sie wieder weggehen." Andere haben festgestellt, dass die Methode für sie am besten funktioniert, wenn sie sich auf eine bestimmte Erinnerung konzentrieren, die sowohl fesselnd ist als auch bestimmte Gefühle einfängt, die das Gegenteil von Angst ausmachen (zum Beispiel Gefühle von Sorglosigkeit oder Stärke).

Wenn Sie schon eine kognitive Strategie eingesetzt haben, die Ihnen geholfen hat, können Sie überlegen, sie auch weiterhin zu nutzen, wobei Sie versuchen sollten, den Zyklus so früh wie möglich zu durchbrechen und dabei auch kontrolliertes Atmen einzusetzen.

Wenn Sie allerdings zu viele Strategien und Ideen auf einmal ausprobieren, kann das zu Verwirrung führen – vielleicht werden Sie sich dann mit zu vielen Optionen konfrontiert sehen, wenn Angst in Ihnen aufsteigt. Halten Sie es also einfach, wenn Sie nicht bereits eine Strategie eingesetzt haben, die für Sie gut funktioniert. Fangen Sie mit einer detailliert und konkret beschriebenen Methode wie SRA an und wenden Sie sie konsequent an, bis Sie sie besser beherrschen.

Etwas später im Laufe dieser Therapie werden Sie lernen, etwas gegen die irrigen Überzeugungen über körperliche Symptome zu unternehmen, die eine der Ursachen von Panik sind. Dadurch wird eine zunächst nicht so direkte, aber in Stufe 2 letztlich wesentlich stärkere Wirkung erzielt. (Stufe 2 ist die Phase, in der Sie die anfänglichen körperlichen Symptome oder Gefühle des Unbehagens *interpretieren* und in der Ihre Gedanken zu intensiveren Angst*symptomen* führen können.)

Außerdem können Sie mehr über Exposition erfahren und mit einem Selbsthilfe-programm beginnen, um sich allmählich und gezielt gefürchteten Situationen und Empfindungen auszusetzen (zu „exponieren"). Im Laufe der Zeit werden auch diese Expositionstechniken Ihre Symptome ganz erheblich reduzieren, und zwar auf eine Weise, die in den späteren Sitzungen erklärt wird.

Aber fürs Erste sollten Sie die SRA-Methode einsetzen, *sobald Ihre Ängste auftreten.*

Was mache ich, wenn ich mit der SRA-Methode keinen Erfolg habe?

Üben Sie weiter. Manche Betroffene sind mit dieser Technik sofort erfolgreich und stellen fest, dass ihre körperlichen Symptome rapide zurückgehen und ihre damit einhergehenden Ängste dramatisch abnehmen. Bei anderen geht es langsamer. Wenn Sie seit mehreren Jahren unter Panikattacken leiden, wird es wahrscheinlich einige Zeit brauchen, um diese Historie „zurückzudrehen". Und obwohl die Technik im Prinzip einfach und unkompliziert ist, kann es schwierig sein, sie in den Momen-ten praktisch einzusetzen, in denen man am stärksten unter Ängsten leidet und es schwerfällt, geordnet zu denken und sich zu erinnern. Denken Sie auch daran, dass die Angstspirale zu einem fast automatisch ablaufenden Prozess geworden ist. Aber wenn Sie Geduld haben und die Technik auch weiterhin einsetzen, wird sie auch für Sie über kurz oder lang effektiver werden.

Häufig stellen Betroffene, wenn sie anfangen, SRA einzusetzen, fest, dass die Metho-de manchmal sehr gut funktioniert, aber bei anderen Gelegenheiten weniger erfolg-reich ist. Das ist sehr frustrierend, und wahrscheinlich steht Ihnen schon jetzt alles Unberechenbare „bis zur Halskrause". Andere Betroffene berichten, dass „ich verges-se, SRA einzusetzen, wenn ich richtig Angst habe". Die Lösung für beide Probleme ist die gleiche: Üben Sie die Methode mindestens zweimal pro Tag zu Hause. Gehen Sie außerdem die einzelnen Schritte mental durch, wann immer Sie Gelegenheit dazu ha-ben. Schreiben Sie die drei Schritte auf eine Karteikarte, die Sie sich neben das Telefon legen oder am Badezimmerspiegel befestigen. Tragen Sie die Karte bei sich und wer-fen Sie hin und wieder einen Blick darauf, um sich die drei Schritte fest einzuprägen.

Nutzen Sie die Methode, wann immer Sie Anzeichen von Angst bemerken. Und set-zen Sie *sie auch ein, wann immer eine körperliche Empfindung auftritt* – und zwar auch dann, wenn Sie nicht glauben, dass zwischen der Angst und dieser Empfindung ein Zusammenhang besteht. Der letzte Punkt ist besonders wichtig, weil er sicher-stellt, dass Sie eine potenzielle Attacke schon früh im Panik-Zyklus bemerken, wenn Sie sie noch wirkungsvoll stoppen – oder vielleicht sogar ganz umgehen – können.

Wenn Sie auch weiterhin mit dieser Technik keinen Erfolg erzielen können, prüfen Sie noch einmal, ob Sie sie richtig anwenden. Es gibt mehrere mögliche Fehlerquellen, die sich natürlich von Anwender zu Anwender unterscheiden. Manchen Betroffenen fällt kontrolliertes Atmen leicht, aber sie finden „kontrolliertes Denken" nicht ganz so einfach. Vielleicht atmen sie richtig, aber ihre Gedanken geraten immer wieder auf Abwege – auf die Möglichkeit einer Panikattacke, eines Herzinfarkts oder was auch immer ihre schlimmste Befürchtung sein mag. Falls es Ihnen auch so geht, sei noch einmal gesagt, dass Sie durch regelmäßiges Üben der Methode Ihre Konzentrationsfähigkeit wirkungsvoll verbessern können. Es ist das altbekannte Motto, das Sie vielleicht schon nicht mehr hören können, das aber dadurch nicht weniger wahr wird: Übung macht den Meister.

Intervenieren Sie möglichst früh. Manche Panik-Betroffenen setzen die Technik gut ein, sobald sie erkannt haben, was sich zusammenbraut, stellen aber fest, dass es schon fast zu spät ist, wenn sie mit SRA angefangen haben. Falls Sie schon einmal ein Kind zur Welt gebracht und dabei die Lamaze-Techniken[5] eingesetzt haben, um die Schmerzen der Geburtswehen besser zu ertragen, können Sie sich vielleicht erinnern, dass Sie eine Wehe „in den Griff bekommen" konnten, wenn Sie unmittelbar vor ihrem Einsetzen anfingen zu atmen – dass es aber viel schwieriger wurde, falls die Wehe schon weiter vorangeschritten war, wenn Sie zu atmen anfingen.

Bei Kopfschmerzen ist es ähnlich: Wenn Sie schon beim ersten Anflug von Kopfschmerzen eine Schmerztablette nehmen, werden die Beschwerden in vielen Fällen wieder verschwinden. Falls Sie damit jedoch warten, bis Sie handfeste Kopfschmerzen haben, kann es viel langwieriger sein, die Beschwerden wieder in den Griff zu bekommen – sofern es dann überhaupt noch möglich ist.

Wenn Sie SRA einsetzen, um Ihre Symptome zu beherrschen, ist es ganz ähnlich. Wenn Sie mit SRA auf Stufe 1 beginnen, bevor das Katastrophendenken die Chance hat, sich wirklich festzusetzen, können Sie diese Gedanken in vielen Fällen gänzlich verhindern: Die Stufe-1-Symptome lassen nach, die Angst wird nicht mehr stärker und letztlich verschwinden sowohl die ursprünglichen Empfindungen als auch die Angst. Wenn Sie jedoch die frühen Anzeichen verpassen und das Katastrophendenken sich festsetzen kann, bevor Sie intervenieren, kann es wesentlich schwieriger sein, dieses Denken zu stoppen, Ihre Aufmerksamkeit neu zu fokussieren und die Symptome „in den Griff" zu bekommen.

---

5 Unter der Lamaze-Technik versteht man eine Atemtechnik, die sich schmerzlindernd auf den Geburtsvorgang auswirken soll. Lamaze lehrte, den Kontraktionen der Gebärmutter mit tiefen Atemzügen zu begegnen. Der Name dieser Technik geht auf den französischen Geburtshelfer Dr. Fernand Lamaze zurück, der in den 1950er-Jahren auf einer Reise durch die Sowjetunion die psychologische Geburtshilfe entdeckte (Anm. d. Übers.).

Frühes Intervenieren kann tatsächlich der wichtigste einzelne Faktor sein, um Panik mithilfe von SRA erfolgreich stoppen zu können. In Sitzung sieben, dem nächsten Kapitel, geht es ausschließlich um das Thema „frühe Anzeichen von Panik" – das heißt, wie sich Attacken immer früher im Panik-Zyklus „einfangen" lassen. Wenn Sie das lernen, werden Sie nicht nur die Macht von SRA steigern, Attacken zu stoppen, bevor sie sich voll entfalten können, sondern es wird Ihnen darüber hinaus helfen, die Ursachen Ihrer Attacken besser zu verstehen und sie so von vornherein zu verhindern, sodass Sie SRA letzten Endes gar nicht mehr brauchen werden.

Komplikationen durch körperliche Probleme

Manche Leser werfen an dieser Stelle Fragen über Gesundheitsprobleme auf, die Panik-Symptome verursachen können: Inwieweit lassen sich Panik-Symptome mit einer Methode wie SRA stoppen, wenn diese Symptome durch ein körperliches Problem hervorgerufen werden?

In der Tat sollte jeder Mensch, der Panik-Symptome entwickelt, sich ärztlich untersuchen lassen. Es gibt körperliche Probleme, die zwar für Panik-Symptome gehalten werden können, aber nicht häufig vorkommen und durch eine gründliche medizinische Untersuchung leicht erkannt werden können. Es gibt andere Gesundheitsbeschwerden, die zur Entstehung von Ängsten *beitragen* können. Und auch bestimmte Medikamente sowie übermäßiger Koffein- oder Alkoholkonsum können solche Wirkungen haben.

Gesetzt den Fall, Sie haben Ihren Arzt konsultiert und er hat tatsächlich ein körperliches Problem festgestellt, oder Sie müssen ein Medikament einnehmen, das Ihre Angstsymptome verstärkt. Solche Umstände stellen tatsächlich eine zusätzliche Herausforderung für Sie dar. Sicherlich wird Ihr Arzt Sie darüber beraten, welche Optionen zur Verfügung stehen, um Ihre körperlich bedingten Symptome zu behandeln, oder, im Falle von angstauslösenden Medikamenten, mit Ihnen über mögliche Alternativen sprechen. Darüber hinaus können die verschiedenen in diesem Buch präsentierten Strategien Ihnen helfen, Ihre Symptome zu antizipieren, zu beherrschen und zu lindern, obwohl es insgesamt etwas schwieriger für Sie werden könnte, Erfolge zu erzielen.

Das ändert aber nichts an der Tatsache, dass das eigentliche Problem von Panik-Betroffenen *nicht* die Stufe-1-Symptome – also die körperlichen Empfindungen – sind, und zwar ganz unabhängig davon, *was* diese Symptome auslösen mag. Das eigentliche Problem ist das Katastrophendenken, das sich fast sofort als *Reaktion* auf diese Empfindungen einstellt. Und die SRA-Technik bleibt ein wirksames Gegenmittel gegen dieses Katastrophendenken.

Bevor wir uns den Übungen zuwenden, ist es sinnvoll, die Inhalte dieser Sitzung noch einmal durchzugehen und vor allem die Seiten 101 ff. noch einmal zu lesen, wo ausführlich erklärt wird, wie man die SRA-Methode richtig anwendet.

Eine abschließende Anmerkung

Wenn Sie bereit sind, sich an die Übungen für diese Sitzung zu machen, wird es Ihnen helfen, Sie zunächst einmal kurz zu überfliegen. Wenn Sie zur Übung IV kommen, werden Sie – wahrscheinlich ziemlich entsetzt – feststellen, dass Sie dort aufgefordert werden, sich hinzusetzen und absichtlich Angstgefühle zu erzeugen, um sie dann mithilfe von SRA wieder abzubauen oder zu beheben. Viele Panik-Betroffene sind schon bei diesem bloßen Gedanken zutiefst entsetzt! Sie befürchten, dass die Angst, sobald sie erst einmal eingesetzt hat, nicht wieder aufhören wird.

Aber genau das ist es, was diese Übung so wertvoll für Sie macht. Die „Angst vor der Angst" ist eine der wichtigsten Ursachen von Panikattacken. Wann immer Sie einen leichten Anflug von Angst verspüren (was sich kaum vermeiden lässt, wenn Sie ein lebendes menschliches Wesen sind!), ist es das Entsetzen über das, was als Nächstes kommen mag, was Ihre physiologischen Reaktionen hochschnellen lässt und auf dem Weg über die Angstspirale genau das herbeiführen kann, was Sie so sehr fürchten.

Wenn Sie regelmäßig SRA üben, wird Ihnen das helfen, leichte Anwandlungen von Angst im Keim zu ersticken und immer mehr Selbstvertrauen zu gewinnen, weil Sie erkennen, dass Sie solche Anwandlungen nicht mehr fürchten müssen. So können diese Übungen sogar bewirken, dass immer seltener Panik entsteht. Das gezielte Erzeugen und anschließende Beheben von Ängsten kann den Erfolg dieser Technik dramatisch verbessern und Ihnen so helfen, Ihr Ziel umso schneller – und hoffentlich endgültig – zu erreichen.

ÜBUNG

Übungen für Sitzung sechs

I. Üben von kontrolliertem Atmen

Üben Sie auch weiterhin zweimal täglich kontrolliertes Atmen, einmal in einer „einfachen" Körperhaltung und ein zweites Mal in unterschiedlichen Haltungen und bei verschiedenen Aktivitäten.

Außerdem sollten Sie kontrolliertes Atmen üben, wann immer sich eine geeignete Gelegenheit bietet. Das wird Ihnen helfen, sich nicht nur ein angenehm niedrigeres Erregungsniveau zu bewahren, sondern auch Ihre Sicherheit beim Anwenden der Methode verbessern. Tragen Sie Ihre

Erfahrungen mit kontrolliertem Atmen, sowohl bei geplanten als auch spontanen Gelegenheiten, in Ihr Tagebuch ein.

II. Protokollieren von Panik-Episoden

Protokollieren Sie auch weiterhin alle auftretenden Panik- und Beinahe-Panik-Episoden, zusammen mit ihren Begleitumständen.

Da Ihnen die frühesten Anzeichen von Angst durch solche Aufzeichnungen bewusster werden, können sie es Ihnen erleichtern, Stufe-1-Ereignisse „einzufangen" und daraufhin möglichst frühzeitig im Panik-Zyklus zu intervenieren.

III. Tägliches Tagebuchschreiben

Nutzen Sie auch weiterhin Ihr Tagebuch für spontane Aufzeichnungen über alles, was Sie beschäftigt.

IV. Geplantes Üben von SRA

Zweimal täglich sollten Sie eine SRA-Übungssitzung durchführen. Setzen Sie sich und schließen Sie die Augen. Tun Sie so, als wären Sie in einer beängstigenden Situation. Stellen Sie sich eine körperliche Empfindung vor oder denken Sie an etwas Beängstigendes, oder rufen Sie sich das Gefühl von Unbehagen oder Unwohlsein in Erinnerung, das typischerweise bei Ihnen Ängste auslöst.

Lassen Sie dabei nur eine angstauslösende Empfindung oder Vorstellung zu, und wenden Sie dann sofort SRA an – Stoppen-Refokussieren-Atmen.

Machen Sie mit der Übung weiter, bis Sie sich wieder gefasst haben, und tragen Sie dann die Übung und wie sie für Sie gelaufen ist in Ihr Tagebuch ein.

V. Spontanes Anwenden von SRA

Wann immer Ihnen Angstgefühle – oder deren „Vorboten" – bewusst werden, sollten Sie SRA anwenden, um diesen Prozess zu stoppen.

Tragen Sie solche Aktivitäten in Ihr Tagebuch ein: Notieren Sie, wie erfolgreich es Ihnen gelungen ist, die entstehende Angst zum frühestmöglichen Zeitpunkt „einzufangen", sich auf die Gegenwart zu konzentrieren und kontrolliert zu atmen.

Schreiben Sie auch auf, wie sich SRA auf Ihre Angst ausgewirkt hat, sowie alles andere, was Ihnen in diesem Zusammenhang in den Sinn kommt.

7. | Sitzung sieben: Die Auslöser von Panik – so lässt sich eine Panikattacke „einfangen", bevor sie Sie überwältigt

In der vergangenen Woche haben Sie bei jeder sich bietenden Gelegenheit die SRA-Methode – Stoppen-Refokussieren-Atmen – angewendet. Sie haben mindestens zweimal täglich zu Hause geübt, die drei Schritte immer wieder geistig durchgespielt und sie angewendet, wann immer Ihnen frühe Zeichen von Angst bewusst wurden. Sie wissen aus der vorigen Sitzung und vielleicht aus eigener Erfahrung, dass der Schlüssel zum Erfolg der SRA-Methode darin liegt, beim Entstehen einer Panikattacke möglichst früh zu intervenieren.

Aber die Vorstellung, bei Panik möglichst früh intervenieren zu wollen, wirft die Frage auf, „wo" genau eine Panikattacke eigentlich beginnt. Der allererste Anflug von Angst, der in der letzten Sitzung als „Stufe 1" bezeichnet wurde (sei er nun körperlicher, emotionaler, visueller oder kognitiver Art) ist das beste Signal, um zu intervenieren, aber das ist manchmal leichter gesagt als getan. Stufe 1 kann schwierig zu erkennen sein; die frühen, wie auch immer gearteten Anzeichen von Angst „einzufangen", kann eine echte Herausforderung sein.

Eine Panikattacke wird ausgelöst – aber wodurch?

Vielleicht denken Sie sogar: „Meine Attacken kommen völlig aus heiterem Himmel. Ich habe kein Gefühl einer ‚Vorwarnung' [Stufe 1] und auch kein Katastrophendenken [Stufe 2]. Ich gehe zum Beispiel durch eine Einkaufspassage und mache meine Besorgungen, mir geht es blendend, und dann – plötzlich erwischt es mich kalt."

Das ist sicherlich eine häufige, vielleicht sogar klassische Erfahrung, wenn eine Panikstörung vorliegt. Tatsächlich gibt es mehrere Prozesse, die dieses Auftreten der Attacken „aus heiterem Himmel" erklären können; diese Prozesse tragen dazu bei, dass die Symptome so plötzlich und unerwartet einsetzen und sich dann rapide verschlimmern. Wir wollen sie im Folgenden etwas genauer betrachten, einen nach dem anderen.

Leichtes Unbehagen kann wichtiger sein, als es scheint

Viele Panik-Betroffene berichten, dass sie vor einer Attacke ein leichtes Unbehagen verspüren, das ihnen aber so belanglos erscheint, dass es kaum als Angst zu bezeichnen sei – und mit Sicherheit nicht auszureichen scheint, um das Ausbrechen einer voll ausgeprägten Panikattacke zu erklären. Tatsächlich ist es leicht, dieses Unbehagen – eben weil es so mild ist – völlig zu ignorieren und so den Eindruck zu gewinnen, dass die darauf folgende Attacke völlig grundlos sei.

Da jedoch viele Betroffene eine verminderte Angstschwelle, ein extrem reaktives Nervensystem und einen chronisch stressigen Lebensstil haben, kann selbst ein leichtes Ansteigen von Angst in vielen Fällen eine Panikattacke provozieren. Lassen Sie uns einen näheren Blick darauf werfen, wie diese Prozesse ablaufen können.

Über längere Zeit anhaltender, chronischer Stress – vor allem Stress von der Sorte, die bei Panik eine besondere Rolle spielt (nämlich Verlust und Trennung) –, kann den Betroffenen so dicht an seine Panikschwelle heranbringen, dass schon eine winzige zusätzliche Belastung der Tropfen sein kann, der das Fass zum Überlaufen bringt. Stellen Sie sich vor, Sie wären ein leeres Fass. Stellen Sie weiterhin vor, dass bei jeder Belastung, der Sie ausgesetzt sind, ein Löffel Wasser in das Fass geschüttet wird. Es wird der Tag kommen, an dem der letzte Löffel Wasser in das Fass kommt – und es zum Überlaufen bringt. Der letzte Stressor war nicht unbedingt größer als irgendeiner der vorherigen, aber er ist es, der für das Überlaufen des Fasses verantwortlich ist – und für die darauf folgende Panikattacke. Falls Sie dann zu analysieren versuchen würden, was zu der Panikattacke geführt hat, könnten Sie zu dem Schluss kommen, dass der letzte Stressor nicht „wichtig" genug erscheine, um Panik zu verursachen. Wenn Sie jedoch dabei auch all die Belastungen berücksichtigen würden, denen Sie in der Zeit davor ausgesetzt waren, könnten Sie feststellen, dass die Gesamtbelastung in der Tat groß genug war, um das Entstehen von Panik zu erklären – und dass der letzte Stressor einfach nur „der letzte Tropfen" war.

Außerdem wissen Sie aus dem Kapitel über kontrolliertes Atmen (Sitzung fünf), dass anhaltender Stress zu chronischem Hyperventilieren führen kann, was wiederum Ihre Anfälligkeit für selbst geringfügige Zunahmen Ihrer Angst verstärken kann. Darüber hinaus kann ständiger Stress chronisch erhöhte Spiegel von Adrenalin und Noradrenalin nach sich ziehen, mit ähnlichen Folgen. Und chronischer, nicht nachlassender Stress kann Ihren Elan und ihre seelische Belastbarkeit (Resilienz) untergraben, bis Sie schließlich einen Punkt erreichen, an dem Sie sich nicht mehr in der Lage fühlen, auch nur eine einzige weitere Belastung zu ertragen, ohne in Panik auszubrechen.

Auch vorübergehende Umstände können Ihre Widerstandsfähigkeit so schwächen, dass selbst eine geringfügige zusätzliche Belastung Sie über die „Panikschwelle" drängt. Wahrscheinlich haben Sie schon einmal bemerkt, dass Sie manchmal in die Einkaufspassage gehen können, ohne irgendwelche Schwierigkeiten zu haben, dass Sie es aber bei anderen Gelegenheiten kaum bis zum Eingang schaffen, bevor Panik auftritt. Die spezifischen Umstände, die Ihre persönliche Schwelle absenken und Sie zu manchen Zeiten anfälliger für Panik machen als zu anderen, sind in gewissem Maße ein individuelles Merkmal. Manchmal spielen dabei körperliche Faktoren eine wichtige Rolle – zu wenig Schlaf; zu viel Alkohol am Vorabend; zu viel Koffein; bei manchen Frauen ihre bevorstehende Periode. Manche Betroffene glauben, dass zu viel künstlicher Süßstoff sie anfälliger für Panik macht, obwohl es dafür keine eindeutigen Belege gibt; es kann aber auch durchaus sein, dass zu viel Koffein in Lightlimonaden der Schuldige ist. Vielleicht am häufigsten liegt es jedoch an einem emotionalen Ereignis oder anhaltenden emotionalen Problemen, wenn Sie anfälliger werden für vermeintlich nur leicht verstärkte Ängste.

Und natürlich darf nicht vergessen werden, dass die meisten Panik-Betroffenen dazu neigen, auf körperliche Empfindungen mit Katastrophendenken zu reagieren, was dann zu einer Angstspirale und körperlichen Symptomen führt. So kann ein geringfügiger Anlass eine ganze Kette von Ereignissen in Gang setzen, die sich zu einer handfesten Panikattacke auswachsen kann, wenn sie nicht vorher gestoppt wird. Kurzum: Selbst ein leichtes Unbehagen kann unter den „richtigen" Umständen ausreichen, um eine voll ausgeprägte Panikattacke zu erklären.

Manchmal werden Emotionen, die zu Panik führen, übersehen

Und was ist, wenn Sie sich überhaupt keiner Ängste bewusst sind – nicht einmal eines noch so milden Unbehagens –, bevor Panik mit voller Wucht zuschlägt? Auch dann kann es sein, dass Ängste diesen Prozess in Gang gesetzt haben – allerdings „unterhalb der Oberfläche". Denken Sie daran, dass Sie sich Ihrer Ängste nicht bewusst zu sein brauchen, damit Adrenalin und Noradrenalin ausgeschüttet werden; für den Körper kann die Angst an sich das „Gefahrensignal" sein, das die entsprechenden körperlichen Reaktionen auslöst. Und für Sie können diese körperlichen Reaktionen der erste Schritt sein, der dann zu Panik führt.

Häufig ist es so, dass irgendeine andere Emotion Ängste auslöst, manchmal vor dem Hintergrund früher Erfahrungen – aber es kann gut sein, dass sowohl die zugrunde liegende Emotion als auch die von ihr ausgelösten Ängste unerkannt bleiben. Stellen Sie sich zum Beispiel vor, dass Sie als Kind jedes Mal, wenn Sie wütend wurden, die missbilligende Reaktion Ihrer Eltern spürten und dann immer wieder das Gefühl bekamen, etwas Falsches getan zu haben. Oder zum Beispiel, dass Vater oder Mutter ihre Missbilligung in sehr beängstigender Weise zeigten. In jedem dieser Fälle kann es sein, dass Sie als erwachsener Mensch Ängste entwickeln, wann immer Sie wütend werden, ohne jemals den Grund dafür verstanden zu haben. Solche Ängste können dann körperliche Empfindungen auslösen, zum Beispiel Hyperventilieren und ein „flaues Gefühl" im Bauch, die dann wiederum ohne Weiteres eine Panikattacke auslösen können – vermeintlich „aus heiterem Himmel".

Erinnern Sie sich noch an die Geschichte von Lois aus Sitzung vier? Sie ist die gute Seele, die bei jeder Gelegenheit gebeten wurde zu kochen, ohne Rücksicht auf ihre eigenen Bedürfnisse oder die Anforderungen ihres eigenen Lebens. Zu Beginn ihrer Therapie bestand auch sie darauf, dass ihre Attacken völlig aus heiterem Himmel kämen. Diese Überzeugung begann sich allerdings zu ändern, als sie anfing, sich das zeitliche Auftreten ihrer Attacken und deren Beziehung zu anderen Ereignissen in ihrem Leben etwas genauer anzusehen. Indem sie sorgfältig Tagebuch führte, fand Lois sehr bald heraus, dass sich fast immer dann eine Panikattacke einstellte, wenn sie sich nach einer Begebenheit ausgenutzt fühlte und verärgert war – obwohl sie sich zu der Zeit der Panikattacke dieser Gefühle oder offensichtlicher Ängste kaum (oder gar nicht) bewusst war. Lois erkannte auch, dass ihre Verärgerung die gleichen körperlichen Empfindungen auslösen konnte wie reine Angst (zum Beispiel Hitzegefühle und einen beschleunigten Puls), was wiederum zu Katastrophendenken, einer Angstspirale und letztlich zu Panik führen konnte. Bei Lois konnte also ihr nur halbwegs bewusster Groll Ängste verursachen, und ihre Verärgerung konnte körperliche Symptome provozieren, die dann zu Panik führten. Bei ihr war also das Endergebnis beider Prozesse in vielen Fällen eine Panikattacke.

Jede Art von Emotion unterhalb der Bewusstseinsschwelle kann zu Ängsten führen – das gilt aber vor allem dann, wenn diese Emotion Ihnen durch ihre Intensität oder die Schmerzen, die sie mit sich bringt, Angst macht. Ärger, Wut und Trauer stehen ganz oben auf der Liste der Emotionen, die Ängste auslösen können, bevor Sie sich ihrer überhaupt bewusst werden. Das Ergebnis kann eine unerklärliche Panik-Episode sein, das Sie scheinbar aus heiterem Himmel überkommt.

Konditionierung

Es gibt einen weiteren Prozess, der das plötzliche Auftreten vieler Panikattacken erklären kann: *Konditionierung*. Kennen Sie die Geschichte von den Pawlow'schen Hunden? Der russische Psychologe Iwan P. Pawlow führte Anfang des 20. Jahrhunderts eine mittlerweile berühmte Reihe von Versuchen durch, bei denen er eine Glocke läutete und dann seine Versuchshunde fütterte. Durch das Präsentieren des

Futters speichelten die Hunde – was niemanden überraschen dürfte, der sich ein bisschen mit Hunden auskennt.

Aber nachdem er ein paarmal die Glocke vor dem Füttern geläutet hatte, führte schon das Läuten der Glocke allein zu vermehrtem Speicheln – selbst wenn kein Futter gegeben wurde. Mit anderen Worten: Schon ein *Signal*, das zur Zeit des Fütterns gegeben wurde (das Läuten der Glocke), konnte ganz von allein die Reaktion aufs Füttern (den Speichelfluss) auslösen; diese Reaktion in Form von Speicheln war auf den Klang der Glocke konditioniert – das heißt damit assoziiert – worden.

Lassen Sie uns nun einen Fall von Konditionierung beim Menschen betrachten. Stellen Sie sich vor, Sie würden in einen grün gestrichenen Raum kommen, in dem es nach Flieder duftet. Sobald Sie den Raum betreten, werden Sie von einem großen, schwarzen Hund angefallen. Ihr Herz rast, Sie schwitzen, Ihr Mund wird trocken, Sie hyperventilieren, es packt Sie furchtbare Angst und der unwiderstehliche Drang, die Flucht zu ergreifen. Nach mehreren Wiederholungen – oder vielleicht schon nach dem ersten Mal, da es eine traumatische Erfahrung war – ist es wahrscheinlich, dass es einige der gleichen körperlichen Symptome und das gleiche Entsetzen hervorrufen würde, wenn Sie einfach nur diesen Raum (oder irgendeinen anderen grün angestrichenen Raum) betreten, den Duft von Flieder riechen oder einem großen, schwarzen Hund begegnen würden. Signale, die zum Zeitpunkt des beängstigenden Erlebnisses vorhanden waren, können nun ganz von allein die Angstreaktionen erzeugen; Ihre Angstgefühle wurden auf den grünen Raum, den Fliederduft und den bloßen Anblick eines großen, schwarzen Hundes konditioniert (damit verknüpft).

Falls Sie zum Beispiel in Ihrem Auto schon mehrere Panikattacken erlitten haben, ist es daher auf die gleiche Weise wahrscheinlich, dass die entsprechenden körperlichen und emotionalen Angstsymptome schon dadurch erzeugt werden, dass Sie sich hinters Lenkrad setzen. Das Alarmsystem Ihres Körpers ist auf Ihr Auto und die damit assoziierten Auslösereize – die visuellen Eindrücke, Gerüche und Geräusche – konditioniert worden.

Eine Konditionierung kann durch bestimmte äußere Umstände erfolgen – etwa durch Autofahren oder Betreten eines bestimmten Raums. Sie kann aber auch durch *innere Empfindungen* erfolgen, und im Hinblick auf Panik geschieht das häufig: Wenn auf eine innere Empfindung – oder eine Kombination von inneren Empfindungen – häufig Panik folgte, können bald darauf solche inneren Empfindungen von sich aus Panik erzeugen.

Ellyn entwickelte Panikattacken in einer Phase ihres Lebens, als sie unter wesentlich stärker gewordenem beruflichem Stress stand, einer Folge von durchgreifenden Veränderungen in der Firma, bei der sie angestellt war. So bekam sie unter anderem eine neue Chefin, die herrisch, streitlustig und herabsetzend war. Alsbald ernannte Ellyn diese Dame zu ihrem „Drachen" und begann, sich davor zu ängstigen, allmorgendlich ins Büro zu fahren. Wenn der Drachen sich Ellyns Schreibtisch näherte oder sie zu sich ins Büro rief, beschleunigte sich Ellyns Puls und sie litt unter Kurzatmigkeit und Hitzegefühlen, die sich häufig zu einer regelrechten Panikattacke auswuchsen.

Kurz nachdem die Attacken begonnen hatten, ging Ellyn eines Tages in ihr Fitnessstudio, um zu trainieren – sie dachte, dass sportliche Betätigung ihre Anspannung würde lösen können, so wie es früher der Fall gewesen war. Sie stieg auf einen Heimtrainer und fing an zu treten; nach zwei oder drei Minuten, als sie noch in der Aufwärmphase war, beschleunigte sich Ellyns Puls und sie litt unter Kurzatmigkeit und Hitzegefühlen – der normalen Folge ihrer erhöhten körperlichen Anstrengung. Darauf reagierte sie mit zunehmender Angst und der bewussten Befürchtung, dass ihr eine Panikattacke bevorstand – woraufhin sie innerhalb weniger Minuten tatsächlich eine Attacke erlitt. Auslösereize, die schon vorher mit Panikattacken assoziiert worden waren – zum Beispiel ein beschleunigter Puls – konnten inzwischen von sich aus eine Attacke herbeiführen, und zwar ganz einfach aufgrund der vorherigen Verknüpfung mit Panikattacken.

Auch bei Ihnen kann eine entsprechende Konditionierung Attacken auslösen, wenn die – inneren oder äußeren – Auslösereize präsent sind, die mit früheren Attacken assoziiert wurden. Und da Sie ein Mensch sind, tragen natürlich auch höhere Gedankenprozesse zu dem Phänomen bei. Da Sie – wie Ellyn – gelernt haben, dass auf Hitzegefühle oder Gefühle von Unbehagen oder Flattern in der Brust häufig eine Panikattacke folgt, können solche Empfindungen von sich aus und sofort zu Katastrophendenken führen und Sie sehr schnell in einen Zustand von Panik treiben.

Die besondere Bedeutung von Symptomen

Es gibt noch einen weiteren Weg, auf dem Attacken scheinbar „aus heiterem Himmel" entstehen können, obwohl Sie, wenn Sie erst einmal ihre Auslösereize verstanden haben, schnell erkennen werden, dass sie Sie keineswegs aus heiterem Himmel überkommen. Manchmal können Sie aus emotionalen Gründen die Verbindung zwischen dem Auslösereiz und der darauf folgenden Panikattacke nicht erkennen. Das heißt, dass manchmal eine bestimmte Empfindung zu Angst führt, weil sie eine besondere Bedeutung für die betreffende Person hat; wenn jedoch diese Person diese besondere Bedeutung erkennen würde, müsste sie dadurch Schmerzen erleiden oder Trauer empfinden, und deswegen verdrängt sie diesen Zusammenhang aus ihrem Bewusstsein.

Tom suchte Hilfe in einer Klinik, nachdem er bei seinem Job als LKW-Fahrer Panik-attacken hinter dem Lenkrad erlitten hatte. Er hatte vorher etwas mehr Stress als normal in seinem Leben gehabt, aber nicht genug, um seine Attacken zu erklären. Und er war sich keiner bestimmten Auslösereize für seine Attacken bewusst, mal abgesehen von einem generellen „Unbehagen". Mit der Hilfe seines Therapeuten in der Klinik gelang es Tom, einige seiner Attacken sehr gründlich zu analysieren. Sie zerlegten jede davon in kleine zeitliche Segmente, und Tom rief sich die Gedanken und Empfindungen in Erinnerung, die er in jeder Phase der Attacke gehabt hatte.

Durch diese Analyse wurde Tom klar, dass er normalerweise ziemlich früh bei sei-nen Attacken leichte Magenschmerzen hatte. Als Tom erwähnte, dass sein Vater an Magenkrebs gestorben war (als Tom Anfang zwanzig war), wurden die Zusammen-hänge klar. Tom erkannte, dass Magenschmerzen zwei Dinge für ihn bedeuteten: Erneute Trauer um das langsame und qualvolle Sterben seines Vaters und vermehrte Angst vor dem eigenen Tod.

Allmählich verstand Tom, dass es durchaus Auslösereize für seine Attacken gab: seine gelegentlichen Magenschmerzen (die wahrscheinlich mit seiner Ernährung zusammenhingen) und die Ängste und Gefühle, mit denen sie verknüpft waren. Da diese Gefühle so quälend waren, hatte Tom den Zusammenhang zwischen seinen Magenschmerzen und Ängsten nicht erkannt, bis er sich dazu durchrang, sehr genau hinzusehen. Das erforderte großen Mut seinerseits und die Bereitschaft, über die Emotionen nachzudenken, die mit seiner körperlichen Reaktion verknüpft waren, bevor er ergründen konnte, wie seine Attacken entstanden. Sobald er das verstanden hatte, konnte er wesentlich effektiver gegen diese Attacken vorgehen.

Die junge Caroline hatte Ähnliches erlebt; häufig fühlte sie sich bei ihren Attacken „benommen". Nachdem sie all die inneren Ereignisse, die sich typischerweise bei einer ihrer Attacken abspielten, sorgfältig aufgeschrieben hatte (so weit sie sich da ran erinnern konnte), wurde ihr Folgendes klar: Sobald sie irgendeine Empfindung hatte, die „Benommenheit" suggerierte, sah sie sofort ein Bild von sich selbst, wie sie auf dem Boden lag. Durch diese visuelle Vorstellung wurde ihre Angst schlagartig stärker und löste Panik aus, ohne dass sie sich irgendwelcher Gedanken bewusst gewesen wäre, die dabei eine Rolle gespielt hätten.

In Carolines Fall besteht wahrscheinlich ein Zusammenhang zwischen diesem Bild, das sie bei ihren Attacken immer wieder sah, und dem Tod ihrer geliebten Groß-mutter, die einige Jahre zuvor in Carolines Zuhause tot auf dem Boden liegend auf-gefunden worden war, nachdem sie einen Herzinfarkt erlitten hatte. Caroline hatte Schwierigkeiten, ihre Ängste in Worte zu fassen – was bei einer starken Emotion häufig der Fall ist, vor allem, wenn sie in jungen Jahren entstanden war. Aber alles, was es brauchte, um Caroline zu helfen, ihre Attacken zu stoppen, war, die Macht des visuellen Auslösereizes zu erkennen: Dadurch konnte sie lernen, SRA anzuwenden, sobald das auslösende Bild auftauchte, und so ihre Attacken zu stoppen.

Menschen mit einer Panikstörung neigen insgesamt dazu, durch körperliche Empfindungen stärker beunruhigt zu werden und sie häufiger als andere Menschen als Zeichen für eine physische Gefahr zu deuten. Wahrscheinlich gibt es dafür mehrere Gründe, so zum Beispiel den Umstand, dass Panikattacken eine so überwältigende körperliche Wirkung haben. Eine Historie von früheren Attacken ist ein weiterer Grund, warum die körperlichen Symptome als so beängstigend empfunden werden; Symptome, die früher harmlos waren und nichts Besonderes ankündigten, sind nun ein Zeichen dafür, dass eine Panikattacke bevorstehen könnte.

Ein körperliches Symptom kann auch aufgrund der persönlichen Lebensgeschichte der betreffenden Person eine besondere Bedeutung für sie haben, so zum Beispiel bei Caroline und Tom – auch das kann dazu beitragen, die Attacken „aus heiterem Himmel" zu erklären. Ein solcher Zusammenhang kommt häufiger vor, als man vielleicht erwarten würde. So hat sich zum Beispiel herausgestellt, dass unter Panik-Betroffenen, die man gefragt hatte, worauf sie ihre Panik-Symptome ursprünglich zurückführen, viele von denen, die die Herzbeschwerden für ihre Symptome verantwortlich machten, innerhalb eines Jahres vor ihrer ersten Panikattacke einen geliebten Menschen infolge eines tödlichen Herzinfarkts verloren hatten.

Falls bestimmte körperliche Symptome für Sie eine besondere Bedeutung haben, sollten Sie sich fragen, warum das so sein könnte: Ähneln Ihre Symptome denen eines nahestehenden Menschen, für den diese Symptome einer persönlichen Katastrophe vorausgingen? Es lohnt sich, diese Frage zu stellen, denn sobald Sie sich eines wichtigen Zusammenhangs zwischen einem bestimmten Symptom oder einer körperlichen Empfindung und einem emotionalen Ereignis bewusst werden, können Sie diese Verknüpfung direkt in Angriff nehmen, und Sie gewinnen so eine weitere Waffe im Kampf gegen Ihre Panik.

Kurzum: Panikattacken, die Sie scheinbar aus heiterem Himmel überfallen, kommen nur selten – wenn überhaupt jemals – wirklich aus heiterem Himmel. Ängste, die „unter der Oberfläche" liegen, wo sie nicht bemerkt werden, können dennoch die körperlichen Symptome hervorrufen, die für Ängste typisch sind. Emotionen wie Ärger, Wut oder Trauer können – und zwar ganz unabhängig davon, ob sie erkannt werden oder nicht – Ängste und Panik verursachen; oder sie können Ihren Körper „verwirren", indem sie ähnliche körperliche Wirkungen erzeugen. Obwohl die Ängste zu schwach zu sein scheinen, um zu einer Attacke zu führen, können sie das dennoch tun, und zwar aufgrund eines hochreaktiven Nervensystems, einer durch chronischen Stress abgesenkten Panikschwelle oder auch eines vorübergehenden Problems, etwa Erschöpfung.

Ängste können durch eine scheinbar harmlose Situation oder Empfindung provoziert werden, weil diese Situation in der Vergangenheit mit einer unangenehmen Panikattacke verknüpft worden ist. Und schließlich kann eine Attacke durch eine Empfindung herbeigeführt werden, die aufgrund eines Verlustes oder eines tragischen Ereignisses in Ihrer eigenen Lebensgeschichte eine sehr wichtige Bedeutung für Sie hat.

Zweierlei Auslöser von Panikattacken

Vielleicht ist Ihnen aufgefallen, dass der Begriff „Auslöser von Panikattacken" tatsächlich zwei Kategorien von Umständen umfasst, die etwas mit einer Attacke zu tun haben. Erstens gibt es die Umstände, die dem ersten Anflug einer körperlichen Empfindung *vorangehen* und sie dann auslösen (was dann wiederum zu Panik führt) – die Umstände, die Sie entnerven und die Sie übersehen haben könnten. Diese Umstände können Sie sich als „erste Auslöser" vorstellen. Fast jeder Panik-Betroffene wird über kurz oder lang in der Lage sein, die ersten Auslöser für viele seiner Attacken zu benennen. Und allmählich wird es Ihnen immer besser gelingen, sie zu erkennen, *während sie passieren*, was Ihnen dabei helfen wird, die Häufigkeit Ihrer Attacken zu senken. (Dazu gleich noch mehr.)

Zweitens kann es spezifische Katastrophengedanken geben, die mit der *Bedeutung* von bestimmten Empfindungen zu tun haben, beinahe sofort auf diese Empfindungen *folgen* und dann noch stärkere Panik auslösen, und zwar durch die in Sitzung sechs beschriebene Angstspirale. Solche Gedanken können mit der individuellen Lebensgeschichte des Betreffenden zu tun haben (so zum Beispiel bei Caroline und Tom), oder sie können auf Konditionierung beruhen (wie zum Beispiel bei Ellyn). Spezifische Post-Sensation- (nach der Empfindung auftretende) oder Stufe-2-Auslösereize gibt es nicht in jedem Fall (wenn auch die meisten Panik-Betroffenen ein gewisses Maß an allgemeiner Angst spüren, wenn sie eine körperliche Empfindung erleben), aber wenn sie auftreten, ist es ebenso wichtig, sie zu verstehen. Später in diesem Kapitel werden wir uns etwas genauer damit beschäftigen, wie sich diese Reize durch „emotionale Ermittlungen" identifizieren lassen. Aber zunächst wollen wir über Ihre erste Panikattacke sprechen.

Die erste Panikattacke

Können Sie sich an Ihre erste Panikattacke erinnern? Worauf war sie Ihrer Meinung nach zurückzuführen?

Nehmen wir einmal an, Ihre körperlichen Symptome seien deswegen so beunruhigend für Sie geworden, weil Sie *bei früheren Attacken* die Erfahrung gemacht hatten, dass diese Symptome die Vorboten von Panik sind. Aber einen Moment mal – wenn das so sein sollte, wie konnten dann Ihre Beunruhigung und das Katastrophendenken („Mein Gott, mein Herz rast – ich kriege eine Panikattacke!") überhaupt erst entstehen?

Denken Sie zurück an Ihre erste Panikattacke – wie *haben Sie* sich denn damals dieses Flattern in der Brust erklärt? Vielleicht haben Sie sich gefragt, ob mit Ihrem Herzen etwas nicht stimmt. (Vielleicht waren Sie für diese Möglichkeit besonders sensibilisiert worden, falls zum Beispiel Ihr Vater, Ihre Mutter oder ein anderer enger Verwandter an einem Herzinfarkt gestorben war.) Dieser fast unterbewusste Gedanke hat Ihre Ängste ein bisschen verstärkt und dann über eine Gedanken- und Empfindungsspirale zu einer voll ausgeprägten Panikattacke geführt. Mit anderen Worten: Es gab durchaus eine spezifische Furcht, die von den anfänglichen Symptomen der ersten Attacke erzeugt wurde – nämlich die auf Ihren Symptomen beruhende Furcht, dass es ein körperliches Problem geben könnte. Dann bekamen Sie Angst vor den Panikattacken, die häufig auf diese Symptome folgten. Allmählich „verloren" sich dann die ursprünglichen Ängste, weil sie überschattet wurden von der Befürchtung, eine Panikattacke zu erleiden.

Oder Sie hatten von Anfang an die Befürchtung, dass ein katastrophales Gesundheitsproblem auf Sie zukommt, was dann zu Ihrer ersten Attacke führte, und zwar aus dem einfachen Grund, dass Sie ein Mensch sind, der sich große Sorgen über körperliche Symptome macht und darüber, „was sie wohl zu bedeuten haben". So könnten Sie zum Beispiel die Angst entwickeln, dass Kopfschmerzen einen Gehirntumor „bedeuten könnten" oder ein beengtes Gefühl in der Brust einen Herzanfall „bedeuten könnte". Das hieße, dass auch in Ihrem Fall spezifische körperliche Symptome die Angst vor einer möglichen Katastrophe auslösten, die zu Ihrer ersten Panikattacke führte.

Die erste Attacke kann auch durch andere Ursachen ausgelöst werden. Wie Sie wissen, kann Unbehagen, das zu mild zu sein scheint, um eine Attacke erklären zu können, dennoch zu einer solchen führen, wenn alle Begleitumstände „stimmen". Und nach dieser Attacke könnten Sie auf innere Auslösereize „eingestimmt" sein, die von da an möglicherweise eine zusätzliche Bedeutung für Sie haben werden (nämlich: „Ich könnte eine Attacke bekommen").

Außerdem müssen wir uns der Tatsache stellen, dass die körperlichen Empfindungen, die letztlich zu einer Attacke führen, ausgesprochen unangenehm sein können – selbst wenn sie relativ schwach ausgeprägt sind. Niemand genießt solche Gefühle. Falls Sie dazu prädisponiert sind, bei Stress eine deutliche körperliche Reaktion zu zeigen und sich eine Menge Sorgen um Ihren Körper und Ihre Gesundheit zu machen, ist es eigentlich kein Wunder, dass solche unangenehmen anfänglichen Empfindungen Ihre Ängste noch zusätzlich antreiben können, was dann zu noch intensiveren und beängstigenderen Symptomen führt.

Und schließlich kann es sein, das Ihre erste Attacke infolge eines echten körperlichen Problems auftrat, das sehr verstörend oder traumatisch für Sie war. Dann, als Sie das nächste Mal eine ähnliche Empfindung hatten (wenn auch dieses Mal nicht aufgrund des körperlichen Problems), bekamen Sie dadurch Angst, und der Panik-Zyklus wurde in Gang gesetzt.

Sherrill berichtete, dass ihre Panikattacken nach einem Ereignis eingesetzt hatten, das sich fünf Jahre vorher zugetragen hatte, als sie noch zur Highschool ging. Sie war an jenem Tag trotz einer leichten Grippe zur Schule gegangen, und im Unterricht fühlte sie sich schwindlig und benommen; nach einer Weile rutschte sie infolgedessen von der Schulbank auf den Boden, was ihr äußerst peinlich war. Von diesem Tag an verstärkten sich ihre Ängste schlagartig, wann immer sie auch nur den geringsten Anflug einer ungewöhnlichen Empfindung – vor allem Benommenheit oder eine Veränderung ihres Gleichgewichtsempfindens – spürte, bis sie regelmäßig Panikattacken erlitt – eine Folge der Katastrophenangst, dass ihr etwas Furchtbares zustoßen würde, wie sie es ja ein paar Jahre zuvor schon einmal erlebt hatte, und wahrscheinlich auch eine Folge ihrer automatischen Verknüpfung von Schwindelgefühlen mit einer Katastrophe.

Francesca erlebte ihre erste Episode von Panik-Symptomen im Kontext einer ähnlichen Entwicklung, und zwar während der Entwöhnung von einem Schmerzmittel, das sie einige Monate lang eingenommen hatte. Ihre Anfangssymptome, einschließlich ihrer Ängste, waren wahrscheinlich eine körperliche Folge des Entzugs, aber von diesem Zeitpunkt an wurden bei ihr, wann immer sie ähnliche Empfindungen hatte, starke Ängste ausgelöst, die dann zu einer voll ausgeprägten Panikattacke führten.

Es kann gut sein, dass Sie, nachdem Sie von diesen Beispielen gehört haben, einige neue Denkanstöße über Ihre eigene Situation bekommen haben – so zum Beispiel darüber, wodurch Ihre Attacken ursprünglich ausgelöst wurden, und vielleicht auch darüber, welche Auslösereize auch in Zukunft eine wichtige Rolle spielen könnten. Es kann sehr wichtig sein, die aktuellen Auslöser Ihrer eigenen Panikattacken zu erkennen (siehe Info-Kasten), und deswegen werden Sie im Folgenden eine detaillierte, schrittweise Anleitung finden, wie Sie die Auslöser Ihrer eigenen Panikattacken ermitteln können. Zuerst allerdings noch ein kurzer Hinweis über nächtliche Panikattacken.

Die drei besten Gründe, um die Auslöser von Panikattacken zu ermitteln

1. Je früher Sie einen Auslöser erkennen, *desto früher* können Sie auch den *Panik-Zyklus stoppen* – und so *möglicherweise sogar eine Attacke verhindern*.

2. Falls Sie wissen, *was* eine „panikauslösende" Empfindung hervorrief (zum Beispiel übermäßige körperliche Anstrengung), dann wissen Sie auch, was diese Empfindung *nicht* auslöste (zum Beispiel ein Herzinfarkt). Ein Ergebnis dieser Erkenntnis wird sein, dass Sie weniger *Katastrophendenken* erleben.

3. Wenn Auslösereize etwas mit emotionalen Problemen zu tun haben, wie es häufig der Fall ist (zum Beispiel, dass man sich im Vergleich zur älteren Schwester dumm vorkommt), können Sie *an den zugrunde liegenden Gefühlen arbeiten,* wodurch Sie nicht nur etwas gegen Ihre Panik tun, sondern *auch* Ihr allgemeines seelisches Wohlbefinden verbessern.

Nächtliche Panikattacken

Vielleicht werden Sie manchmal mitten in der Nacht von einer Panikattacke aufgeweckt und fragen sich dann womöglich: „Wie kann ich unter Ängsten leiden, während ich schlafe?" Tatsächlich haben entsprechende Studien gezeigt, dass Menschen mit Panikstörung im Schlaf unregelmäßigere Atemmuster zeigen als Nichtbetroffene, zum Beispiel in Form kurzer Unterbrechungen ihrer Atmung. Sie wissen ja, dass körperliche Empfindungen auch im Schlaf in Ihr Bewusstsein dringen können. Sind Sie vielleicht schon einmal aufgewacht, weil Ihnen kalt war, und dann fiel Ihnen ein, dass Sie vergessen hatten, vor dem Einschlafen das Fenster zu schließen?

Ganz ähnlich können Sie auch im Schlaf auf körperliche Empfindungen reagieren, zum Beispiel auf Unregelmäßigkeiten Ihrer Atmung, die für Sie zu einem „Gefahrensignal" geworden sind. Das kann dann zu einer Panikattacke führen, sobald Sie aufwachen. Zum Glück machen viele Betroffene die Erfahrung, dass durch Absenken Ihres überhöhten Erregungsniveaus und Reduzieren von tagsüber auftretenden Panikzuständen auch die nächtlichen Attacken verschwinden.

Aber nun zurück zu den Auslösern von Panik.

So erkennen Sie Frühauslöser Ihrer „aus heiterem Himmel" auftretenden Panikattacken

Sie wissen, was zu tun ist, wenn Sie erste Anzeichen von Angst oder mit Angst zusammenhängenden körperlichen Empfindungen bemerken: *Stoppen-Refokussieren-Atmen.* Sie wissen außerdem, dass es wichtig ist, eine Intervention – also *SRA* – so früh wie möglich im Panik-Zyklus in die Wege zu leiten. Und Sie wissen inzwischen, dass es häufig Ereignisse und Gefühle gibt, die körperlichen Veränderungen vorangehen – und sie auslösen. Aber wie können Sie von vornherein sensibler für diese „Frühauslöser" werden?

Fangen Sie damit an, indem Sie von der Annahme ausgehen, dass es in der Tat Frühauslöser gibt, und sich vornehmen, sie zu suchen. Rufen Sie sich Ihre jüngste Attacke in Erinnerung – lassen Sie sie langsam vor Ihrem geistigen Auge erneut ablaufen und versuchen Sie, sich daran zu erinnern, welche Empfindungen dabei zuerst auftraten. Versuchen Sie dann, sich in Erinnerung zu rufen, was diesen Empfindungen *voranging.* Denken Sie darüber nach, was sich gerade abspielte, als diese körperlichen Empfindungen einsetzten. Überlegen Sie, ob diese Ereignisse eine wie auch immer geartete emotionale Bedeutung für Sie haben könnten, obwohl Sie sich solcher Gefühle zu dem Zeitpunkt, als sie auftraten, gar nicht bewusst waren.

Phillip war fest davon überzeugt, dass seine Panik-Symptome als Reaktion auf Übelkeit und Durchfall entstanden waren. Übelkeit und Durchfall erzeugten wiederum Ängste, dass mit ihm etwas nicht stimmen könnte, sowie Ängste, sich zu blamieren – und diese beiden Ängste führten dann natürlich zu verstärkten körperlichen Symptomen und noch stärkeren Ängsten, bis hin zur Panik. In unzähligen Therapiesitzungen zählte er immer wieder diese Abfolge von Symptomen auf. Aber immer konnte er auch, wenn er die jeweilige Episode im Detail betrachtete, Umstände nennen, die seine Ängste verstärkt hatten, bevor es zu Übelkeit und Durchfall gekommen war.

Wie viele andere Menschen hatte Phillip zwar von Kindesbeinen an gelernt, auf körperliche Probleme zu achten, aber er hatte es nie wirklich gelernt, *emotionale Ereignisse* zu erkennen. Vielmehr hatte er stattdessen gelernt, solche Ereignisse aktiv zu ignorieren, da sie in seiner Kindheit gleichbedeutend mit Schmerzen und Demütigungen gewesen waren.

Nachdem sich dieser Zyklus viele Male wiederholt hatte, begann Phillip jedoch auch auf die emotionalen Ereignisse zu achten, die seinen Schüben von Übelkeit vorangingen, und zwar *während sie geschahen.* Diese Ereignisse unterschieden sich von Mal zu Mal ein wenig; das Entscheidende für Phillip war jedoch, dass er Magen-

und Verdauungsbeschwerden entwickelte, wenn er Emotionen verdrängte oder versuchte, sie zu überspielen – was dann wiederum zu einer Angstspirale und zu Panik führte.

Phillip entdeckte schließlich, dass er seine Übelkeit in vielen Fällen von vornherein verhindern konnte, indem er sich seinen Gefühlen stellte, sobald er sie erkannt hatte. Aber wenn er auch schon vorher auf seine Gefühle achtete, sie „einfing" und als frühe Warnsignale sich entwickelnder Ängste – also als Stufe-1-Ereignisse – erkannte, konnte er den weiteren Ablauf mithilfe von SRA erfolgreich stoppen.

Den meisten Betroffenen kommt als erstes Ereignis der Panik-Sequenz eine körperliche Empfindung zu Bewusstsein (wenn sie sich überhaupt noch vor der voll ausgeprägten Panikattacke irgendwelcher Vorboten bewusst werden). Aber in vielen Fällen taucht vor dem Hochschnellen des körperlichen Erregungsniveaus ein Gedanke oder Gefühl auf. Dieser Vorbote wird jedoch häufig so rasch verdrängt, dass der Betroffene gar nicht erkennt, dass vor dem körperlichen Symptom überhaupt irgendetwas anderes stattgefunden hat. Auch nach dem Einsetzen des körperlichen Symptoms kann noch mit SRA interveniert werden, aber wenn Sie sich auf die Vorbotengedanken und -gefühle einstimmen und sie dadurch nach und nach immer früher bemerken, dann werden Sie dadurch auch die Panik-Sequenz früher und leichter stoppen können. Und dann wird allmählich auch die Häufigkeit Ihrer Attacken abnehmen.

In vielen Fällen ist es nicht einfach herauszufinden, was genau sich eigentlich vor den körperlichen Empfindungen abspielt, die dann zur Panik führen. Janine, die in einer Familie mit einem alkoholkranken Vater aufgewachsen war, berichtete, dass ihre Attacken in vielen Fällen dann auftraten, wenn sie und ihr Mann gerade von einem Besuch bei ihren Eltern und ihren inzwischen erwachsenen Geschwistern nach Hause zurückgekommen waren. Anfänglich berichtete sie, solche Besuche würden „verschwommen an mir vorbeirauschen und danach fühle ich mich einfach nur schlecht". Als sie jedoch diese familiären Treffen etwas genauer analysiert hatte, wurde ihr allmählich klar, wie ihre Familie funktionierte und wie sich deren Mitglieder gegenseitig behandelten. Dadurch konnte Janine genauer beschreiben, wie sie sich nach solchen Anlässen fühlte. Solche Analysen – die mit einer Exploration der frühen Auslöser ihrer Attacken begonnen hatten – bewirkten, dass Janines Panik nach und nach zurückging und sie allmählich ihren Seelenfrieden und ihr Selbstwertgefühl zurückgewann. Dies konnte nicht ohne gewisse emotionale Schmerzen auf dem Weg zur Heilung erreicht werden, die aber für Janine durch den Erfolg mehr als aufgewogen wurden.

So erkennen Sie Stufe-2-Auslöser von Panik

Jetzt können Sie die Ereignisse und Gefühle erkennen, die in vielen Fällen körperliche Empfindungen – und dann Panik – auslösen. Aber wie steht es um das Katastrophendenken, das sich als Reaktion auf die körperlichen Empfindungen einstellt, also um die Ereignisse, die wir als Stufe-2-Auslöser von Panikattacken bezeichnet haben? Auf jeden Fall kann schon der Gedanke „Ich werde eine Panikattacke bekommen" genug sein, um die rapide Spirale aus Gedanken und Empfindungen in Gang zu setzen, die dann in eine handfeste Panikattacke mündet. Aber bei den meisten Betroffenen sind außerdem noch Ängste vorhanden, dass ihnen etwas noch Schlimmeres zustoßen könnte, eine Katastrophe *jenseits* der Panikattacke, die noch stärkere Ängste auslöst. Eine betroffene Frau schilderte es so: „Wenn ich gerade keine Panikattacke habe, dann habe ich das Gefühl, als wäre eine Attacke das Schlimmste, was mir passieren könnte. Immerhin ist es ja das, wovor ich am meisten Angst habe, wenn ich das Haus verlasse, um auf den Markt zu gehen. Wenn dann aber die Panikattacke zuschlägt, bekomme ich plötzlich das Gefühl, das irgendetwas überhaupt nicht stimmt mit mir – etwas, das mich umbringen wird."

Vielleicht ängstigen auch Sie sich vor Panikattacken und vor „etwas, das überhaupt nicht stimmt mit mir" – etwas Schlimmeres als Panik, etwas Tödliches. Solche zusätzlichen Ängste sind in manchen Fällen schwierig zu erkennen, weil sie ein so furchtbares Entsetzen verursachen und sehr plötzlich auftreten können – *beinahe automatisch*. Aber die Möglichkeit, dass auch „unter der Oberfläche" Katastrophendenken abläuft, sollte untersucht werden.

Ein Weg, um das zu erreichen, ist die Technik des *sequenziellen Fragens*. Versuchen Sie, den folgenden Satz zu ergänzen: „Ich bekomme also eine Panikattacke und ..." Ja, was dann? „Und dann werde ich mich blamieren"? „Dann werde ich die Kontrolle verlieren"? „Und diesmal wird es vielleicht wirklich meinen Tod bedeuten"?

Nach jeder katastrophalen Antwort oder Vision, die Sie produziert haben, stellen Sie wieder die Frage: „Und dann?" Machen Sie immer weiter, bis Sie die tiefsten Abgründe Ihrer Ängste erreicht haben – denn das ist die Furcht, die Sie letztlich in Angriff nehmen müssen.

Beachten Sie das Wort „Vision". Manchmal – zum Beispiel bei Caroline – ist das Katastrophenbild nie in Worte gefasst worden; tatsächlich ist es nur eine visuelle Vorstellung. Entsprechende Studien haben ergeben, dass immerhin 80 Prozent der von einer Panikstörung betroffenen Menschen bildliche Vorstellungen mit ihren Ängsten assoziieren. Wenn Sie sich also die Frage „Und dann?" stellen, sollten Sie auch visuelle Bilder als Antwort berücksichtigen.

Falls Sie kein spezifisches Katastrophendenken erkennen, können Sie es mit dieser Frage versuchen: „*Falls* ich katastrophale Gedanken über eine Panikattacke hätte, wie würden die dann aussehen?" Was würde in Ihrer Vorstellung passieren, wenn Sie eine bestimmte Situation *nicht* verlassen könnten oder wenn Ihre Panik *nicht* aufhören würde? Wenn Ihre Panik-Symptome tatsächlich auf eine körperliche Krankheit zurückzuführen wären, welche Krankheit wäre das dann? Ein Herzinfarkt? Ein Gehirntumor? Eine Psychose? Was ist Ihre *größte Angst*?

Denken Sie auch darüber nach, ob Sie vielleicht eine körperliche Empfindung falsch interpretieren, wodurch Sie dann Panik auslösen statt einer angemesseneren Reaktion. Susan, die eine Therapie begonnen hatte, nachdem sie vier Jahre intermittierend unter Panikattacken gelitten hatte, stellte fest, dass sie häufig im Büro am späten Vormittag ein gewisses Unbehagen entwickelte, das dann zu Panik-Symptomen führen konnte. Als sie sich die Umstände etwas genauer ansah, wurde ihr klar, dass sie nicht etwa unter Ängsten litt, sondern vielmehr unter Erschöpfung – dass aber die entsprechenden Empfindungen schnell zu Ängsten führten, weil sie sich Sorgen machte, dass sich eine Panikattacke einstellen könnte.

Susan beschloss, fortan am späten Vormittag eine Pause einzulegen, um etwas zu essen und einen Spaziergang zu machen. Sie machte diese Pause auch dann, wenn sie sich nicht sonderlich abgespannt fühlte, weil sie hoffte, auf diese Weise späteren Erschöpfungszuständen vorzubeugen. Und in der Tat ließen diese Pausen ihre Anflüge von „Unbehagen" ganz erheblich zurückgehen. In den seltenen Fällen, in denen sich tatsächlich das bekannte Gefühl des Unbehagens einstellte, erinnerte sie sich einfach daran, dass sie nur erschöpft war und dass sie ihre Symptome rasch „wegatmen" konnte.

Der Info-Kasten auf Seite 127 enthält eine nützliche Zusammenfassung der wichtigsten Kategorien von Panik-Auslösereizen. Da die „Auslöser" von Panikattacken – im Gegensatz zu den Auslösern von Angst vorm Wasser oder vor Sturm oder Spinnen – normalerweise intern sind (körperliche Empfindungen, mentale Vorstellungen, Gedanken, Gefühle), sind sie in vielen Fällen schwieriger zu erkennen. Aber Ihre Anstrengungen, diese Auslösereize zu erkennen – um dann früh intervenieren und sie direkt in Angriff nehmen zu können – werden sich allemal lohnen.

Die Suche nach Panik-Frühauslösern ist ein andauernder Prozess. Sie müssen dabei an Ihre erste Attacke zurückdenken, die jüngste Attacke Schritt für Schritt analysieren und nach Gefühlen und Gedanken fahnden, die Ihren körperlichen Empfindungen vorangegangen sein könnten. Denken Sie darüber nach, welche Emotionen Sie hatten – oder vielleicht zu vermeiden suchten. Versuchen Sie, einen Schritt früher in die Sequenz hineinzukommen.

Überlegen Sie als Nächstes, welche Reaktionen auf die Empfindungen folgen könnten: Fragen Sie sich, was Sie während einer Panikattacke befürchten, und stellen Sie sich dann die Frage: „Und dann?" Stellen Sie diese Frage immer weiter, und zwar unabhängig davon, ob die Antworten verbale Begriffe oder visuelle Vorstellungen sind, bis Sie bei der tiefsten, fundamentalsten Schicht Ihrer Ängste ankommen.

Schließlich werden Sie, wenn Sie SRA konsequent einsetzen, sobald Sie eine Empfindung oder einen leichten Anflug von Angst verspüren, allmählich sensibilisiert werden für immer frühere Gelegenheiten zur Intervention. Und frühes Intervenieren ist ein wichtiger Schlüssel zum Erfolg.

Häufige Auslöser für Panik-Empfindungen

A. Physische Auslöser

Solche Auslöser sind am einfachsten zu erkennen; dazu zählen Dinge wie überheizte Räume, Hektik (durch die der Puls beschleunigt werden kann), Auslassen einer Mahlzeit oder Zähneknirschen (was zu Kopfschmerzen führen kann), eine leichte Grippe (die Übelkeit erzeugen kann) sowie zu viel Koffein (das zu „zusätzlichen" Herzschlägen, sogenannten Extrasystolen, führen kann). All diese Umstände können die Empfindungen auslösen, die dann zu dem Katastrophendenken führen, das Ängste verstärkt.

B. Sehr spezifische kognitive Auslöser

Auch solche Auslöser können körperliche Angstempfindungen auslösen, was dann zu weiteren Ängsten und zu Panik führt. Ein Beispiel: Sie nehmen ein neues Medikament ein und plötzlich haben Sie den flüchtigen Gedanken: „Ob ich das wohl problemlos vertragen werde?" Oder Sie denken: „Was, wenn ich mitten in dem Meeting eine Panikattacke bekomme und mich total blamiere?"

C. „Aktuelle" emotionale Auslöser

Sie sehen Ihr Kind hinfallen und empfinden sofort seine Schmerzen mit. Oder Sie erhaschen einen Blick von einer früheren Freundin, die schon ewig nicht mehr angerufen hat und fühlen sich plötzlich verletzt. In Ihrem Bauch beginnt es zu rumoren und Sie reagieren alarmiert.

D. „Tiefere" emotionale Auslöser

Bei solchen Auslösern handelt es sich häufig um Gefühle, die sich auf ein längst vergangenes Ereignis beziehen und vielleicht durch einen aktuellen Anlass wachgerufen wurden: Sie haben Schmerzen in der Seite und fühlen sich, wie Sie sich als Kind gefühlt haben, als Ihr Vater mit Bauchspeicheldrüsenkrebs im Sterben lag, oder Sie bekommen plötzlich Angst um die eigene Gesundheit. Oder vielleicht streiten Sie sich mit Ihrem Mann und er schreit etwas, das Sie allzu sehr an die Temperamentsausbrüche Ihres Vaters erinnert, als Sie noch ein kleines Kind waren.

Denken Sie daran, dass *unterdrückte Emotionen* eine häufig übersehene Ursache von Panik sind. Denken Sie außerdem daran, dass Sie sich entsprechender Gedanken oder Emotionen keineswegs vollauf bewusst sein müssen, damit sie körperliche Empfindungen auslösen können (die dann wiederum Katastrophendenken und daraufhin Panik auslösen).

ÜBUNG

Übungen für Sitzung sieben

I. SRA-Übungen

Üben Sie auch weiterhin zweimal täglich SRA, wenn Sie zu Hause sind und je nach Bedarf „im richtigen Leben", wann immer sich frühe Anzeichen von Angst oder angsterzeugenden körperlichen Empfindungen abzeichnen. Denken Sie daran, dass Sie bei Ihren Übungen zu Hause zunächst Angst erzeugen sollten, um sie dann durch Anwenden von SRA zu eliminieren. Tragen Sie Ihre Übungen und Erfahrungen in Ihr Tagebuch ein.

II. Üben von kontrolliertem Atmen

Üben Sie auch weiterhin zweimal täglich kontrolliertes Atmen und auch, wann immer es Ihnen in den Sinn kommt, Sie es brauchen oder Ihr neutrales „Signal" geben. Tragen Sie die Übungen in Ihr Tagebuch ein.

III. Protokollieren von Panik-Episoden

Machen Sie auch weiterhin Aufzeichnungen über eventuelle Panik- oder Beinahe-Panik-Episoden. Sie werden immer häufiger Tage oder gar ganze Wochen erleben, an denen keine Panik auftritt; an solchen Tagen sollten Sie nur Ihre allgemeinen Aktivitäten und Ihre Grundstimmung notieren.

Sie werden darüber hinaus bei vielen anderen Gelegenheiten Umständen ausgesetzt sein, die früher zu Panik geführt haben könnten – seien es nun Ereignisse und Emotionen, die Empfindungen vorangehen, oder die katastrophalen Reaktionen, die darauf folgen –, aber inzwischen feststellen, dass Sie dank Ihrer verbesserten Fähigkeit, solche Auslöser frühzeitig „einzufangen" und mithilfe von SRA zu intervenieren, verhindern können, dass mehr daraus wird. Dies ist ein Ergebnis, das Sie ausdrücklich festhalten sollten, weil es beweist, dass Sie auf dem besten Wege sind, Ihre Panik gänzlich zu eliminieren. Bravo!

IV. Tägliches Tagebuchschreiben

Nutzen Sie auch weiterhin Ihr Tagebuch für „freie Aufzeichnungen". Sie merken vielleicht, dass Ihr Heft inzwischen für drei Zwecke verwendet wird: Um Übungssitzungen und Erfahrungen mit kontrolliertem Atmen und SRA zu protokollieren, um Panik- oder Beinahe-Panik-Episoden und immer häufiger auch abgewendete Panik festzuhalten und um spontane Gedanken und Gefühle zu notieren.

V. Erkennen spezifischer Auslöser für Ihre Panikattacken

A. Blättern Sie in Ihrem Tagebuch zurück und lesen Sie die Aufzeichnungen über Ihre jüngsten sechs Panikattacken noch einmal durch. Schreiben Sie für jede Attacke auf, welche Ereignisse ihr vorausgingen und was sich in dem Moment abspielte, als die Attacke gerade begann.

B. Schreiben Sie auf der Grundlage dieser Recherche eine Liste der körperlichen Auslöser, die für Ihre Attacken wichtig sein könnten: Welche körperlichen Empfindungen gingen den Attacken voran und riefen zuallererst Ihre Ängste hervor?

Die Empfindungen, die Sie aufgeschrieben haben, können bei jeder Episode anders sein, oder Sie könnten feststellen, dass es fast immer die gleichen Empfindungen waren, die zu Katastrophendenken und verstärkten Ängsten führten. Wenn Sie mehr als eine Empfindung auf Ihrer Liste eingetragen haben (was bei den meisten Lesern so sein wird), kreisen Sie diejenige ein, die Ihnen am wichtigsten zu sein scheint (weil sie am häufigsten auftritt oder die beängstigendsten Gedanken provoziert).

C. Schreiben Sie jetzt die *kognitiven* Auslöser für Ihre Attacken auf: Welche Gedanken (und / oder visuellen Vorstellungen) treten eine Weile oder ganz unmittelbar vor dem Einsetzen Ihrer Attacken auf? Dazu zählt eigentlich immer katastrophisches Denken als Reaktion auf körperliche Empfindungen, das sehr früh in der Sequenz eingesetzt hat, und möglicherweise auch Selbstgespräche über die Erwartung, dass eine Panikattacke im Anzug ist, oder über die Angst vor dieser Aussicht. Außerdem können Selbstgespräche über eine bevorstehende gefürchtete Situation dazu zählen („Es kann gut sein, dass ich bei dieser Prüfung durchfalle" oder „Meine Mutter könnte deswegen böse auf mich werden" oder „Ich könnte mich furchtbar blamieren").

D. Schreiben Sie die *emotionalen* Auslöser für Attacken auf. Suchen Sie dabei wieder nach Gefühlen, die Sie unmittelbar vor Einsetzen der körperlichen Empfindungen hatten, und nach Ereignissen, die eine emotionale Bedeutung für Sie haben.

E. Notieren Sie andere Umstände, die eine Rolle spielen, wenn eine Ihrer Attacken einsetzt – den Schauplatz des Geschehens, welche Personen anwesend waren und womit Sie beschäftigt waren. Analysieren Sie insbesondere, welche Details dieser Umstände eine Attacke ausgelöst haben könnten, und tragen Sie diese Ideen in die passende Liste ein.

Wenn zum Beispiel in der jeweiligen Situation eine *Person* anwesend war, mögen Sie deswegen gedacht haben: „Ich könnte mich furchtbar blamieren" – das ist ein kognitiver Auslöser. Der *Schauplatz* des Geschehens könnte Erinnerungen an ein schmerzliches Ereignis wachrufen – ein emotionaler Auslöser. Auch eine bestimmte Aktivität kann bestimmte körperliche Empfindungen hervorrufen, die dann – in Verbindung mit Katastrophendenken über diese Empfindungen – eine Attacke auslösen können.

F. Versuchen Sie in den kommenden Wochen, besonders konzentriert auf die Auslöser zu achten, die Sie ermittelt haben, sodass Sie sofort SRA anwenden können, sobald einer davon auftritt und bevor die Panikattacke die Möglichkeit hat, sich noch weiter auszuwachsen.

8. | Sitzung acht: Entkräften katastrophischer Überzeugungen

Der Onkel eines Psychologen, mit dem ich befreundet bin, hatte ihm einmal gesagt, er sei „verrückt", da der Onkel mitbekommen hatte, wie mein Freund mit sich selbst sprach. Der spätere Psychologe war damals neun Jahre alt.

Es ist eine Tatsache, dass wir zwar alle mit uns selbst sprechen – wenn auch die meisten von uns nicht laut –, dass aber trotzdem kaum jemand „verrückt" ist. Tatsächlich spielen Selbstgespräche sogar eine wichtige Rolle, wenn wir unsere Einstellungen und Überzeugungen entwickeln, und sie helfen, sich in schwierigen Phasen zu orientieren. Aber nicht alle Selbstgespräche sind gesund.

In dieser Sitzung wollen wir uns darauf konzentrieren, die negativen Gedanken und Selbstgespräche zu hinterfragen, die Panik entweder direkt erzeugen (Sie glauben, dass eine anfängliche Empfindung Gefahr bedeutet, wodurch Sie über eine Angstspirale in Panik geraten) oder indirekt (Sie halten an einer Überzeugung fest, die Ihr allgemeines Erregungsniveau anhebt und Sie dadurch anfälliger für Panik-Episoden macht). Um die Panik in Ihrem Leben überwinden zu können – und sicherzustellen, dass sie nicht eines Tages wieder auftaucht –, ist es entscheidend, dass Sie lernen, Ihre angsterzeugenden Selbstgespräche zu hinterfragen und sie durch rationalere, hilfreichere Selbstgespräche zu ersetzen.

Zweifellos ist Ihnen inzwischen bewusst, dass viele Panik-Betroffene der festen Überzeugung sind, dass körperliche Symptome und körperliche Empfindungen Gefahr signalisieren. Entsprechende Studien haben in der Tat ergeben, dass Panik-Betroffene körperliche Symptome stärker mit vermeintlicher Gefahr assoziieren als eine durchschnittliche Person. Darüber hinaus sind *Panikattacken, die von Katastrophendenken begleitet werden, in der Regel stärker* als solche ohne Katastrophendenken.

Auf die Vorstellung, dass körperliche Empfindungen Gefahr anzeigen, wurde bereits in Sitzung drei eingegangen: Die meisten Panik-Betroffenen – darunter vielleicht auch Sie – berichten, dass sie dazu tendieren, vor körperlichen Erkrankungen und Symptomen, die als mögliche Zeichen einer Erkrankung gedeutet werden könnten, Angst zu haben. In Sitzung sieben haben Sie Ihre eigene Tendenz analysiert, vor den widrigen Folgen körperlicher Symptome Angst zu haben, indem Sie mithilfe von sequenziellen Fragen Ihre tiefliegendsten Ängste angesichts von Panik-Symptomen aufdeckten. Und in Sitzung zwei haben Sie, nachdem Sie etwas über persönliche

Lebensgeschichten erfahren hatten, die in vielen Fällen eine Prädisposition für Panik verursachen, einige der Ereignisse in Ihrem eigenen Leben hinterfragt, die zu so übermächtigen Ängsten geführt haben könnten.

Sie wissen aus Sitzung sechs, dass die tief sitzende Überzeugung „körperliche Empfindungen bedeuten Gefahr" direkt zu Panik führen kann. Da diese Überzeugung unter Panik-Betroffenen weit verbreitet ist, wollen wir diese Sitzung damit beginnen, dass wir Ihnen zeigen, wie Sie diese Überzeugung infrage stellen und entkräften können. Die dafür erarbeitete grundlegende Methode wird dann auch auf andere Überzeugungen und Einstellungen erweitert, die Ihr Angstniveau erhöhen und daher einen direkten Einfluss auf das Auftreten von Panikattacken haben können.

Lassen Sie uns zunächst kurz wiederholen, was bei einer typischen Panikattacke laut der in Sitzung sechs präsentierten Grafik passiert. Als Stufe-1-Ereignis wird dabei eine körperliche Empfindung angenommen, da das der häufigste Auslöser einer Attacke ist. Und dann werden wir der Sequenz bis hin zu einer voll ausgeprägten Attacke folgen, obwohl Sie so etwas inzwischen wahrscheinlich nur noch selten oder gar nicht mehr erleben.

Bei einer klassischen Panikattacke registrieren Sie zunächst eine körperliche Empfindung – etwa einen „zusätzlichen" Herzschlag (eine Extrasystole), Atemnot, eine seltsame Empfindung im Kopf oder eines von etlichen anderen körperlichen Ereignissen. Das ist Stufe 1. Dadurch werden Sie sofort ins „Was-wäre-wenn"-Katastrophendenken getrieben: „Oh nein, ich werde ohnmächtig!" oder „Was ist, wenn ich einen Herzanfall bekomme!" Die verstärkte Angst, die durch dieses Stufe-2-Katastrophendenken erzeugt wird, produziert *zusätzliche* körperliche Symptome, die dann die katastrophische Überzeugung, das etwas nicht stimmt, *noch weiter* stärken. Letztlich kulminiert die Spirale aus körperlichen Symptomen und Katastrophendenken in einer voll ausgeprägten Attacke.

Sie haben gelernt, was zu tun ist, wenn dieser Prozess beginnt, um ihn wirkungsvoll zu stoppen: Sobald Sie die ersten Hinweise auf Stufe-1-Ereignisse bemerken (typischerweise die ersten körperlichen Empfindungen), wenden Sie sofort die SRA-Methode an, um ihn zu stoppen. Sie *stoppen* das Katastrophendenken. Sie *refokussieren* sich auf die Gegenwart. Sie *atmen* langsam und kontrolliert. Und in dem Maße, wie Sie SRA umsetzen, schwinden Ihre Ängste.

Wenn Sie SRA einsetzen, *entkräften* Sie das Katastrophendenken nicht, das – neben anderen Faktoren – diesen Zyklus antreibt, sondern Sie *stoppen* es einfach. Und dadurch wird auch die Panik-Sequenz wirkungsvoll gestoppt. Aber bei anderen Gelegenheiten können Sie zusätzlich daran arbeiten, das Katastrophendenken infrage zu stellen und die Überzeugungen zu entkräften, die diesem Denken zugrunde liegen, denn so können Sie die Wahrscheinlichkeit reduzieren, dass sich überhaupt erst Panik-Zyklen entwickeln.

Denn immerhin: Wenn Sie wirklich glauben, dass ein beengtes Gefühl in der Brust ein Zeichen dafür ist, dass Sie gleich an einem Herzinfarkt sterben werden, wird dieser Gedanke Ihre Angst verstärken und Panik erzeugen. Wenn Sie aber wissen, dass Ihr beengtes Gefühl in der Brust sehr wahrscheinlich die Folge normaler körperlicher Aktivitäten ist – etwa des anstrengenden Trainings in der Fitnessgruppe am vorigen Abend –, dann wird vielleicht gar keine Panik verursacht, die gestoppt werden müsste!

Selbstgespräche hinterfragen: Lauries Geschichte

Laurie begann im zweiten Jahr ihres Studiums eine Therapie wegen ihrer Panikattacken. Ihre Attacken fingen typischerweise damit an, dass sie bemerkte, dass ihr Puls erhöht war. Lauries Vater war an einem Herzinfarkt gestorben, als sie in die elfte Klasse ging, und sie hatte schon immer die Angst gehabt, dass auch sie ein „schwaches Herz" geerbt haben könnte. Wann immer sie vom College nach Hause kam, fragte ihre Mutter sie sehr gründlich und besorgt über ihre Gesundheit aus, wodurch sie Lauries geheime Ängste noch verstärkte.

Eines Tages verausgabte Laurie sich beim Sport stärker als sonst und war alarmiert, als ihr Herz anfing, zu rasen und zu „flattern". Sie fühlte sich schwach und krank und war fest davon überzeugt, sie habe einen Herzanfall. Sie wurde in die örtliche Notfallambulanz gebracht, untersucht und für gesund befunden. Aber dieses Erlebnis hatte Laurie als so beängstigend erlebt, dass sie anfing, noch genauer als vorher auf ihren Puls zu achten – und mit starken Ängsten zu reagieren, wann immer sie irgendeine ungewöhnliche Empfindung bemerkte. Schließlich begab sich Laurie in Therapie, als ihre Attacken so häufig wurden, dass sie ihr Studium beeinträchtigten.

Laurie sprach sehr gut auf die ersten therapeutischen Maßnahmen an: Vermitteln von Grundwissen über Panikstörung und Panikattacken; SRA beherrschen lernen und diese Technik erfolgreich einsetzen, um Symptome zu stoppen; und verstehen lernen, wie ihre Lebensgeschichte zu ihren Ängsten beigetragen hatte. Aber sie wurde nach wie vor von starken Ängsten über ihre Gesundheit und ihr Herz geplagt und glaubte, sie würde eines Tages ohne Vorwarnung an einem Herzinfarkt sterben. Und wenn sie in der Brust oder den Armen irgendwelche Empfindungen hatte oder sich das Gefühl von bevorstehender Panik einstellte, dann glaubte sie immer noch, sie würde sterben. Lauries nächste Aufgabe war es, ihre Ängste im Hinblick auf ihr Herz in Angriff zu nehmen.

Schritt 1: Beschreiben der Selbstgespräche. Zunächst wurde Laurie aufgefordert, Platz zu nehmen, sich zu entspannen und eine Liste der Gedanken aufzuschreiben, die sie hatte, wann immer sie Empfindungen in der Brust erlebte oder Ängste entwickelte oder sich Sorgen um ihr Herz machte. Sie wurde gebeten, diese Gedanken als Aussagen zu formulieren, die sie an sich selbst richtete – etwa so, als ob sie „laut denken" würde.

Ein Teil der Liste mit Lauries Selbstaussagen sah so aus:
- *Mit meinem Herzen kann irgendetwas nicht stimmen, denn warum würde es sonst so flattern?*
- *Ich habe wahrscheinlich ein schwaches Herz von meinem Vater geerbt und werde wohl an einem Herzanfall sterben. (Diese Vorstellung wurde von Trauer und Angst begleitet.)*
- *Es ist gefährlich, diese Symptome zu ignorieren; ich muss auf mein Herz aufpassen, damit ich Hilfe holen kann, wenn etwas passiert.*

Schritt 2: Analysieren und Hinterfragen von Selbstgesprächen. Lauries nächster Schritt bestand darin, sich diese Aussagen eine nach der anderen vorzunehmen und sie möglichst rational zu analysieren, unter Berücksichtigung sowohl der Umstände, welche die Aussage stützen, als auch solcher, die sie entkräften. Nachdem sie die Aussage vollständig analysiert und bewertet hatte, sollte sie auf der Grundlage dieser Analyse möglichst viele Einwände gegen die Originalaussage aufschreiben. Selbstgespräche lassen sich nicht wirkungsvoll hinterfragen, indem man einfach sagt: „Das stimmt nicht"; vielmehr erfordert das eine sorgfältige Analyse der Aussage aus möglichst vielen verschiedenen Perspektiven.

Laurie dachte über ihre erste Selbstaussage („Mit meinem Herzen kann irgendetwas nicht stimmen, denn warum würde es sonst so flattern?") nach und fragte sich, welche *Hinweise* es darauf gebe, dass sie tatsächlich ein schwaches Herz habe und welche Belege eher das Gegenteil stützten. Sie suchte in Ihrer eigenen *Lebensgeschichte* nach früheren Episoden von Herzflattern und was sie letztlich bedeutet hatten. Sie suchte auch nach *anderen möglichen Erklärungen* für ihre Symptome bei den Gelegenheiten, wo welche aufgetreten waren.

Am Ende hatte Laurie folgende Gegenargumente gegen ihre Selbstaussagen aufgeschrieben:
- *Dieses Herzflattern ist seit sechs Monaten ab und zu aufgetreten, aber bis jetzt bin ich noch nicht gestorben. Wenn es tatsächlich etwas Ernstes bedeuten würde, dann wäre es ja sicherlich inzwischen passiert.*

- *Das Flattern nimmt ab, wenn ich SRA anwende. Das wäre nicht so, wenn das Herzflattern die Folge einer Herzkrankheit wäre. SRA hat keinen Einfluss auf eine Herzkrankheit, aber es wirkt sich durchaus auf Angstsymptome aus. Und das lässt vermuten, dass das Herzflattern wahrscheinlich von meinen Ängsten verursacht wird.*
- *Viele andere Leute haben auch solche Empfindungen und ignorieren sie einfach, ohne gleich tot umzufallen.*
- *Ich weiß, dass viele Leute mit Panikstörung solche Symptome haben. Und da ich weiß, dass ich eine Panikstörung habe, ist das bestimmt eine wahrscheinlichere Erklärung für meine Symptome als ein schwaches Herz.*
- *Ich habe heute Morgen mehr Kaffee getrunken als sonst, und ich weiß, dass in manchen Fällen Koffein dieses Herzflattern auszulösen scheint.*
- *Ich habe mich von einem Arzt untersuchen lassen und er hat gesagt, ich bin gesund.*

Das letzte Gegenargument führte zu einer Erwiderung, also einer weiteren Selbstaussage:

- *Aber Ärzte können Fehler machen. Zwar hat der Arzt gesagt, ich sei gesund, aber er könnte etwas übersehen haben; vielleicht habe ich trotzdem ein schwaches Herz.*

Als Laurie allerdings die stützenden Argumente für diese Aussage auswertete, führte das wiederum dazu, dass ihr weitere Einwände einfielen:

- *Ja, Ärzte können Fehler machen, aber er hat mich körperlich untersucht, ein Blutbild machen lassen und nicht nur ein normales EKG, sondern sogar ein 24-Stunden-Langzeit-EKG gemacht. Die Wahrscheinlichkeit, dass bei all diesen Tests ein schwerwiegendes Problem übersehen worden sein könnte, ist wirklich sehr gering.*
- *Mein Arzt ist sehr gewissenhaft; solange ich bei ihm in Behandlung bin, hat er noch nie einen Fehler gemacht, und ich vertraue ihm.*
- *Ärzte machen sich genauso viele Sorgen um Kunstfehler wie ich um mein Herz; ich weiß, dass mein Arzt mich so gründlich wie möglich untersucht hat.*

Dann nahm Laurie sich ihre anderen Selbstaussagen vor und versuchte, auch diese Aussagen durch Gegenargumente zu entkräften. Auf ihre zweite Selbstaussage („Ich habe wahrscheinlich ein schwaches Herz von meinem Vater geerbt und werde wohl an einem Herzanfall sterben") erwiderte sie:

- *Vater war 59, als er starb, und er hatte zu hohen Blutdruck und Übergewicht. Ich bin 21 und gesund. Falls ich tatsächlich „sein" Herz geerbt haben sollte, hätte ich immer noch mindestens 38 gute Jahre vor mir – also kann ich meine Sorgen zumindest noch ein paar Jahrzehnte aufschieben!*
- *Die Wahrscheinlichkeit, dass jemand mit 21 Jahren einen Herzanfall bekommt, ist wirklich sehr gering.*

Bei der Erwiderung auf ihre dritte Selbstaussage („Es ist gefährlich, diese Symptome zu ignorieren; ich muss auf mein Herz aufpassen, damit ich Hilfe holen kann, wenn etwas passiert") kam sie zu folgendem Schluss:

- *Bei Vater gab es keine Vorwarnung vor seinem Herzanfall. Das heißt, dass es mir, selbst wenn ich eines Tages genauso sterben sollte wie er, wahrscheinlich nichts nützen würde, auf mein Herz zu achten. Aber andererseits schadet es mir in vielerlei Hinsicht, zum Beispiel kann ich deswegen an vielen Aktivitäten nicht teilnehmen, und ich fühle mich elend. Also werde ich versuchen, nicht mehr daran zu denken und mich lieber darum kümmern, mein Leben zu leben.*

Schritt 3: Jeden Tag darauf hinarbeiten, adaptivere Überzeugungen zu stärken.
Nachdem Laurie diese „Widerlegungs"-Übung beendet hatte, berichtete sie, dass sie inzwischen einsah, „warum diese Vorstellungen nicht stimmen und ich so etwas nicht mehr denken muss". Aber es war wichtig für sie, es nicht dabei bewenden zu lassen. Laurie wurde aufgegeben, jeden Abend an ihren Selbstaussagen zu arbeiten und zu versuchen, ihre Gegenargumente in ihre Vorstellungswelt einzuarbeiten, um auf diesem Wege allmählich zu erreichen, dass sie sie nicht mehr nur auf einer rationalen Ebene glaubte, sondern auch emotional – und zwar, um selbst dann auf diese Argumente vertrauen zu können, wenn sie sich am anfälligsten fühlte.

Laurie wurde gesagt, dass sie, wenn sie tagsüber Panik-Episoden hatte (oder auch nur verstärkte Ängste), sie in der gewohnten Weise bewältigen sollte, nämlich mithilfe von SRA. Wenn es jedoch Abend wurde, sollte sie sich mit ihrem Tagebuch hinsetzen und die Gedanken und Selbstaussagen, die sie vor solchen Episoden und in deren frühen Phasen hatte, analysieren und dabei vor allem auf Aussagen über die Bedeutung dieser frühen Symptome achten. In den meisten Fällen waren Lauries Selbstaussagen lediglich Varianten von Gedanken, die sie bereits analysiert hatte, aber sie schrieb sie trotzdem noch einmal auf, analysierte sie noch einmal und schrieb entsprechende Gegenargumente auf.

Man beachte, dass Laurie sich nicht während einer Panikattacke mit Selbstaussagen und Katastrophendenken befasste, denn währenddessen war sie viel zu sehr damit beschäftigt, ihre Aufmerksamkeit zu refokussieren und kontrolliert zu atmen. Aber später, nachdem sie sich wieder beruhigt hatte, konnte sie die Episode noch einmal vor ihrem geistigen Auge Revue passieren lassen und ihre Gedanken genauer analysieren. So konnte sie solche Gedanken nachträglich auf eine Art und Weise analysieren und entkräften, die über kurz oder lang deren Macht reduzieren würde – vielleicht sogar, bevor die nächste Attacke kam.

Natürlich gab es auch Tage, an denen Laurie nicht in Panik verfiel oder auch nur in die milden Angstzustände, die sie dazu antreiben konnten, auf Unregelmäßigkeiten ihres Herzschlags zu achten. An den Abenden solcher ruhigen Tage verwendete Laurie dennoch etwa 20 Minuten darauf, an ihren Selbstaussagen zu „arbeiten", aber bei solchen Gelegenheiten ging sie einfach noch einmal ihre ursprüngliche oder die aktuellste Liste ihrer Selbstaussagen durch – je nachdem, welche davon ihrem Gefühl nach den stärksten Einfluss auf sie hatte; sie durchdachte noch einmal jede Aussage auf der Liste, erwog die entsprechenden Gegenargumente und ergänzte die Liste um neue, wenn ihr welche einfielen. Letztlich nutzte Laurie solche Zeiten, um sich all die guten Gründe in Erinnerung zu rufen, warum sie keine Angst mehr vor den Empfindungen haben musste, die sie früher gefürchtet hatte, und um ihr neues und adaptiveres Denken zu stärken.

Der letzte Schritt: Freude über die Ergebnisse. Nach einigen Wochen gingen Lauries Gegenargumente ihr allmählich in Fleisch und Blut über. Nach und nach veränderten sich ihre Einstellungen; sie erkannte, dass sie nicht in Gefahr war. Die Panikattacken traten wesentlich seltener auf – verschwanden sogar beinahe ganz –, und sie fühlte sich wesentlich besser gewappnet gegen körperliche Empfindungen, die sie noch kurz zuvor sehr beunruhigt hätten. Bei den seltenen Gelegenheiten, wenn Ängste in ihr aufstiegen, setzte sie nach wie vor SRA ein, stellte dabei aber auch fest, dass sie sich automatisch irgendeinen Gedanken in Erinnerung rief, der ihre Ängste beschwichtigte.

In der Tat wurde Laurie allmählich so sicher, dass manchmal eine Empfindung, die früher ihre Angst verstärkt hätte, stattdessen einen Gedanken hervorrief, der das verhinderte. So bemerkte sie zum Beispiel eines Tages, dass ihr Herz schneller schlug, als sie zu einer Vorlesung hetzte, aber beinahe sofort wurde ihr klar: „Ach ja, mein Puls geht schneller, weil ich in Eile bin – ich strenge mich an, und außerdem bin ich ein bisschen nervös, weil ich spät dran bin."

Außerdem geschah noch etwas anderes mit Laurie. Als sie über die Umstände nachdachte, die im Laufe des Tages Ängste bei ihr ausgelöst hatten, erkannte sie, dass Situationen, die sie an ihren Vater erinnerten, häufig körperliche Empfindungen auslösten – die früher dann beinahe sofort Ängste über ihr eigenes Herz hervorgerufen hätten. Ihr wurde klar, dass sie ihre Trauer über den Verlust des Vaters nie wirklich verarbeitet hatte; vielmehr hatte sie aktiv versucht, nicht mehr an ihn zu denken. Ironischerweise – und ausgesprochen tragisch für Laurie – hatte sie sich in dem Bemühen, diesem Schmerz zu entgehen, genau der Erfahrungen beraubt, die diesen Schmerz letztlich lindern würden. Diese neue Erkenntnis führte sie dazu, die Trauerarbeit in Angriff zu nehmen, die wahrscheinlich auch dazu beitrug, ihre Panikattacken zu beseitigen, die ihr aber auch – und das war vielleicht noch wichtiger – viele glückliche Erinnerungen an den Vater zurückgab.

Entkräften von anderen, mit Ängsten zusammenhängenden Überzeugungen.
Außerdem wurde Laurie durch das Führen ihres Tagebuchs bewusst, dass sie andere Überzeugungen hatte, die sie in ihrem Alltag beeinträchtigten und ihre Angstschwelle absenkten. So glaubte sie zum Beispiel, dass sie die Gefühle anderer Menschen antizipieren und darauf eingehen musste, um so Unzufriedenheiten oder Unbehagen zu verhindern, die sonst möglicherweise entstehen konnten. Wenn sie zum Beispiel mit Freundinnen zusammen war und ein Konflikt zu entstehen drohte, wurde sie nervös und beeilte sich, die Wogen zu glätten. Und zumindest in der Vergangenheit hätte die Angst vor einer solchen Situation möglicherweise ihren Puls beschleunigt – und eine Panikattacke provozieren können.

Laurie stellte fest, dass sie auch solche Überzeugungen mit ihrer neuen Methode des „Entkräftens" verändern konnte. Abends, wenn sie sich mit ihrem Tagebuch hinsetzte, um den Tag Revue passieren zu lassen und über eventuelle Ängste nachzudenken, die womöglich aufgekommen waren, merkte sie, dass solche Selbstaussagen manchmal eine wichtige Rolle gespielt hatten. Wie gewohnt schrieb sie die Selbstaussagen auf, die sie in den jeweiligen Umständen getroffen hatte, analysierte sie rational und führte Gegenargumente auf – nach genau der gleichen Methode, die sie vorher angewendet hatte, um ihre Selbstaussagen über ihr Herz zu analysieren und zu entkräften.

Allmählich gelang es ihr, sich behutsam davon abzubringen, sich für die Gefühle der Menschen in ihrem Umfeld verantwortlich zu fühlen – und das wirkte sich sehr positiv auf ihre eigenen Gefühle aus! Im Laufe der darauf folgenden Monate begann sie allmählich, sich ruhiger und zufriedener zu fühlen, als sie seit dem Tod ihres Vaters hatte sein können.

Wie Sie Ihre eigenen angsterzeugenden Selbstaussagen entkräften können

Wir wollen uns noch einmal ansehen, welche Schritte Laurie befolgte, und sie als Handlungsanweisungen formulieren, die Sie in Ihren Bemühungen, negative und katastrophische Selbstaussagen zu entkräften, umsetzen können.

1. Selbstaussagen erkennen und aufschreiben. Wenn tagsüber Ängste entstehen, beschwichtigen Sie sie mithilfe von SRA. Dann, wenn Sie sich wieder beruhigt haben – entweder kurz nach der Episode oder am selben Abend –, fragen Sie sich: „Was habe ich zu mir gesagt, als ich ängstlich wurde? Welche Gedanken gingen mir durch den Kopf?" Schreiben Sie diese Gedanken in Ihr Notizheft und formulieren Sie sie dabei als Selbstaussagen, zum Beispiel: „Jetzt werde ich gleich ohnmächtig."

Es kann nützlich sein, wenn Sie die Seite in Ihrem Notizheft einteilen, bevor Sie anfangen: Teilen Sie die Seite in zwei senkrechte Hälften ein, indem Sie in der Mitte eine Linie ziehen, von oben nach unten. Schreiben Sie die Selbstaussagen auf die linke Seite und lassen Sie dabei reichlich Platz zwischen den einzelnen Aussagen. (Die rechte Seite wird später verwendet, um die Gegenargumente gegen diese Aussagen aufzuschreiben.)

Um sicherzustellen, dass Sie in diesem Stadium eine möglichst vollständige Liste haben, sollten Sie genau überlegen, ob Sie alle Ihre Überzeugungen über die Bedeutung ihrer körperlichen Symptome aufgeschrieben haben – die schlimmsten Folgen, die Sie sich vorstellen können –, einschließlich körperlicher Katastrophen („Ich sterbe an einem Schlaganfall"), sozialer Katastrophen („Die Leute werden mich auslachen") und emotionaler Katastrophen für Sie oder andere („Meine Kinder werden ohne Mutter zurückbleiben" oder „Ich werde verrückt"). Versuchen Sie es wie in Sitzung sieben mit sequenziellem Fragen („Und dann?"), um jeden Gedanken bis auf die tiefste Ebene zu ergründen.

Wenn Sie Ihre Liste von Selbstaussagen aufschreiben, sollten Sie zusätzlich auch visuelle Vorstellungen darin eintragen, die unter Umständen Ihre Ängste begleiten (dazu später noch mehr).

2. Selbstaussagen analysieren und entkräften. Nehmen Sie sich jede Selbstaussage vor und analysieren Sie sie so gründlich und rational Sie können.

Stellen Sie sich folgende Fragen:

- *Welche Belege gibt es dafür, dass meine Symptome durch* _____ *(ein schwerwiegendes gesundheitliches Problem) verursacht werden?*
- *Ist mir* _____ *(die gefürchtete Katastrophe) schon jemals in der Vergangenheit zugestoßen?*
- *Wenn* _____ *die Ursache meiner Symptome wäre, hätte ich dann nach* _____ *(die Länge der Zeit, seit der Ihre Symptome aufgetreten sind) immer noch keine zusätzlichen Symptome?*
- *Wenn* _____ *die Ursache wäre, warum würden die Attacken dann weiterhin auftreten – und zwar meistens in bestimmten, vorhersehbaren Situationen?*
- *Wenn meine Symptome wirklich durch ein körperliches Problem verursacht würden, warum sollten sie dann verschwinden, wenn ich aus dem Supermarkt laufe?*
- *Was sonst könnte meine Symptome verursacht haben? Angst? Erschöpfung? Anstrengung? Zu viel Koffein? Wut?*
- *Welche Hinweise habe ich auf andere mögliche Ursachen meiner Symptome?* (Versuchen Sie, ebenso eifrig nach Belegen für andere Erklärungen zu suchen, wie Sie nach Beweisen für Katastrophen suchen!)

- *Was ist letztlich dabei herausgekommen, wenn bei mir diese Symptome in der Vergangenheit aufgetreten sind?*
- *Was lässt das über die Ursache(n) meiner Symptome vermuten?*
- *Kenn ich jemanden, der von* _____ (dem schwerwiegenden körperlichen Problem, vor dem Sie Angst haben oder das Sie im Verdacht haben) *betroffen war?*
- *Welche Erfahrungen hat er / sie gemacht, als das Problem aufgetreten ist?*
- *Inwiefern ist meine Situation ähnlich, in welcher Hinsicht verschieden?*
- *Wie wahrscheinlich ist es tatsächlich, dass meine Symptome durch* _____ *verursacht werden?* (Falls Sie zum Beispiel befürchten, dass Ihre Kopfschmerzen bedeuten, dass Sie einen Gehirntumor haben, sollten Sie wissen, dass nicht einmal jeder tausendste Fall von Kopfschmerzen sich letztlich als Folge eines Gehirntumors erweist.)
- *Wie wahrscheinlich ist es tatsächlich, dass mir* _____ *passiert?* (Zum Beispiel kommt ein plötzlicher Herzanfall bei einer gesunden jungen Frau, der ihr Arzt bescheinigt hat, dass sie gesund ist, extrem selten vor. Es kommt extrem selten vor, dass bei einer Panikattacke die betreffende Person in Ohnmacht fällt. Es besteht kein Zusammenhang zwischen Panikstörung und Psychose – also dem Problem, an das die meisten Betroffenen denken, wenn sie befürchten, „verrückt zu werden".)
- *Habe ich auch noch andere Symptome von* _____?
- *Was hat mir mein Arzt zu diesen Symptomen gesagt – und aus welchen Gründen kann ich ihm oder ihr vertrauen oder nicht vertrauen?*
- *Falls meine schlimmsten Befürchtungen wahr wären und ich tatsächlich* _____ *hätte – kann das behandelt werden?*
- *Würden kontrolliertes Atmen und Refokussieren meiner Aufmerksamkeit die Symptome eines Schlaganfalls oder eines Herzanfalls* (oder was immer Sie befürchten) *lindern? Falls nicht, was könnte ich dann aus der Tatsache schließen, dass meine Symptome verschwinden, wenn ich SRA anwende?*
- *Habe ich in der Vergangenheit diese Symptome schon einmal wachgerufen, indem ich mir Sorgen machte?*
- *Was würde* _____ *über diese Symptome glauben oder sagen?* (Beziehen Sie sich hier auf eine Person, die Sie für vernünftig halten und deren „Stimme" Ihnen ein nützlicher Ratgeber sein kann.)
- *Wenn* _____ (die befürchtete Katastrophe) *tatsächlich eintreten würde, was könnte dann im allerschlimmsten Fall passieren?* (Gehen Sie hier von dem schlimmsten nur denkbaren Extrem aus.) *Wie wahrscheinlich ist das? Welcher Aspekt dieses „allerschlimmsten Falls" ist am verstörendsten? Was würde ich machen, wenn das tatsächlich eintreten würde?*
- *Wie bin ich damit fertiggeworden, als* _____ (eine objektiv gefährliche oder furchterregende Situation) *passierte?*

Stellen Sie sich in diesem Zusammenhang außerdem die folgenden Fragen, die Ihnen helfen sollen, Ihren Selbstaussagen noch weiter auf den Grund zu gehen und Gegenargumente zu finden:

- *Wie/wann/wo bin ich zu dieser Überzeugung gekommen, und wodurch hat sie eine solche Macht über mich gewonnen? Könnte das der Grund dafür sein, dass diese Überzeugung so schwierig zu verwerfen ist, obwohl es genügend Beweise dafür gibt, dass sie nicht rational ist?*
- *Reflektiert diese Selbstaussage generelle Überzeugungen über mich und die Welt an sich (Beispiele: „Mir passiert immer das Schlimmste", „Man kann niemandem mehr trauen")? Welche Gründe gibt es für diese Überzeugungen? Wie rational sind sie?*
- *Wie kann ich diese Situation verhindern oder damit fertigwerden? Welche Bewältigungsstrategien habe ich in der Vergangenheit dafür eingesetzt und wie haben sie funktioniert?*

Entwickeln von Gegenargumenten. Während Sie Ihre Selbstaussagen analysieren, sollten Sie versuchen, für jede davon auf der Grundlage dieser Analyse ein Gegenargument zu entwickeln. Normalerweise wird die Analyse für jede Selbstaussage mehrere Gegenargumente ergeben. Schreiben Sie jedes der Gegenargumente auf die rechte Hälfte der Seite, gegenüber der Aussage, auf die es sich bezieht.

3. Wenden Sie diese Methode täglich an. Wenn Sie zum ersten Mal Gegenargumente gegen Ihre Selbstaussagen in einer bestimmten Situation entwickeln, wird Ihnen dieser Prozess als langwierig und vielleicht als schwierig erscheinen; es ist nicht so einfach, eine Situation aus einem anderen Blickwinkel zu sehen, nachdem man jahrelang fast automatisch auf sie reagiert hat. Dieser Prozess wird beim nächsten Mal, wenn Sie eine ähnliche Situation erleben, wesentlich kürzer sein, aber dennoch ist es wichtig, dass Sie Ihre Selbstaussagen systematisch analysieren und erneut Gegenargumente entwickeln und sie schriftlich festhalten; schon der Akt des Aufschreibens wird Ihnen helfen, den neuen Ideen Nachdruck zu verleihen.

Wenn im Laufe eines Tages keine Angstzustände auftreten, werden Sie keine neuen Selbstaussagen haben, die Sie aufschreiben, analysieren und entkräften könnten. Nehmen Sie sich dann am Abend eines solchen Tages stattdessen die Zeit, Ihre frühere Arbeit über Ihre Selbstaussagen noch einmal zu sichten. Denken Sie noch einmal über die jeweiligen Gegenargumente nach, prägen Sie sie sich ein und schreiben Sie eventuelle neue Gegenargumente dazu, die Ihnen inzwischen eingefallen sein mögen.

Denken Sie außerdem darüber nach, welche aktive Rolle Sie bei der Vermeidung von Ängsten gespielt haben – Sie können stolz auf sich sein! Und achten Sie zu guter Letzt darauf, ob Sie aus dem angstfreien Tag irgendwelche nützlichen „Lektionen" mitnehmen können, zum Beispiel: „Wenn ich _____, werde ich nicht ängstlich und dann bekomme ich auch keine Schmerzen im Brustkorb", oder: „Wenn ich unter Atemnot leide, aber dabei daran denke, dass es nur daran liegt, dass ich trainiert habe, dann wird es nicht schlimmer."

Selbstgespräche hinterfragen: Marys Geschichte

Lassen Sie uns ein weiteres Beispiel betrachten, wie die Methode des Hinterfragens von Selbstgesprächen eingesetzt werden kann. Mary entwickelte Panikattacken, als sie Mitte dreißig war. Es gehörte zu Marys beruflichen Aufgaben, bei diversen Meetings das Protokoll zu führen, und sie hatte entsetzliche Angst davor, mitten in einer solchen Sitzung eine Panikattacke zu bekommen. Sie lernte, ihre Aufmerksamkeit zu refokussieren und kontrolliert zu atmen, um sich ankündigende Attacken abzuwenden. Dadurch wurde sie in den meisten Umgebungen wesentlich entspannter, aber in ihrem beruflichen Alltag hatte sie nach wie vor unter starken Ängsten zu leiden.

Als Mary in ihrer Therapie so weit war, an ihren Selbstaussagen zu arbeiten, erkannte sie schnell diverse Aussagen, die sich in den folgenden drei Sätzen zusammenfassen lassen:
- Es wäre mir entsetzlich peinlich, im Büro eine Panikattacke zu haben.
- Meine Kollegen würden denken, dass ich verrückt bin.
- Ich könnte auf keinen Fall wieder ins Büro kommen, nachdem ich dort eine Panikattacke hatte; ich würde mich viel zu sehr schämen.

Mit der Hilfe ihrer Therapeutin wertete Mary ihre Selbstaussagen aus, wobei sie etwas rationalere Kriterien als vorher anlegte. Zuerst fragte sie sich, wie wahrscheinlich es sei, dass sie tatsächlich im Büro eine Attacke erleiden würde, und dabei wurde ihr klar, dass sie seit Beginn der Therapie noch keine einzige Attacke bekommen hatte. Sie wusste, dass das vielleicht passieren konnte, aber sie gestand sich auch ein, dass die Wahrscheinlichkeit dafür sehr gering war – es sei denn, dass sie plötzlich aus irgendeinem unerfindlichen Grund ihre neu erlernten Fertigkeiten vergessen würde!

Als Nächstes räumte sie ein, dass ihre Kollegen wahrscheinlich gar nicht wüssten, was vor sich ging, wenn Mary tatsächlich eine Attacke bekäme. Sie würden höchstens merken, dass sie blass wird, schwitzt und vielleicht etwas abgelenkt wirkt. Mary wurde klar, dass sie, falls ihr jemand aufgefallen war, der blass oder abgelenkt aussah, diese Person nicht für „verrückt" gehalten, sondern wahrscheinlich nur gedacht hatte, dass es ihr „nicht gut geht". Ihre Arbeitskollegen würden zweifellos ebenso reagieren. Und selbst wenn sie wüssten, dass es sich um eine Panikattacke handelte, würden sie sich wahrscheinlich verständnisvoll zeigen.

Als sie dabei war, ihre Selbstaussagen zu analysieren, beschloss Mary, einer Kollegin, zu der sie ein vertrauensvolles Verhältnis hatte, von ihrer Panikstörung zu erzählen. Außerdem überlegte sie sich, was sie tun wollte, falls sie tatsächlich während der Arbeit eine Panikattacke bekommen sollte: Sie würde sagen, sie fühle sich ein bisschen unwohl und sich dann entschuldigen. Sie stellte fest, dass es schon genügte, einen solchen Plan zu haben, wie sie sich im „schlimmsten" Fall verhalten wollte, um ihre entsprechenden Ängste zu reduzieren. Und schließlich beschloss Mary, dass sie, falls sie im Büro eine Attacke hatte, nicht wirklich ihren Job wegen der Blamage würde aufgeben müssen. Nein, eine Attacke im Büro würde ihr keinen Spaß machen – sie wäre ihr sogar ausgesprochen peinlich –, aber sie würde von den Kollegen eher Mitgefühl als Entsetzen erwarten (wenn es überhaupt jemand mitbekam!). Und der Vorfall wäre schon bald wieder vergessen – nämlich spätestens dann, wenn etwas anderes Interessantes im Büro passierte.

Mary schrieb ihre Gegenargumente und Pläne in ihr Notizheft und las sie sich jeden Tag noch einmal durch. Sie erzählte ihrer Freundin in der Firma von ihren Attacken, und sie fing an, sich unmittelbar vor jedem Meeting in Erinnerung zu rufen, was sie im Fall einer Attacke sagen wollte. Bis jetzt ist dieser Fall aber nicht eingetreten.

Marys Beispiel wirft eine entscheidende Frage darüber auf, wie nützlich es ist, die Selbstgespräche zu untersuchen und infrage zu stellen. Bevor sie mit den entsprechenden Übungen anfing, war Mary sich ihrer Überzeugung bewusst: „Es wäre furchtbar, wenn ich im Büro eine Attacke hätte." Da sie jedoch das ganze Thema viel zu verstörend fand, um sich überhaupt damit beschäftigen zu können, setzte sie sich nie wirklich selbst unter Druck, sich ernsthaft zu fragen, wieso das so furchtbar sein würde und was genau eigentlich ihrer Vorstellung nach passieren könnte. Nur durch schonungsloses Hinterfragen ihrer Gedanken – und zwar allen – war sie in der Lage, die darin enthaltenen Verzerrungen und Übertreibungen zu erkennen. Das Problem mit nicht hinterfragten Gedanken ist, dass keine Aussicht besteht, sie durch Logik oder Erfahrung zu verändern. Wie Monster, die in der Fantasie eines Kindes nachts im Kleiderschrank lauern, scheinen solche Vorstellungen immer größer und beängstigender zu werden, solange man die Augen vor ihnen verschließt. Nur durch direkte Konfrontation können sie auf ihr Normalmaß reduziert und letzten Endes besiegt werden.

Andere häufig vorkommende Selbstaussagen:

„Damit werde ich nicht fertig!"

Eine Überzeugung, die häufig bei Panik-Betroffenen vorkommt, wenn sie sich in einer angsterzeugenden Situation befinden, ist die katastrophische Selbstaussage: „Damit werde ich nicht fertig!" Falls Sie das kennen, sollten Sie sich jetzt – während Sie nicht unter Ängsten leiden – ein paar Minuten Zeit nehmen, um diese Aussage im Licht Ihrer jüngsten Panikattacke zu betrachten, und sich Gegenargumente überlegen, um sie zu entkräften. Wenn Sie das nächste Mal eine Angstepisode erleben, bei der diese Aussage auftaucht, sollten Sie die systematische Methode anwenden, um sie zu widerlegen; diese Übung soll Sie lediglich auf eine solche Situation vorbereiten. Um einen Einstieg zu finden, könnten Sie sich einige spezifische Fragen stellen:

- *Habe ich Strategien parat, die ich einsetzen kann, wenn die Angst zuschlägt?* (Falls nicht, sollten Sie noch einmal die Sitzungen fünf bis sieben nachlesen!)
- *Wenn ich früher Panikattacken hatte – selbst die allerschlimmsten –, bin ich, bevor ich überhaupt wusste, was los war, in Ohnmacht gefallen? Musste ich mich übergeben? Hatte ich einen Herzanfall?*
- *Hat es Gelegenheiten gegeben, bei denen ich verhindern konnte, dass aufsteigende Ängste sich zu einer handfesten Panikattacke auswuchsen? Wie habe ich das geschafft? War es ein glücklicher, einmaliger Zufall? Oder ist es etwas, das ich vielleicht reproduzieren könnte?*
- *Wie fühle ich mich normalerweise zwei Stunden nach einer Attacke? Kann ich aufgrund vergangener Erfahrungen erwarten, dass ich einigermaßen gut weitermachen kann, nachdem eine Attacke vorbei ist?*
- *Gibt es Einrichtungen oder Menschen, die ich um Hilfe bitten kann, wenn ich es brauche?*
- *Bin ich in meinem bisherigen Leben schon mit schwierigen Situationen fertiggeworden?* (Schreiben Sie einige der Situationen und Hindernisse auf, die Sie in der Vergangenheit schon bewältigt haben.)
- *In welchen Lebensbereichen habe ich bereits gezeigt, dass ich mit schwierigen Situationen gut fertigwerden kann?* (Kindererziehung? Freundschaft? Beruf? Schule? Familienleben?)
- *Habe ich in meinem Leben schon irgendwelche Probleme überwunden? Irgendwelche Erfolge gehabt?*

Überlegen Sie sich aufgrund der Antworten auf diese Fragen passende Gegenargumente. Schreiben Sie außerdem einige allgemeine, positive Aussagen über Bewältigung dazu, zum Beispiel: „Das schaffe ich!" (siehe Seite 145 für einige Beispiele). Schreiben Sie sich einige Motivationssprüche auf, um sich anzufeuern – und lesen Sie sie auch hin und wieder!

„Ich weiß, dass es einfach furchtbar wird!"

Viele Menschen, die unter Panikattacken leiden, können ihre Attacken schnell überwinden, stellen dann aber fest, dass sie vor einer bevorstehenden Situation immer noch große Angst haben – die sogenannte antizipatorische Angst. Sie ist normalerweise eine Folge von Selbstaussagen wie „In dieser Situation wird es mir furchtbar gehen".

Schon bevor Sie Ihre Attacken vollständig eliminiert haben, können Sie eine Menge tun, um Selbstgespräche zu verändern, die antizipatorische Angst verstärken. Wenn Sie darauf hinarbeiten, solche Selbstgespräche zu eliminieren, werden Sie sogar die Wahrscheinlichkeit reduzieren, überhaupt erst eine Attacke zu bekommen, weil Sie in einer positiveren, weniger ängstlichen Gemütsverfassung an die betreffende Situation herangehen.

Denken Sie zurück an das letzte Mal, als Sie antizipatorische Angst erlebt haben. Erinnern Sie sich an Ihre Selbstaussagen in jener Situation und schreiben Sie sie in Ihr Tagebuch. Analysieren Sie dann diese Aussagen und überlegen Sie sich rationale Gegenargumente. Im Folgenden sind einige Gegenargumente aufgeführt, die Sie verwenden könnten. Achten Sie darauf, sie in geeigneter Weise an Ihre persönliche Situation anzupassen:

- *Ich weiß, dass es mir besser gehen wird, wenn ich erst mal in der betreffenden Situation bin; vorher habe ich immer Angst, aber wenn ich erst einmal so weit bin, geht es mir fast immer schon viel besser.*
- *Die letzten fünf Male, als ich in dieser Situation war, habe ich keine Panikattacke bekommen. Also werde ich auch dieses Mal sehr wahrscheinlich keine haben.*
- *Wenn ich tatsächlich eine Panikattacke bekomme, dann weiß ich, was zu tun ist. Aber das weiß ich auch schon, bevor es so weit ist, und deswegen ist es unwahrscheinlich, dass meine Angst eine Chance haben wird, sich bis hin zu einer voll ausgeprägten Panikattacke auszuwachsen.*
- *Ich befürchte, dass es jemandem auffallen könnte, wenn ich tatsächlich eine Attacke habe. Ich weiß aber aus Erfahrung, dass das eher unwahrscheinlich ist. Als ich _____ erzählte, dass ich eine Panikattacke habe, war sie total erstaunt! Und selbst wenn es jemand bemerkt – was macht das schon?*
- *Ich weiß, dass ich Angstzustände habe. Das ist zwar quälend, aber nicht gefährlich.*
- *Als ich mit einem echten Notfall konfrontiert war, hatte ich keine Panikattacke; mit dieser Sache kann ich auf jeden Fall fertigwerden.*
- *Das Schlimmste, was in dieser Situation passieren kann, ist, dass ich furchtbare Angst habe. Aber auch das werde ich überleben.*

In der nächsten Sitzung bekommen Sie Gelegenheit, eine Methode zum Eliminieren von Panikattacken zu erlernen, die sich bei einer großen Mehrheit von Panik-Betroffenen als erfolgreich erwiesen hat. Außerdem werden Sie mehr erfahren über einige weitere Strategien, um mit antizipatorischer Angst fertigzuwerden. Sie werden mit Sicherheit einige Erfolgserlebnisse haben – die Ihnen noch mehr positive Aussagen liefern werden, die Sie auf die Liste schreiben können!

Entkräften Ihrer Selbstaussagen, während Sie Angst haben

Wenn Sie sich daranmachen, Ihre negativen, katastrophischen Selbstaussagen zu entkräften, ist es sehr wichtig, dass Sie sich jeden Tag etwas Zeit nehmen, um diese Gedanken zu analysieren und sie durch adaptivere Aussagen zu ersetzen. Das erfordert Zeit und Konzentration, und daher müssen Sie sich damit außerhalb der angsterzeugenden Situation beschäftigen. Aber darüber hinaus können Sie anfangen, die Ergebnisse dieser Arbeit auch dann anzuwenden, wenn Katastrophendenken entsteht, und zwar so:

Nachdem Sie über einige Wochen mithilfe von SRA erfolgreich Panik gestoppt haben und meinen, diese Methode gut zu beherrschen, können Sie Ihre SRA-Routine nach und nach in einem Punkt ändern: Wenn Angst entsteht, stoppen Sie Ihr Katastrophendenken (wie gehabt), atmen Sie kontrolliert (wie gehabt) und *fangen Sie dann an, Ihre katastrophischen Gedanken an Ort und Stelle zu entkräften.* Vielleicht werden Sie feststellen, das sich das bereits abgespielt hat, beinahe automatisch, so wie bei Laurie – und falls nicht, fangen Sie ganz gezielt damit an. Dadurch werden Sie Ihre Fähigkeit, Ihre Ängste auf einem „normalen" und beherrschbaren Niveau zu halten, noch weiter verbessern.

Entkräften anderer nachteiliger Überzeugungen

Erinnern Sie sich an Laurie? Nachdem sie an den Selbstaussagen gearbeitet hatte, die *direkt* ihre Panik hervorriefen – ihre tief verwurzelten Überzeugungen über die unheilvolle Bedeutung ihres Herzflatterns –, erkannte sie Überzeugungen und Selbstaussagen in anderen Bereichen, die ihre Ängste verstärkten und dadurch eher *indirekt* die Wahrscheinlichkeit von Panikattacken verstärkten.

Es ist nützlich, daran zu denken, wie universell diese Methode eingesetzt werden kann, um alle möglichen Arten von abträglichen Selbstgesprächen in den Griff zu bekommen – die Selbstgespräche, die direkt Panik hervorrufen; die Selbstgespräche, die Ihre Ängste verstärken und dadurch das Entstehen von Panik begünstigen; und sogar solche Selbstgespräche, die einfach nur dazu führen, dass Sie unzufrieden mit sich selbst sind. Es liegt auf der Hand, dass der letzte Punkt Ihnen helfen kann, Ihre

Lebensqualität zu verbessern. Aber er kann Ihnen auch helfen, Ihre Ängste besser zu beherrschen – denn wenn Sie unzufrieden mit sich selbst sind, können Sie sich verletzlicher fühlen und anfälliger werden für das Auftreten von Angstzuständen in beliebigen Situationen.

Nehmen wir an, Sie wären in Gesellschaft oder im Büro und würden etwas ziemlich Dummes sagen – das kann jedem von uns mal passieren. Aber dann grübeln Sie endlos lange darüber nach, lassen den Vorfall immer wieder vor Ihrem geistigen Auge ablaufen, sagen sich, dass Sie sich zum Gespött der Leute gemacht haben, und fühlen sich deswegen hundsmiserabel. Und Sie wissen, dass Sie einige Nächte schlecht schlafen werden, dass Sie schlechte Laune haben werden und dass Sie am liebsten zu Hause bleiben würden, um niemandem begegnen zu müssen.

Nehmen Sie Ihr Notizheft zur Hand und schreiben Sie alle Ihre Selbstaussagen auf. Dann analysieren Sie sie und schreiben Gegenargumente auf. Wenn Sie fertig sind, könnte die Seite zum Beispiel so aussehen:

Das war wirklich total dumm von mir, das zu sagen; jetzt werden alle denken, dass ich ein kompletter Idiot bin.	*Ja, es war eine Dummheit, das zu sagen, aber die meisten Leute in der Gruppe kennen mich ganz gut und wissen, dass ich kein Idiot bin. Denn immerhin habe ich _____ (notieren Sie stichwortartig ein paar Ihrer Leistungen).*
Ich sage immer die denkbar dümmsten Sachen. Kein Mensch wird jemals wieder mit mir reden wollen.	*Ich gebe durchaus nicht immer nur Dummheiten von mir; ich sage auch viele andere Sachen. Und jeder sagt ab und zu etwas Dummes.*
	Die meisten Menschen beurteilen andere nicht aufgrund einer einzigen Bemerkung; sie beurteilen vielmehr die ganze Persönlichkeit.
	Die meisten Leute sind außerdem noch mit vielen anderen Dingen beschäftigt; sie werden eine einzige unglückliche Bemerkung nicht so wichtig nehmen und sie bald vergessen haben.
	Wenn jemand anders in der Gruppe das gesagt hätte, dann hätte ich vielleicht gelacht, aber es dann schnell wieder vergessen. Man kann davon ausgehen, dass die anderen genauso auf meine Bemerkung reagieren werden.
Wie kann ich diesen Leuten nur jemals wieder unter die Augen treten, nachdem ich mich so komplett blamiert habe?	*Ich bin sicher, dass ich das viel wichtiger nehme als irgendjemand anders.*
	Wenn ich mich wirklich mit dieser Sache so herumquäle, kann ich vielleicht einer Freundin davon erzählen und sie fragen, wie schlimm es sich tatsächlich anhörte.

Ein bemerkenswerter Aspekt an diesem Beispiel – etwas, das häufig auf Selbstgespräche zutrifft – ist, dass in vielen Fällen die Selbstaussagen auf der linken Seite zumindest *teilweise* zutreffen. Denn es ist ja so: Wenn diese Aussagen völlig falsch wären, jeder Grundlage entbehren würden, total verrückt wären, dann hätten Sie sie wahrscheinlich gar nicht erst gemacht. In diesem speziellen Fall haben Sie einen Bock geschossen, was Sie lieber nicht getan hätten, das stimmt schon.

Das Problem ist nicht, dass die Aussagen auf der linken Seite völlig verrückt sind oder total falsch (obwohl das durchaus sein kann). Das Problem ist vielmehr, dass die Aussagen auf der linken Seite maßlos *übertrieben* sind, völlig überzogen und in absoluten Begriffen formuliert – „immer", „kompletter Idiot", „die denkbar dümmsten Sachen". Und indem Sie die Aussagen auf der linken Seite so häufig wiederholen, ohne sie jemals infrage zu stellen, haben Sie ihnen eine unglaubliche Macht verliehen – und müssen dafür einen hohen Preis zahlen. Sie haben sich immer mehr auf diese Aussagen fixiert, akzeptieren sie automatisch und absolut und übersehen dabei völlig die Aussagen auf der rechten Seite, die richtiger sind und sicherlich hilfreicher für Sie.

Diese Methode hilft Ihnen, wieder einen Platz zu schaffen für die Aussagen auf der rechten Seite, und die Gegenargumente wieder auf eine Ebene zu heben, auf der sie mindestens ebenso viel Gewicht haben wie die destruktiven Überzeugungen. Wenn das Nachdenken über Ihre Selbstgespräche Sie dazu bewegen kann, Ihre Selbstaussagen auch nur *infrage zu stellen,* wenn Sie Ihnen in den Sinn kommen, und *in Betracht* zu ziehen, dass sie unrichtig oder übertrieben sein könnten, und Sie daran zu erinnern, dass eine andere Seite der Dinge überhaupt *existiert,* wird dieser Prozess Ihnen sehr helfen.

Weitere Ideen, die Ihnen helfen könnten, Ihre Selbstgespräche infrage zu stellen

Andere Selbstaussagen, die in vielen Fällen zu verstärkten Ängsten führen, sind zum Beispiel: „Ich darf keinen Fehler machen", „Es wird etwas Schreckliches passieren, wenn ich nicht _____", „Andere Leute denken immer, dass ich alles richtig mache, aber tatsächlich vermassle ich es immer", „Er wird denken, dass ich völlig übergeschnappt bin" oder „Ich sollte das nicht für mich tun; ich sollte mich für andere aufopfern". Und natürlich gibt es unzählige andere – ungefähr so viele, wie es Panik-Betroffene gibt. (Bei einer der Übungen am Ende dieser Sitzung werden Sie aufgefordert, Ihre eigenen „Favoriten" zu formulieren.)

Denken Sie daran, dass das *Verfahren* zum Entkräften Ihrer Selbstaussagen immer das gleiche ist, und zwar ganz unabhängig von deren *Inhalt*:

- Identifizieren der Aussage(n), die Sie – implizit oder explizit – sich selbst gegenüber treffen, wenn Sie unter Angstzuständen leiden.
- Analysieren Sie jede Aussage rational, berücksichtigen Sie dabei die Gründe aus neutraler Sicht und suchen Sie aktiv nach positiven, ermutigenden und beruhigenden Aussagen, die Sie treffen können. Entwickeln Sie auf der Grundlage dieser Analyse Gegenargumente und schreiben Sie sie auf.

Da es in den Selbstgesprächen, die beim Entstehen von Panikattacken am häufigsten und unmittelbarsten eine ursächliche Rolle spielen, um Ängste wegen körperlicher Empfindungen geht, sind in dem Info-Kasten (s. unten) zwölf nützliche Fragen aufgeführt, die Sie bei der Analyse solcher Selbstaussagen heranziehen können.

Sie könnten überlegen, diese Liste auszudrucken und bei sich zu führen, sodass Sie sie zur Hand haben, wann und wo immer Sie sie brauchen.

- Nutzen Sie diese Methode jeden Tag oder Abend, während Sie gleichzeitig SRA einsetzen, sobald Sie Angstzustände bekommen.

Zwölf Fragen, um Ihre katastrophischen Selbstaussagen zu entkräften

(Stellen Sie diese Fragen, wann immer etwas in Ihrem Körper vor sich geht, was Ängste vor einer Katastrophe auslöst.)

1. *Wovor* habe ich Angst? Was ist das Schlimmste, was passieren könnte?
2. Welche *Gründe* gibt es für diese Angst?
3. Was sagt mein *Arzt* zu dieser Angst, auf welchen Gründen beruht seine Meinung, und kann ich aufgrund der bisherigen Erfahrungen, die ich mit ihm gemacht habe, auf das Urteil des Arztes vertrauen?
4. Wie oft erlebt jemand in *meinen Umständen* die von mir befürchtete Katastrophe? (Wie oft kommt es zum Beispiel vor, dass eine 35-jährige, gesunde Frau ohne vorherige Herzbeschwerden und ohne Vorwarnung einen Herzanfall erleidet und daran stirbt?)
5. Kenne ich jemanden persönlich, der die von mir befürchtete Katastrophe erlebt hat, und in welcher Hinsicht unterschieden sich seine *Umstände* von meinen?
6. Welche *anderen* Ursachen könnten meine Symptome haben? (Könnten es körperliche Gründe sein, zum Beispiel zu viel Hektik oder zu viel Koffein? Sorgen über die Sicherheit meines Kindes auf dem Spielplatz oder ein Meeting im Büro?)
7. Treten genau die gleichen Symptome auch bei *anderen* Panik-Betroffenen auf, und was könnte das im Hinblick auf meine Situation bedeuten?
8. Was ist die letzten fünf Male, als ich diese Symptome hatte, am Ende *tatsächlich* passiert, und was sagt mir *das*?

9. Kann es sein, dass meine Symptome etwas mit Angstzuständen zu tun haben *könnten?* Falls ja, wie könnten Sie entstanden sein? (Denken Sie zum Beispiel daran, dass Verspannungen der Muskulatur zu Schmerzen im Bereich des Brustkorbs führen können, Hyperventilieren Schwindelgefühle erzeugen kann, Adrenalin den Puls beschleunigen kann und Noradrenalin zu Erinnerungslücken und zu Störungen des klaren Denkens führen kann.)

10. Werden meine Symptome *gelindert,* wenn ich langsamer atme? Was lässt *das* über die Ursachen der Symptome vermuten?

11. Woher kam meine Angst vor dieser Katastrophe *ursprünglich?* (Denken Sie daran: Wenn der Ursprung Ihrer Angst ein schreckliches Ereignis in Ihrem Leben war, verleiht das Ihrer Angst zusätzliche Macht, aber es macht es nicht *wahrscheinlicher,* dass Ihnen die Katastrophe zustößt.) Macht ≠ Wahrscheinlichkeit

12. Was würde meine beste Freundin zu meinen Ängsten sagen, wenn sie jetzt hier wäre, und kann ich mir das nicht auch *selbst* sagen?

Vielleicht fallen Ihnen noch weitere Fragen ein, um die Sie diese Liste ergänzen können, die auf Ihre persönlichen Umstände passen und die Ihnen unter Umständen helfen können, etwas rationalere und adaptivere Sichtweisen Ihrer Situation zu entwickeln.

Nach und nach werden Sie sich dann diese Perspektiven zu eigen machen.

Hier ist noch ein Schritt, um den Sie die grundlegende Methode ergänzen können:

- Lesen Sie sich die Gegenargumente immer wieder durch. Geben Sie Ihnen die Chance, so wirkungsvoll, eingeübt und automatisch zu werden wie die Selbstaussagen, die Ihnen so große Schwierigkeiten gemacht haben!

So könnten Sie zum Beispiel die Gegenargumente aussuchen, die Sie am überzeugendsten finden, und sie zu sehr kurzen Aussagen verdichten. Schreiben Sie diese Statements auf eine Karteikarte und befestigen Sie diese Karte an Ihrem Spiegel, sodass Sie sie jeden Morgen lesen. Führen Sie eine zweite Karte immer mit sich, damit Sie sie im Laufe des Tages bei passenden Gelegenheiten lesen können – und zwar immer dann, wenn Sie das Gefühl haben, an die Gegenargumente erinnert werden zu müssen, aber auch bei jeder anderen Gelegenheit, wenn es Ihnen gerade in den Sinn kommt. Dieses häufige Nachlesen kann den Prozess der Veränderung beschleunigen. Immerhin haben Sie die ursprünglichen, *schädlichen* Aussagen jahrelang im Selbstgespräch wiederholt; daher ist es nur recht und billig, den nützlichen Gegenargumenten ebenso viel Zeit zu geben!

Und schließlich werden Sie es vielleicht nützlich finden, sich einige allgemeine, ermutigende, positiv-bewältigende Aussagen auszudenken, die Sie hin und wieder nachlesen und sich ins Gedächtnis rufen können – einige „generelle" Gegenargumente gegen die Zweifel, die Sie vielleicht nach wie vor im Hinblick auf Ihre Fähigkeit haben, Ihre Ängste in den Griff zu bekommen. Falls Sie den Empfehlungen auf Seite 144 bis 150 gefolgt sind, haben Sie bereits einige spezifische Gegenargumente gegen die Aussage „Damit werde ich nicht fertig!" entwickelt, die immer dann auftaucht, wenn Sie Angstzustände bekommen. Aber außerdem sollten Sie eine Liste mit allgemeineren Aussagen anlegen, die Sie bei sich tragen und häufig zu Rate ziehen können, um diesen Erkenntnissen in Ihrem Leben mehr Geltung zu verschaffen. Eine solche Liste könnte zum Beispiel so aussehen:

- *Ich bin wirklich mutig, mich so in die Welt hinaus zu trauen und gegen meine Ängste anzugehen.*
- *Ich habe wirklich ganz schön viel Rückgrat, so hartnäckig am Ball zu bleiben.*
- *Ich habe viele verschiedene Arten gelernt, meine Ängste in den Griff zu bekommen.*
- *Ich beobachte echte Veränderungen an mir.*
- *Ich werde jeden Tag selbstständiger.*
- *Ich werde mit vielen neuen und unbekannten Situationen sehr gut fertig.*
- *Ich dachte, _____ würde mich überfordern, aber ich bin bestens damit klargekommen.*
- *Ich fange an, mich anders zu fühlen. Meistens geht es mir gut, und manchmal fühle ich mich regelrecht wagemutig!*
- *Ich fange an, wirklich zu verinnerlichen, dass meine Ängste mir nicht schaden und mir nicht schaden werden, obwohl sie unangenehm sind.*
- *Es wird mir immer besser gehen, solange ich mit dem Selbsthilfeprogramm weitermache.*
- *Es finde es toll, mich mutiger zu fühlen!*

Arbeiten mit Gedankenbildern

Manchmal handelt es sich bei den mentalen Vorgängen, die Ihre Ängste erzeugen oder verstärken, nicht um eigentliche *Gedanken*, die ohne Weiteres in *verbale* Selbstaussagen umgesetzt werden können. Vielmehr kann sich auch – wie bei Caroline in Sitzung sieben – ein plötzliches *visuelles* Bild einstellen, das Sie in Angst und Schrecken versetzt, ein Bild, das ihre tiefsten Ängste einfängt und aufdeckt.

Janet begab sich in Behandlung, nachdem Sie eines Tages beinahe in Ohnmacht gefallen wäre und dieses Problem sich bald zu täglich wiederkehrenden Episoden von Benommenheit und Schwindelgefühlen ausgewachsen hatte. Wie Laurie sprach sie gut auf SRA an. Vor allem durch kontrolliertes Atmen konnte sie das Hyperventilieren unter Kontrolle bringen, dass zu diesen Anfällen von Benommenheit und Schwindelgefühlen führte. Aber sie spürte auch weiterhin ein über längere Zeiten anhaltendes Unwohlsein. Es wurde Zeit, dass sie begann, ihre zugrunde liegenden Ängste und Selbstaussagen in Angriff zu nehmen.

Als Janet begann, nach den Auslösern ihrer Symptome zu suchen, war sie sich nur der Angst bewusst, bei solchen Episoden infolge ihrer Schwindelgefühle in Ohnmacht zu fallen. Als sie jedoch die Abfolge ihrer Ängste noch genauer hinterfragte, wurde ihr klar, dass sie bei solchen Gelegenheiten ein plötzliches Bild von sich selbst vor Augen hatte, wie sie auf dem Boden lag und Passanten an ihr vorbeigingen, gar über sie hinwegstiegen, ohne sie zu beachten oder innezuhalten, um ihr zu helfen. Als sie noch tiefer vordrang, erkannte sie, dass sie eine tief sitzende Angst davor hatte, *allein zu sterben* – eine Angst, die ihr „albern" vorkam, die aber, wie sie unter Tränen berichtete, nur allzu real war.

Janet gelang es nicht, zu rekonstruieren, aus welchen Gründen sie diese Angst entwickelt hatte. (Um eine solche Angst aufzulösen, kann es sehr hilfreich sein, die Ursprünge der betreffenden bildlichen Vorstellung zu rekonstruieren, weil man dadurch sehr klar die Unterschiede zwischen der aktuellen Situation und den Umständen, die ursprünglich zur Entstehung dieser Angst führten, erkennen kann.) Aber dennoch war sie in der Lage, sich mit dieser visuellen Vorstellung und der durch sie erzeugten Angst auseinanderzusetzen, bis dieses Bild schließlich einen großen Teil seiner Macht über sie verlor und dann auch die letzten Spuren von Benommenheit und Schwindelgefühlen verschwanden.

Janets Situation ist keineswegs außergewöhnlich; viele Panik-Betroffene berichten, dass bei ihren Angstzuständen immer wieder eine bildliche Vorstellung von einem wie auch immer gearteten katastrophalen Ereignis auftritt. Eine solche Vorstellung ist eigentlich nichts anderes als die visuelle Version einer Selbstaussage. Und zweifellos ist eine der Methoden, mit einem solchen Bild zu arbeiten, es in Worte zu fassen. So konnte zum Beispiel in Janets Fall das Bild in die Aussage „Ich werde allein sterben" übersetzt werden. Da ein Bild jedoch in seiner visuellen Form am machtvollsten ist, ist es wahrscheinlich am vielversprechendsten, mit einem „visuellen Gegenargument" dagegen anzukämpfen.

Janet entschied sich, ihrer bildlichen Vorstellung die Macht zu nehmen, indem sie ein *Gegenbild* entwickelte – ein Bild, das einen neuen Ausgang für das alte, verstörende Bild aufzeigte. Sie stellte sich vor, wie sie in Ohnmacht fiel und ausgestreckt auf dem Boden lag, eine originalgetreue Wiederholung der Ausgangssituation ihres gewohnten Bildes. Aber dann stellte sie sich vor, dass ein Passant sich über sie beugte, sanft zu ihr sprach, ihre Kleidung lockerte, bis sie schließlich wieder zu sich kam, und er ihr aufhalf – gesund und munter und nicht mehr allein.

Nach einigen Wochen beschloss Janet, das Bild wieder zu verändern, und zwar in eine noch gesündere, aktivere und ermutigendere Version. Sie stellte sich vor, wie sie *anfing*, das Bewusstsein zu verlieren, aber dann SRA anwendete, bis das Schwindelgefühl verflogen war und sie ganz normal das fortsetzen konnte, womit sie gerade beschäftigt war – ganz sicher und ruhig.

Janet fing an, ihr neues Bild jeden Abend zu üben, wenn sie zu Bett gegangen war. Sie entspannte sich, stellte sich vor, in Ohnmacht zu fallen, und ließ dann vor ihrem geistigen Auge ihr Gegenbild erscheinen, möglichst klar und detailreich. Sie achtete darauf, sich nicht nur die visuellen Einzelheiten des neuen Bildes möglichst lebhaft einzuprägen, sondern auch die neuen *Gefühle*, die sich einstellten – eine tief empfundene Souveränität und Ruhe. Manchmal variierte sie Einzelheiten, aber die Hauptelemente der Szene blieben immer gleich. Allmählich verlor das alte Bild seine Macht und quälte sie schließlich immer seltener.

Janet setzte die visuellen Techniken zusätzlich ein, während sie auch weiterhin ihre Selbstaussagen auf die gewohnte Art und Weise entkräftete. Tatsächlich bestand der größte Teil ihrer Selbstgespräche aus verbal gefassten Gedanken und musste auch auf der verbalen Ebene behandelt werden, aber das „Bild-Management" verschaffte ihr eine weitere Waffe bei ihrem Frontalangriff auf ihre Panik.

Zusammenfassung

Wenn Sie körperliche Empfindungen oder frühe Anzeichen von Angst spüren, sollten Sie SRA einsetzen, ganz so, wie Sie es gelernt und seit einiger Zeit praktiziert haben. Etwas später, wenn Sie wieder ruhig sind, sollten Sie die Selbstaussagen, die Sie dabei gemacht haben, identifizieren, analysieren und dann auf der Grundlage Ihres rationaleren Denkens entsprechende Gegenargumente entwickeln. Schreiben Sie sie alle in Ihr Notizheft und spielen Sie Ihr „neues Denken" möglichst oft durch, um dieser neuen und adaptiveren Stimme in Ihrem Kopf mehr Nachdruck zu verleihen.

Wenn Sie sich Ihrer neuen Fertigkeiten sicher sind, eine sich ankündigende Attacke nach Belieben stoppen zu können, dann können Sie versuchen, Ihr neues Denken auch dann anzuwenden, wenn Sie von Ängsten geplagt werden: „Ich weiß, dass ich nur ein bisschen Angst vor der Prüfung morgen habe. Ich bin nicht krank, sondern nur ein bisschen nervös. Ich werde einfach tief durchatmen, bis es weggeht." Zunächst sollten Sie jedoch einfach SRA anwenden, wenn die Angst Sie packt, und irgendwann später am selben Tag an ihren Selbstgesprächen arbeiten.

Suchen Sie sich eine Tageszeit, zu der Sie dieser neuen Strategie genug Zeit und Konzentration widmen können, um daraus den größtmöglichen Nutzen zu ziehen. Indem Sie regelmäßig Ihre katastrophischen Überzeugungen infrage stellen und entkräften, können Sie einen wichtigen Beitrag leisten, um sich *dauerhaft* von Panik zu befreien.

In der folgenden Sitzung wird eine Methode zum Überwinden von Panik vorgestellt, die als „Exposition" (oder „Konfrontation") bekannt ist. Obwohl eine Expositionstherapie nicht auf Katastrophendenken abzielt, sondern vielmehr auf Panikattacken und Vermeidung, haben entsprechende Studien gezeigt, dass sie auch katastrophisches Denken reduziert. Selbst wenn Sie also noch sehr damit zu kämpfen haben – lesen Sie weiter und fassen Sie sich ein Herz!

Übung für Sitzung acht

ÜBUNG

I. Tagebuchschreiben

Nutzen Sie auch weiterhin Ihr Tagebuch, um darin Panik-Episoden zu protokollieren und andere relevante Informationen festzuhalten.

II. Kontrolliertes Atmen und SRA

Setzen Sie Ihre Übungen fort.

III. Entkräften Ihrer katastrophischen Selbstaussagen

A. Identifizieren Sie jeden Tag die Selbstaussagen, die in Verbindung mit Angstzuständen vorgekommen sind, und halten Sie sie in Ihrem Notizheft fest, entweder kurz nach der betreffenden Episode oder am Abend desselben Tages.

B. Analysieren Sie diese Aussagen, indem Sie Fragen stellen, wie sie auf Seite 144 bis 150 vorgeschlagen wurden. Formulieren Sie aufgrund der Ergebnisse Ihrer Analyse geeignete Gegenargumente. Schreiben Sie sie neben die Selbstaussagen, auf die sie sich beziehen, in Ihr Tagebuch.

C. An Tagen, an denen keine Angstepisoden vorkommen, sollten Sie noch einmal Ihre frühere Arbeit durchlesen und dabei auf Faktoren achten, die dazu beigetragen haben könnten, dass Sie an diesem Tag angstfrei waren.

IV. Einschätzen der Auswirkungen negativer Überzeugungen

A. Denken Sie über die herabsetzenden, pessimistischen, negativen Aussagen nach, die Sie in verschiedenen Situationen zu sich selbst sagen, und suchen Sie daraus drei bis fünf „Favoriten" aus – damit sind Aussagen gemeint, die Sie ziemlich oft oder gewohnheitsmäßig treffen. Dazu könnten zum Beispiel solche Aussagen zählen:

Niemand interessiert sich dafür, wie ich mich fühle.

Ich kann einfach nichts richtig machen.

Sei nicht so _____ (albern, dumm, fordernd etc.).

Man kann einfach niemandem trauen; ständig werde ich enttäuscht.

Es passieren furchtbare Dinge, wenn ich mich nicht ständig selbst beobachte.

B. Lesen Sie sich diese Liste langsam durch und lassen Sie dabei jede Aussage richtig „sacken". Wie haben Sie sich gefühlt, während Sie die Liste lasen, und wie, als Sie damit fertig waren? Traurig? Ängstlich? Unfähig? Schuldbewusst?

V. Ändern chronischer negativer Überzeugungen

A. Suchen Sie sich die Aussage aus der eben fertiggestellten Liste heraus, die nach Ihrem Gefühl die destruktivste ist und die Sie gern ändern würden.

B. Analysieren und entkräften Sie diese Aussage, wie Sie es gelernt haben, berücksichtigen Sie dabei Argumente aus aktuellen und vergangenen Erfahrungen und versuchen Sie, rationalere und positivere Aussagen zu finden. Fragen Sie sich, wo die betreffende Aussage ursprünglich hergekommen ist – wessen „Stimme" sie reflektiert – und überlegen Sie, ob das eine Stimme oder Botschaft ist, die Sie auch weiterhin hören wollen.

C. Versuchen Sie in der kommenden Woche, sich dabei zu „ertappen", wann immer Sie diese spezielle Aussage oder Überzeugung sich selbst gegenüber machen, und entkräften Sie sie dann sofort. Gehen Sie jeden Abend noch einmal die entsprechenden Gegenargumente durch, und versuchen Sie, weitere zu finden.

VI. Entwickeln positiver Alternativen

A. Nehmen Sie sich irgendwann abends eine halbe Stunde Zeit, um eine einmalige Aufgabe zu erledigen: Setzen Sie sich, entspannen Sie sich und erinnern Sie sich an eine erfolgreiche Phase oder Erfahrung in Ihrem Leben. Sie könnten zum Beispiel an eine Zeit denken, als Sie allen Ängsten zum Trotz eine Aufgabe erledigt haben und darauf besonders stolz waren, oder an eine Zeit in Ihrem Leben, als Sie – aus welchen Gründen auch immer – sich besonders mutig und stark und glücklich fühlten.

Wenn Sie die Erinnerung an diese Zeit wachgerufen haben, verwenden Sie ein paar Minuten darauf, sie möglichst lebhaft auszuschmücken, um sie wirklich genießen zu können und die positiven Gefühle, die dabei wachgerufen wurden, zu verinnerlichen.

B. Nehmen Sie nun Ihr Notizheft zur Hand und schreiben Sie eine Liste all den positiven, beruhigenden, selbstbewussten und zuversichtlichen Selbstaussagen auf, die Ihnen einfallen – über sich selbst, Ihre Fähigkeiten und das Überwinden Ihrer Ängste.

C. Lesen Sie diese Liste durch, wann immer Sie sich verletzlich oder angsterfüllt oder unzulänglich fühlen. Nehmen Sie sich die Zeit, sich an die positiven Gefühle zu erinnern, die Sie bei der vorstehenden Übung empfanden, und Sie wieder aufleben zu lassen. Versuchen Sie, diese Aussagen als Ihre beständigeren Kameraden zu „adoptieren", damit sie jene positive Stimme in Ihnen stärken können.

Und wenn Sie Erfolge haben, gute Tage, sich gut fühlen, dann schreiben Sie das mit auf die Liste!

9. | Sitzung neun: Erobern Sie sich Ihr Leben zurück

Falls Sie dieses Buch lesen, weil Sie unter Panikattacken leiden, ist Ihr Leben sicherlich in der einen oder anderen Form durch Ihre Panik eingeschränkt worden. Vielleicht haben Sie begonnen, ganz gezielt bestimmte Situationen zu meiden. Oder Sie zwingen sich, angsterzeugende Umstände auszuhalten, passen dann aber Ihr Verhalten in mancherlei Hinsicht an, um die Wahrscheinlichkeit zu reduzieren, von einer Attacke heimgesucht zu werden.

Vielleicht kaufen Sie jetzt in anderen Läden als früher ein, nicht mehr in großen, unpersönlichen Geschäften, sondern eher in kleineren, wo nicht so viele Menschen sind. Vielleicht kaufen Sie nur noch ein, wenn die Läden nicht so überfüllt sind, oder nur noch, wenn Ihr Partner oder eines Ihrer Kinder Sie begleiten kann. Unter Umständen sind Sie früher shoppen gegangen, weil es Ihnen Spaß machte, während Sie heute nur noch losgehen, wenn es zwingend notwendig ist. Oder vielleicht haben Sie es ganz aufgegeben, einkaufen zu gehen.

Vielleicht haben sich auch beim Autofahren Einschränkungen ergeben. Womöglich fahren Sie nur noch bei Tageslicht, auf kleineren Straßen oder auf mehrspurigen Straßen nur noch auf der rechten Fahrspur (damit Sie leichter rechts ranfahren können, falls es notwendig werden sollte). Vielleicht fahren Sie manchmal los, werden dann aber durch Ihre Ängste gezwungen, auf halber Strecke wieder umzukehren.

Womöglich stellen Sie manchmal fest, dass es Ihnen plötzlich widerstrebt, aus dem Haus zu gehen oder auch nur allein zu Haus zu sein, obwohl Sie eigentlich großen Wert auf Ihre Unabhängigkeit legen. Wenn Sie verreisen und in einer fremden Stadt ankommen, kann es sein, dass Sie als Erstes die örtlichen Notfallambulanzen ausfindig machen – „nur für alle Fälle".

Wie auch immer diese Einschränkungen im Einzelnen aussehen mögen – wahrscheinlich hassen Sie sie von ganzem Herzen, und zwar ganz unabhängig davon, ob sie kaum spürbar oder ganz massiv sind. Und das sollten Sie auch, denn Ihre Freiheiten sind Ihnen genommen worden: die Freiheit, dort hinzugehen, wo Sie wollen, wann Sie wollen und mit wem Sie wollen; die Freiheit, unbeschwert Entscheidungen treffen zu können, ohne ständig Rücksicht auf Ihre Panik nehmen zu müssen.

Dieses Kapitel soll Ihnen zeigen, wie Sie sich Ihr Leben zurückerobern können.

* * *

Zunächst wollen wir uns noch einmal kurz in Erinnerung rufen, wie Vermeidung überhaupt erst entsteht. Stellen Sie sich ein Kind vor, dass plötzlich und unerwartet von einem großen, schwarzen Hund angefallen und gebissen wird und dadurch völlig verängstigt wird. Es ist zu erwarten, dass es von diesem Moment an schon beim bloßen Anblick eines Hundes – selbst hinter einem Zaun – große Angst bekommen wird.

Ganz ähnlich wird es wahrscheinlich bei Ihnen Angst erzeugen, wenn Sie in eine Situation geraten, in der Sie früher schon einmal eine Panikattacke hatten, da alle möglichen erneut auftretenden Auslösereize Sie an die frühere Episode „erinnern"; Sie verbinden nun Reize, die früher harmlos waren – Anblicke, Geräusche, Gerüche und andere Begleitumstände – mit Angst. Und leider können die Ängste, die Sie jetzt verspüren, genau die Empfindungen, die Sie mit aller Kraft vermeiden wollen, *verstärken*, weil die aktuellen Umstände mit früheren Panikattacken assoziiert sind.

Vielleicht werden Sie einfach davor zurückschrecken, sich einer solchen Situation noch einmal auszusetzen, weil Sie davor zu große Angst haben. Oder Sie könnten versuchen, sich der Situation auszusetzen, aber dann aufgrund der früheren Erfahrung noch stärkere Ängste bekommen und daraus den Schluss ziehen, dass Sie völlig recht hatten, sich vor dieser Situation zu fürchten! Leider ist das Endergebnis solcher Erfahrungen nur allzu oft, dass das Vermeidungsverhalten allmählich immer ausgeprägter wird und auf immer mehr Situationen übergreift.

Schritt für Schritt: graduierte Exposition

Das Therapieverfahren der graduierten Exposition (oder systematischen Desensibilisierung) zielt darauf ab, Ihnen die Aktivitäten wieder zu ermöglichen, die Sie gemieden haben, indem Sie sich wiederholt entsprechenden Situationen aussetzen, bis sie Ihnen keine Angst mehr machen. Kurz gesagt werden dabei zunächst die Situationen identifiziert, die Angst erzeugen; dann wird jede dieser Situationen in eine Reihe von leichter zu bewältigenden Einzelschritten zerlegt; und dann werden diese Schritte einer nach dem anderen abgearbeitet, bis erreicht wurde, dass Sie in einer entsprechenden Situation keine Schwierigkeiten mehr haben.

Im ersten Teil dieser Sitzung wird gezeigt, wie man eine Expositionshierarchie entwickelt – das ist lediglich eine hochgestochene Bezeichnung für eine Liste von angsterzeugenden Aktivitäten und Situationen. Diese Liste wird in Segmente (leichter zu bewältigende Aufgaben) gegliedert, die wiederum nach Schwierigkeit geordnet werden, vom einfachsten Segment bis hin zum schwierigsten. Im zweiten Teil der

Sitzung wird dann gezeigt, wie Sie diese Liste (die Hierarchie) systematisch nutzen können, um Ihre Ängste vor solchen Situationen und Aktivitäten nach und nach abzubauen.

Wie graduierte Exposition funktioniert. Dieser Prozess lässt sich am besten veranschaulichen, wenn Sie sich einmal für einen Moment vorstellen, dass Sie furchtbare Angst vor Wasser haben. Um eine Expositionshierarchie zu entwickeln, mit der Sie diese Angst allmählich überwinden können, kann zum Beispiel die erste Aufgabe – der erste Schritt in Ihrer Hierarchie – darin bestehen, fünf Minuten lang etwa sechs Meter vom Wasser entfernt am Strand zu sitzen. Nachdem Sie diese Aufgabe mehrere Male nacheinander erfolgreich bewältigt haben – und zwar so oft, bis Sie keine Angst mehr haben –, würden Sie sich an die nächste Aufgabe machen und sich vielleicht nur einen halben Meter vom Wasser entfernt hinsetzen. Beim nächsten Schritt könnten Sie dann den großen Zeh ins Wasser tauchen; dann bis zu den Knien hineinwaten, dann bis zur Hüfte, und schließlich würden Sie so weit ins Wasser gehen, bis es Ihnen bis zu den Schultern reicht. Über kurz oder lang können Sie, sobald Sie angstfrei bis zu den Schultern ins Wasser gehen können, noch einen Schritt weiter gehen und sich Wasser ins Gesicht spritzen, bis Sie zu guter Letzt den ganzen Kopf unter Wasser tauchen können.

Der springende Punkt dabei ist, dass Sie nicht versuchen sollten, Ihre Angst vorm Wasser zu überwinden, indem Sie vom Bootssteg kopfüber hineinspringen. Es ist am besten, sich der Situation *stufenweise* anzunähern – in *kleinen Schritten,* angefangen mit dem einfachsten bis hin zum schwierigsten. Jedes Mal, wenn Sie eine neue Aufgabe in Angriff nehmen, werden Sie zunächst etwas Angst davor haben. (Als Sie beim ersten Mal immerhin sechs Meter vom Wasser entfernt saßen, waren Sie wahrscheinlich trotzdem ein bisschen nervös.) Aber jedes Mal, wenn Sie sich der Situation erneut aussetzen, nimmt Ihre Angst etwas ab.

Wie könnte also eine Expositionshierarchie für eine Person mit Panikstörung aussehen? Wir wollen uns das anhand eines Beispiels näher ansehen.

Neds Expositionshierarchie

Neds Panikstörung begann, als es in seiner Ehe kriselte und seine Mutter im Sterben lag. Eines Tages, als er spätnachmittags ins Krankenhaus fuhr, um sie zu besuchen, hatte er plötzlich das Gefühl, er würde ohnmächtig werden. Er fuhr rechts ran und konnte dann nach ein paar Minuten weiterfahren, fühlte sich aber den ganzen Rest des Nachmittages schwach und zittrig.

Seit diesem Vorfall hatte Ned immer größere Schwierigkeiten beim Autofahren. Seine Panikattacken im Auto wurden immer häufiger und heftiger. Er reagierte darauf, indem er seine Fahrgewohnheiten immer mehr änderte, bis er schließlich das Gefühl hatte, nur noch bestimmte Strecken zu bestimmten Tageszeiten fahren zu können. Obwohl er häufig fuhr, ohne eine Attacke zu erleben, hatte er ständig Angst davor, dass jederzeit eine passieren könnte. Letzten Endes war er kaum noch in der Lage, überhaupt Auto zu fahren, ganz unabhängig von den Umständen.

Zum Glück erzählte Ned seinem Arzt von diesen Schwierigkeiten, der Ned daraufhin in eine Therapie überwies, bevor seine Panikattacken auf Lebensbereiche außerhalb des Autos übergreifen konnten. Das wichtigste Ziel der Therapie war für Ned, ihm wieder normales Autofahren zu ermöglichen.

Entwickeln seiner Hierarchie. Neds erste Aufgaben in der Therapie waren, die Techniken von kontrolliertem Atmen und SRA beherrschen zu lernen, die Sie bereits in den Sitzungen fünf und sechs kennengelernt haben. Dann begann er, sein Katastrophendenken in Angriff zu nehmen (zum Beispiel: „Ich werde ohnmächtig und baue einen Unfall!"). Als das erreicht war, machten er und sein Therapeut sich daran, eine *Expositionshierarchie* zu entwickeln.

Ned wurde klar, dass es von verschiedenen Aspekten der jeweiligen Situation abhing, wie unwohl er sich beim Fahren fühlte. In seinem Fall hing das zum Beispiel von folgenden Faktoren ab:

- Ob er allein war oder nicht. (Ned hatte weniger Angst, wenn jemand bei ihm im Auto war, obwohl er selbst fuhr.)
- Ob es hell oder dunkel war. (Bei Dunkelheit hatte er mehr Angst, weil die Straße schlechter zu erkennen war.)
- Ob schwacher oder starker Verkehr herrschte. (Bei schwachem Verkehr fühlte er sich sicherer, weil er langsamer fahren und mehr Abstand zu den anderen Fahrzeugen halten konnte.)
- Ob er ohne Schwierigkeiten rechts ranfahren konnte. (Ned bevorzugte zweispurige Straßen oder, auf einer vierspurigen Autobahn, die rechte Fahrspur.)
- Ob er die Strecke kannte. (Vertraute Strecken waren weniger schwierig für ihn.)

Nachdem Ned über die verschiedenen Faktoren nachgedacht hatte, die Einfluss darauf hatten, wie viel Angst er beim Fahren bekam, variierte er sie einfach, um seine Expositionshierarchie zu entwickeln – seine eigene Liste von Aufgaben, die mit Autofahren zu tun hatten, geordnet von der einfachsten zur schwierigsten. Die ersten acht Punkte sahen ungefähr so aus:

1. Bei Tageslicht mit Begleitperson auf einer Landstraße fahren (am einfachsten).
2. Bei Tageslicht allein auf einer Landstraße fahren.
3. Mit Begleitperson auf einer vertrauten Strecke außerhalb der Hauptverkehrszeit in der Stadt fahren.
4. Allein auf einer vertrauten Strecke außerhalb der Hauptverkehrszeit in der Stadt fahren.
5. Bei Dunkelheit mit Begleitperson auf einer vertrauten Strecke in der Stadt fahren.
6. Bei Dunkelheit allein auf einer vertrauten Strecke in der Stadt fahren.
7. Bei Tageslicht mit Begleitperson auf einer vierspurigen Stadtautobahn außerhalb der Hauptverkehrszeit fahren, aber dabei auf der rechten Fahrspur bleiben.
8. Bei Tageslicht allein auf einer vierspurigen Stadtautobahn außerhalb der Hauptverkehrszeit fahren und dabei auf der rechten Fahrspur bleiben (die schwierigste der acht Aufgaben).

In ihrer endgültigen Fassung bestand Neds Liste allerdings aus ganz spezifischen und konkreten Aufgaben. So lautete der erste Punkt zum Beispiel: „Um zwei Uhr nachmittags mit meinem Freund Jerry über die Midtown Road fahren." Die hier aufgeführte Liste enthält allgemeinere Beschreibungen, um zu zeigen, wie Ned die einzelnen Faktoren variierte, um den Schwierigkeitsgrad allmählich zu steigern.

Anwenden der Hierarchie. Wie hat Ned also seine Hierarchie *angewendet*, um seine Angst vorm Autofahren zu überwinden? Er legte den Tag fest, an dem er anfangen wollte, und an diesem Tag erledigte er Aufgabe 1 – eine Fahrt über die Midtown Road um zwei Uhr nachmittags in Begleitung seines Freundes Jerry. Vor Fahrtantritt und zu Beginn der Fahrt war er ziemlich ängstlich, konnte seine Angst aber mithilfe von SRA etwas abbauen. Und er wiederholte diese Übung – auf der Midtown Road entlangfahren –, bis er keine Angst mehr hatte und sich dabei einigermaßen entspannt fühlte. Dann beendete er die Expositionsübung für diesen Tag. Als Ned wieder zu Hause war, protokollierte er die Übung in seinem Tagebuch und hielt auch fest, wie viel Angst er (nach der in Sitzung fünf eingeführten Skala) dabei empfunden hatte. Dann nahm er nach dem gleichen Verfahren Aufgabe 2 in Angriff. Mit diesen Expositionsübungen machte Ned weiter, bis er alle acht Aufgaben in seiner Hierarchie bewältigt hatte – mit anderen Worten: Bis er unter beliebigen Umständen in der Lage war, ohne unangebrachte Angst zu fahren, ganz so, wie er es vor Einsetzen seiner Panikattacken auch gekonnt hatte.

Noch ein Hinweis, bevor wir Neds Hierarchie verlassen und uns Ihrer eigenen zuwenden: Seine Hierarchie setzte an dem Punkt an, der für *ihn* angemessen war, wobei aber seine erste Aufgabe eine ist, die für viele Panik-Betroffene viel zu schwierig wäre. Wenn Sie zum Beispiel wegen einer Panikstörung seit Jahren nicht mehr Auto gefahren sind, könnten Sie sich als erste Aufgabe stellen, einfach eine Weile hinter dem Lenkrad Ihres geparkten Autos zu sitzen. Dann könnten Sie damit weitermachen, dass Sie den Wagen anlassen und einfach bei laufendem Motor darin sitzen bleiben. Als Nächstes könnten Sie mit einer Begleitperson um den Block fahren und so weiter.

Anders ausgedrückt: Der erste Punkt Ihrer Hierarchie sollte eine Aufgabe sein, die zwar ein bisschen Angst erzeugt, aber nicht so furchterregend ist, dass Sie sich nicht vorstellen können, sie durchzustehen; Sie wollen ja nicht sehenden Auges einen Misserfolg heraufbeschwören. Und es kann ja auf keinen Fall schaden, mit einer Aufgabe anzufangen, die zu einfach ist – denn dann können Sie sich einfach umso schneller an die nächste Aufgabe heranwagen.

Entwickeln Ihrer eigenen Expositionshierarchie

Identifizieren von beängstigenden Situationen. Eine gute Hierarchie bildet das „Rückgrat" Ihrer Expositionstherapie, und daher werden wir in dieser Sitzung einigermaßen detailliert darauf eingehen, wie Sie eine passende Hierarchie für sich selbst entwickeln können. Der erste Schritt dabei ist, eine Liste mit all den Situationen und Umständen aufzuschreiben, die Sie meiden oder die Ihnen Unbehagen bereiten. In Neds Hierarchie ging es ausschließlich um eine Situation – nämlich ums Autofahren –, aber das ist eher ungewöhnlich; viel häufiger ist zu beobachten, dass Panik-Betroffene in vielen verschiedenen Situationen unter Angstzuständen leiden. Das können zum Beispiel bestimmte Örtlichkeiten sein (im Supermarkt oder im Fahrstuhl), bestimmte Umstände (in großer Eile oder allein sein, an großen gesellschaftlichen Zusammenkünften teilnehmen müssen) oder bestimmte Aktivitäten (beim Fitnesstraining oder unter der heißen Dusche).

Fangen Sie damit an, einfach die Punkte aufzuschreiben, die Ihnen spontan einfallen. Dann vergleichen Sie diese Liste mit Ihrem Protokoll von Panik-Episoden (siehe Übung aus Sitzung vier), um sicherzustellen, dass Sie keine Situationen übersehen haben, die Ihnen Angst machen. Sichten Sie Ihr Protokoll außerdem auf Episoden von antizipatorischer Angst, um Situationen zu erkennen, vor denen Sie große Angst haben, und schreiben Sie sie mit auf die Liste.

Falls es keine Umstände gibt, die Sie regelmäßig meiden oder befürchten, brauchen Sie die Übungen in dieser Sitzung nicht zu machen. Dennoch sollten Sie auch in diesem Fall dieses Kapitel sorgfältig zu Ende lesen, weil die darin enthaltenen Informationen für Sitzung zehn wichtig sein werden, in der eine andere Expositionstechnik vorgestellt wird, die für jeden Menschen wichtig ist, der unter Panikattacken leidet.

Entwickeln von Aufgaben. Inzwischen haben Sie eine Liste von Situationen, die Sie meiden oder fürchten. Schreiben Sie jetzt für *jede dieser Situationen* mehrere Punkte – oder Aufgaben – auf, in denen es um diese Situation geht. Ihr Ziel dabei ist, eine Reihe von Aufgaben zu finden, deren Schwierigkeitsgrad von „einfach" bis „am schwierigsten" variiert. Das können Sie folgendermaßen erreichen:

1. Suchen Sie sich als Erstes eine Aufgabe aus, die Sie zwar bewältigen können, die aber Ihr Angstniveau leicht anhebt.
2. Überlegen Sie, welche Faktoren in der gegebenen Situation Einfluss auf Ihre Angst haben.
3. Variieren Sie diese Faktoren, um weitere Aufgaben zu generieren, die jeweils etwas mehr Angst erzeugen als die vorige.

Mary Ann, eine attraktive, 34 Jahre alte Hausfrau, hatte Schwierigkeiten, einkaufen zu gehen, ihren Mann zu diversen geschäftlichen Anlässen zu begleiten und sich um die schulischen Aktivitäten ihrer Kinder zu kümmern. Sie entschied sich, zuerst für das Problem mit dem Einkaufen eine Expositionshierarchie zu entwickeln. Die erste (einfachste) Aufgabe, die sie sich stellte, bestand darin, zusammen mit ihrem Mann in einen relativ leeren Supermarkt zu gehen, dort durch die Gänge zu schlendern, ohne etwas zu kaufen, und so lang zu bleiben, bis sie kein Unbehagen mehr spürte. Dann dachte sie sich weitere Aufgaben aus, die auf unterschiedliche Weise jeweils etwas mehr Angst erzeugen sollten:

a. Sie nahm sich zusätzliche und immer schwierigere Aufgaben vor, die sie bewältigen wollte, während sie sich in dem Laden aufhielt. (Erst suchte sie die zu kaufenden Lebensmittel aus, schickte dann aber ihren Mann damit an die Kasse; dann ging sie mit einigen wenigen Artikeln und ihm zusammen selbst an die Kasse, und schließlich ging sie allein an die Kasse und bezahlte.)
b. Sie ging zu unterschiedlichen Tageszeiten in den Laden.
c. Sie fing an, allein einkaufen zu gehen.
d. Schließlich ging sie in *verschiedene* Läden.

Letzten Endes hatte Mary Ann 23 Einträge in ihrer Einkaufs-Expositionshierarchie.

Vielleicht fragen Sie sich, wie viele Aufgaben Ihre Hierarchie haben sollte. Das hängt von den Umständen ab; manche Situationen erfordern mehrere, andere dagegen vielleicht nur zwei. *Fangen Sie mit einer Aufgabe an, die Sie sich zutrauen,* und entwickeln Sie daraus einfach so viele zusätzliche Aufgaben, wie Sie brauchen, um die verschiedenen Angstniveaus abzudecken, die in allen denkbaren Varianten der betreffenden Situation vorkommen können.

Versuchen Sie in dieser Phase, eine Reihe von Aufgaben zu entwickeln, die *von Schritt zu Schritt nur geringe Steigerungen des Angstniveaus mit sich bringen*. Das wird Ihnen helfen, Rückschläge in Ihrem Programm zu vermeiden, die Ihren Fortschritt bremsen und Ihre Zuversicht erschüttern könnten.

Und schließlich sollten Sie darauf achten, dass Sie für jede Aufgabe *genug Zeit vorsehen, damit tatsächlich Angst gespürt werden und dann wieder nachlassen kann, bevor Sie die betreffende Situation verlassen*. Der beste Weg, um das zu erreichen, besteht darin, das Nachlassen der Angst als Teil der Aufgabe zu betrachten, zum Beispiel so: „Ich werde in den Laden gehen, vorm Zeitschriftenregal stehen bleiben und in einer Zeitschrift blättern, bis ich merke, dass meine Angst nachgelassen hat." Oder Sie könnten eine bestimmte Zeitspanne vorsehen, die – ausgehend von Ihren früheren Erfahrungen – lang genug ist, damit die Angst nachlassen kann (zum Beispiel eine Viertelstunde). Normalerweise sind längere Expositionen wirkungsvoller als kürzere.

Machen Sie sich in diesem Stadium noch nicht allzu viel Sorgen darüber, die perfekte Hierarchie zu entwickeln. Wahrscheinlich werden Sie noch einige Änderungen machen und Verbesserungsmöglichkeiten finden, während Sie daran arbeiten.

Falls Sie es – wie Ned – mit nur einer gefürchteten Situation zu tun haben, ist Ihre Hierarchie jetzt komplett und einsatzbereit. Wenn Ihre Umstände jedoch eher dem typischen Bild entsprechen, dann werden Sie mehrere verschiedene Situationen identifiziert und für jede davon eine Liste mit Aufgaben aufgestellt haben. In diesem Fall müssen Sie noch eine endgültige Entscheidung treffen, bevor Sie Ihre Hierarchie anwenden können: Sie müssen entscheiden, ob Sie Ihre gefürchteten Situationen nacheinander angehen oder in einer übergreifenden Hierarchie zusammenfassen wollen.

Zusammenstellen Ihrer Hierarchien. Erinnern Sie sich noch an Carol aus Sitzung eins? Sie hatte Angst davor, ins Restaurant zu gehen oder ins Kino, in den Supermarkt oder zum Gottesdienst in die Kirche. Nachdem sie für jede dieser Situationen eine separate Aufgabenliste angelegt hatte, stellte sie all diese Listen zu einer „Megahierarchie" zusammen, indem sie alle Aufgaben zu einer einzigen Liste zusammenführte. Dann ordnete sie sämtliche Aufgaben nach ihrem Schwierigkeitsgrad, von der einfachsten bis zur schwierigsten, entsprechend dem Angstniveau, das sie jeweils davon erwartete.

Hier ist ein Auszug aus Carols fertiger Hierarchie:

...

6. *Mit meinem Mann ins Kino gehen und dabei am Gang sitzen.*
7. *An einem „normalen Sonntag" (weder Ostern noch an Muttertag) mit der Familie in die Kirche gehen und dabei in einer der hinteren Reihen sitzen.*
8. *Mit meiner Schwester am Abend eines Wochentags einkaufen gehen.*
9. *Allein an einem Wochentag um die Mittagszeit in die Einkaufspassage gehen.*
10. *An einem normalen Sonntag mit der Familie in die Kirche gehen und dabei ziemlich weit vorn und nicht am Gang sitzen.*
11. *Mit meinem Mann am Abend eines Wochentags ins Restaurant gehen und dabei in der Nähe des Ausgangs sitzen.*
12. *Mit einer guten Freundin zum Lunch ins Restaurant gehen und dabei in der Nähe des Ausgangs sitzen.*

...

Sie könnten denken, diese Liste sei „durcheinander", weil sie Aufgaben für mehrere verschiedene angsterzeugende Situationen enthält, aber sie reflektiert durchaus eine bestimmte Ordnung: *Sie ist nach dem von Carol empfundenen Schwierigkeitsgrad der einzelnen Aufgaben sortiert.* Und das ist genau die Art von Reihenfolge, die jede Expositionshierarchie erfordert.

Carol hätte sich auch für eine andere Strategie entscheiden können: Anstatt alle ihre separaten Hierarchien (Listen) in eine einzige zusammenzuführen, hätte sie auch zuerst ihre „Restaurant"-Aufgaben in Angriff nehmen können, dann die „Kirchen"-Aufgaben, dann die „Einkaufen"-Aufgaben und so weiter, bis sie sämtliche Aufgaben von allen Listen würde abgearbeitet haben. Dabei hätte sie mit einer beliebigen Aufgabengruppe anfangen können – zum Beispiel mit der Gruppe, die insgesamt am wenigsten schwierig für sie war, oder vielleicht mit derjenigen, welche die massivsten Beeinträchtigungen in ihrem Leben verursachte.

Es ist Ihre Entscheidung, wie Sie Ihre Hierarchie strukturieren wollen; es gibt dafür keine festen Regeln. Denken Sie daran, dass es *Ihr Selbsthilfeprogramm ist* – Sie entscheiden.

Und jetzt wird es spannend: Sie fangen an, Ihre Hierarchie einzusetzen, um Ihre Ängste zu überwinden.

Anwenden Ihrer Expositionshierarchie, um Ängste zu eliminieren

Wie können Sie also Ihre Hierarchie in die Tat umsetzen?

1. Um den Anfang zu machen, *wählen Sie die erste Aufgabe* auf der Liste aus – zum Beispiel zusammen mit Ihrem Mann um acht Uhr morgens in ein kleines Lebensmittelsgeschäft gehen und dort drei Artikel kaufen.

2. Sie bestimmen *den Tag, an dem Sie mit dem Programm anfangen* wollen. Sie legen sich auf diesen Tag fest, und wenn er gekommen ist, halten Sie sich an diesen Plan.

   Wahrscheinlich werden Sie etwas ängstlich sein, wenn die Zeit gekommen ist, aber wenn Sie sich an das Programm halten, wird diese Angst auf jeden Fall nachlassen, in vielen Fällen sogar ziemlich schnell. Und da das ja Ihr erklärtes Ziel ist – überhaupt der ganze Sinn und Zweck dieses Programms –, werden Sie Ihren Mut zusammennehmen und die Sache durchziehen.

3. Wenn der Tag gekommen ist, *bewältigen Sie die in der Liste beschriebene Aufgabe.* Sie verlassen morgens um acht mit Ihrem Mann das Haus, gehen in den Laden, kaufen die drei Artikel und gehen wieder.

4. Wenn Sie in dem Laden sind, ist es wichtig, so lange dort zu bleiben, bis Ihre Angst und Ihr Drang zu flüchten nachgelassen haben und Sie die Aufgabe erledigt haben.

   Wenn Sie es in der Situation aushalten und Ihrer Angst oder Panik die Möglichkeit geben, nachzulassen (sie *wird* nachlassen), wird *nach einigen Wiederholungen Ihre Angst in dieser Situation völlig verschwinden – ganz einfach durch die wiederholten Expositionen.* Dieser Prozess, der als *Habituation* (Gewöhnung) bezeichnet wird, ist sehr zuverlässig vorhersagbar – er wurde wiederholt und in sehr überzeugender Form in entsprechenden Studien und klinischen Situationen nachgewiesen. Und Sie demonstrieren ihn selbst, wenn Sie Ihre eigene Hierarchie abarbeiten. *Garantiert.*

   Sie können sich Habituation ganz einfach vorstellen als den Vorgang, sich dadurch an eine Situation zu gewöhnen, dass man ihr immer wieder ausgesetzt ist – einer Situation, die zwar belastend ist, aber nicht gefährlich. Eine Analogie aus dem Alltagsleben könnte zum Beispiel ein junger Vater sein, der seine neugeborene Tochter zum ersten Mal im Arm hält und furchtbare Angst hat, sie fallen zu lassen oder ihr wehzutun, weil sie so „zerbrechlich" ist. Wenn er sie aber erst ein paarmal gehalten hat, sind diese Ängste verschwunden und er ist dabei völlig entspannt. Er hat sich an die Situation *gewöhnt* (habituiert).

5. Während Sie sich in der jeweiligen Situation befinden, dürfen Sie nach Belieben alles tun, was Ihnen hilft, sich zu entspannen. Das bedeutet vor allem, dass Sie SRA anwenden sollten, um eventuelle Ängste zu reduzieren. **S**toppen Sie das „Was-wäre-wenn"-Denken, **R**efokussieren Sie sich auf die Gegenwart und kontrollieren Sie Ihre **A**tmung.

Falls Sie im Laufe einer einzigen Exposition mehrmals SRA anwenden müssen, ist das völlig in Ordnung. Falls Sie von Ihrem Begleiter in den Arm genommen werden möchten, um die Übung leichter durchstehen zu können, oder sich daran erinnern müssen, warum Sie das eigentlich alles auf sich nehmen (zum Beispiel, indem Sie sich sagen: „Ich werde es schaffen!"), ist das auch in Ordnung. Tun Sie, was Sie tun müssen, aber *bleiben Sie in der Situation.*

Ungeachtet solcher Strategien, die Sie vielleicht einsetzen werden, um Ihre Ängste zu reduzieren, werden Sie natürlich *etwas* Angst empfinden, und das ist auch ganz gut so. Warum? Weil Sie in einer gefürchteten Situation ein gewisses Maß an Angst verspüren *müssen*, damit der oben beschriebene Gewöhnungseffekt eintritt. Aber durch SRA können Sie den Mut finden, sich überhaupt erst der Situation auszusetzen, und SRA kann Ihnen helfen, auch die schwierigsten Momente durchzustehen, und letzten Endes werden auch jene noch verbliebenen Ängste verschwinden – ganz einfach durch wiederholte Exposition.

Und wenn Ihre Ängste verschwinden, werden Sie auch Ihre angstreduzierenden Strategien immer seltener einsetzen – und zwar, weil Sie sie ganz einfach nicht mehr brauchen!

Es ist allerdings wichtig, dass Sie während der Exposition die Situation voll und ganz *wahrnehmen*, dass Sie sich also auf die betreffende Situation konzentrieren, statt zu versuchen, sich von ihr abzulenken – etwa, indem Sie sich vorstellen, in der Karibik am Strand zu liegen. Indem Sie sich auf die Situation konzentrieren, können Sie die Verknüpfung zwischen den beunruhigenden Aspekten der Situation und Ihren Ängsten lösen. Glücklicherweise führt die SRA-Methode diesen Effekt automatisch herbei, da sie fordert, sich auf die Gegenwart zu refokussieren.

6. Wenn Sie die Aufgabe erledigt und sich aus der Situation entfernt haben, sollten Sie *aufschreiben, welchen Maximalwert Ihr Angstniveau während der Übung erreichte.* Es ist wichtig, dass Sie solche Ergebnisse protokollieren, denn diese Aufzeichnungen werden Ihnen Entscheidungshilfen liefern, während Sie das Programm durcharbeiten, und können Ihnen zeigen, wann Sie bereit sind, die nächste Aufgabe in der Hierarchie in Angriff zu nehmen. Und das Protokoll wird Ihnen wichtige Beweise dafür liefern, dass das Programm funktioniert.

Die folgende Abbildung (Abb. 9.1) zeigt ein bewährtes Format, um Ihre Fortschritte zu protokollieren. (Eine entsprechende Vorlage finden Sie in Anhang VI.) Auf der linken Seite ist eine Skala, die anzeigt, wie viel Angst Sie in der Situation maximal empfunden haben. Entlang der unteren Achse stehen die Tage, an denen Sie geübt haben. Die säulenartig mit „x" markierten Werte, die Sie in diesem Beispiel sehen, stammen aus Neds Expositionsübungen für die erste Aufgabe in seiner Hierarchie: eine nachmittägliche Fahrt auf einer Landstraße in Begleitung eines Freundes.

	Mo	Di	Mi	Do	Fr	Sa	So	Mo
10								
9								
8	x							
7	x		x					
6	x	x	x					
5	x	x	x					
4	x	x	x					
3	x	x	x	x	x	x		
2	x	x	x	x	x	x	x	x
1	x	x	x	x	x	x	x	x

Abbildung 9.1

Ned absolvierte seine erste Übung an einem Montag. Als er wieder zu Hause war, stufte er sein maximales Angstniveau beim Fahren als „8" ein und trug dementsprechend in der Spalte für Montag achtmal ein „x" ein. Auch an den folgenden Tagen machte er seine Expositionsübungen und schätzte sein Angstniveau auf die gleiche Weise ein.

An Neds Tabelle werden Ihnen vielleicht zwei Dinge auffallen. Erstens – und das ist am wichtigsten – ist festzustellen, dass seine Angst tatsächlich abnahm, und zwar im Laufe von acht Tagen mit Expositionsübungen von „8" auf „2". Diese Verringerung seines generellen Angstniveaus im Verlauf von aufeinanderfolgenden Übungen ist sehr zuverlässig vorhersagbar.

Sie sehen außerdem, dass seine Angst nicht ganz gleichmäßig abnahm. Der generelle Trend zeigt nach unten, vollzieht sich aber etwas ungleichmäßig; an einigen Tagen läuft es besser als an anderen. Auch das ist zu erwarten.

Was sich allerdings nicht vorhersagen lässt, ist die Anzahl der Expositionen, die der Betroffene in seinen individuellen Umständen braucht, bis seine Angst abnimmt. Dieser Parameter ist bei verschiedenen Menschen und für verschiedene Übungen unterschiedlich. So machte Ned zum Beispiel mit seiner Übung „mit einem Freund auf der Landstraße fahren" zwölf Tage lang weiter, bis er sich dabei völlig entspannt fühlte. Für seine nächste Aufgabe – nämlich, allein über Land zu fahren – brauchte er dagegen nur vier Tage, bis er sich angstfrei und bereit fühlte, die nächste Übung in Angriff zu nehmen.

7. *Sie wiederholen die Übung täglich* (oder an möglichst vielen Tagen, wann immer Sie Zeit dafür haben).

8. *Sie sollten bei der jeweiligen Aufgabe bleiben, bis sie bei Ihnen keine nennenswerten Ängste mehr hervorruft.* Dann machen Sie mit der nächsten Aufgabe auf der Liste weiter und befolgen die gleichen Schritte, bis Sie auch dabei angstfrei sind.

9. Es ist allein Ihre Entscheidung, wann Sie von einer Aufgabe zur nächsten übergehen wollen. Viele Betroffene bleiben bei einer Aufgabe, bis sie vier oder fünf Übungen absolviert haben, bei denen sie keine nennenswerten Ängste mehr gespürt haben. Andere fühlen sich schon nach zwei weitgehend angstfreien Expositionen bereit, mit der nächsten Aufgabe weiterzumachen.

10. Es hat sich als Faustregel bewährt, so lange bei einer Aufgabe zu bleiben, bis das dabei auftretende Angstniveau sich demjenigen annähert, das Sie im normalen Alltagsleben empfinden. Vielleicht sind Sie dann noch nicht völlig frei von Ängsten, aber Sie fühlen sich immerhin so entspannt, dass Sie sich bereitwillig der jeweiligen Situation aussetzen können, ohne davor zurückzuscheuen. Für manche Betroffenen bedeutet das einen Wert von „2", während andere lieber ein Niveau von „1" oder „0" erreichen wollen, bevor Sie zur nächsten Übung übergehen.

11. Dann nehmen Sie die nächste Aufgabe aus Ihrer Hierarchie in Angriff und befolgen dann wieder die Schritte 1 bis 8. Und so *machen Sie immer weiter, bis Sie ein Endergebnis erzielt haben, mit dem Sie zufrieden sind.*

Sobald Sie erreicht haben, dass Sie bei den Standardvarianten Ihrer gefürchteten Situationen angstfrei sind, ist es wichtig, dass Sie abergläubische Überzeugungen in Bezug auf Ihre Fähigkeiten entkräften, sich einer Situation aussetzen und sie aushalten zu können. Ein Beispiel: Nehmen wir an, Sie glauben, nur erfolgreich in den Supermarkt gehen zu können, wenn Sie Ihre Hasenpfote oder einen anderen Talisman bei sich tragen – dann sollten Sie beim nächsten Mal, wenn Sie in diesen Laden gehen, den Talisman zu Hause lassen. Oder Sie haben das Gefühl, es nur alleine zu Haus aushalten zu können, wenn der Fernseher in voller Lautstärke läuft. Nehmen Sie in diesem Fall ein paar Expositionsübungen in Ihre Hierarchie auf, bei denen Sie das Gerät von Mal zu Mal leiser stellen, bis Sie es schließlich ganz ausschalten können. Üben Sie außerdem, sich beängstigenden Situationen ohne SRA auszusetzen – und zwar, um sich Ihrer Sache sicherer zu werden und sich immer wieder daran zu erinnern, dass Ihre Ängste *tatsächlich* ganz einfach dadurch abnehmen, dass Sie sich wiederholt der betreffenden Situation ausgesetzt haben. Setzen Sie Expositionstechniken ein, um *auch ohne Talisman,* Rituale oder besondere Umstände ein Gefühl der Sicherheit in der jeweiligen Situation zu entwickeln. Nur so können Sie Ihre Angstanfälligkeit reduzieren und sich wirklich von Ihren Ängsten befreit fühlen.

Damit man sie leichter behalten kann, können die bei einer Expositionsübung zu befolgenden Schritte zu vier Anweisungen zusammengefasst werden:

1. Begeben Sie sich in die ausgewählte Situation und führen Sie die Aufgabe nach den in Ihrer Expositionshierarchie festgelegten Instruktionen durch.
2. Während Sie der Situation ausgesetzt sind, dürfen Sie SRA und andere Strategien einsetzen, um sich zu beruhigen, aber Sie sollten dabei „in Kontakt" mit der Situation bleiben und *sich ihr nicht entziehen, bevor Ihre Angst nachgelassen hat.*
3. Protokollieren Sie anschließend Ihr Angstniveau.
4. Wiederholen Sie die Übungen täglich.

Ermutigung zu Ihrem Expositionsprogramm

Jetzt werden Sie sich vielleicht Ihre Expositionshierarchie (mit einer oder mehreren Situationen) ansehen und sich fragen, wie lange Sie wohl brauchen werden, um die ganze Liste abzuarbeiten. Sobald Sie jedoch erst einmal mit den Expositionsübungen angefangen haben, werden Sie sich wahrscheinlich wundern, wie schnell Sie damit vorankommen.

Vielleicht stellen Sie schon nach einer oder zwei Übungen zu einer bestimmten Aufgabe fest, dass Ihre in früheren Aufgaben gewonnene Sicherheit sich schon auf diese Übung „übertragen" hat, sodass Ihre Angst schon bei der ersten Exposition kaum noch spürbar ist. In solchen Fällen können Sie sogar eine oder zwei Aufgaben überspringen – die Hierarchie ist lediglich eine Richtlinie. Sie können Sie buchstabengetreu umsetzen, aber es wäre keineswegs außergewöhnlich, wenn Sie sich entschließen würden, sie aufgrund Ihrer bereits gemachten Erfahrungen zu ändern.

Außerdem ist es hilfreich, daran zu denken, dass Ihre Angstzustände erwartungsgemäß abnehmen werden, wenn Sie sich den ausgewählten Situationen aussetzen und trotz der Ängste, die Sie anfänglich dabei spüren, darin aushalten; letzten Endes werden Sie dann in der Lage sein, sich solchen Situationen auszusetzen, ohne dabei unangemessene Ängste zu empfinden. Eine Strategie wie SRA kann Ihnen diesen

Prozess wahrscheinlich erleichtern und ihn beschleunigen (und vielleicht die zusätzliche Ermutigung bieten, die Sie brauchen, um sich einer beängstigenden Situation überhaupt erst auszusetzen), aber in gewisser Hinsicht funktioniert Exposition automatisch: *Sofern Sie sich wiederholt in die Situationen auf Ihrer Liste begeben und sich den dabei auftretenden Empfindungen und Hinweisreizen aussetzen, einschließlich der unvermeidlichen, dabei auftretenden Angstzustände, werden diese Ängste „gelöscht" – sie verschwinden.*

Neben dieser „Automatik" hat Exposition auch eine wichtige kognitive Komponente: Wenn Sie Ihre Expositionsübungen durchführen, dann *beobachten* Sie sich dabei, wie Sie in die verschiedenen Situationen hineingehen, und Sie erleben sich im Rahmen der fortgesetzten Übungen als ruhigen, kompetenten Akteur – und nicht etwa als hilfloses, angsterfülltes Opfer. Jede neue Erfahrung dieser Art lässt Ihr „altes" Selbstbild immer weiter verblassen und stärkt Ihr Vertrauen in Ihr neues, ruhigeres Selbst. Und wie Sie bereits wissen, kommt noch etwas hinzu: Je weniger Sie Panikattacken *erwarten* und *fürchten*, desto unwahrscheinlicher wird es, dass Sie eine erleben, da die Angst, von einer Attacke heimgesucht zu werden, einer der Auslöser ist, der zu einer handfesten Panikattacke führen kann.

Die Expositionstherapie ist ein bewährtes Verfahren, von dem in entsprechenden Studien nachgewiesen wurde, dass es Panikattacken, Agoraphobie und das damit einhergehende Katastrophendenken reduzieren und eliminieren kann. (Verschiedene Varianten der Expositionstherapie werden sogar zur Behandlung diverser anderer Angststörungen eingesetzt.) Alle von Panik betroffenen Menschen, vor allem aber solche mit stark ausgeprägtem Vermeidungsverhalten, sollten sich die erforderliche Zeit nehmen, um die Vermeidung *und das Unbehagen* gründlich zu eliminieren, das sie daran hindert, das Leben zu leben, das sie sich eigentlich wünschen.

Inzwischen haben Sie die Elemente kennengelernt, die Sie brauchen, um Ihr eigenes Expositionsprogramm zu starten und sich Ihr Leben zurückzuerobern. Die Übungen am Ende dieser Sitzung werden Ihnen zeigen, wie Sie genau das erreichen können. Vorher folgen jedoch noch einige abschließende Hinweise, wie Sie bei Ihren Expositionsübungen visuelle Vorstellungen einsetzen, wie Sie antizipatorische Angst überwinden und wie Sie den größtmöglichen Nutzen aus der Expositionsmethode ziehen können.

Wie Sie in kniffligen Situationen visuelle Vorstellungen einsetzen und bessere Ergebnisse erzielen können

Manchmal erzeugen bestimmte Situationen Ängste, die Sie gern mithilfe von Expositionstechniken bekämpfen würden, aber es scheint keine Möglichkeit zu geben, das unter Anwendung der oben beschriebenen, normalen Abläufe zu erreichen. Vielleicht treten solche Situationen so selten auf, dass es schwierig ist, eine Serie von Expositionen zu planen, die häufig genug aufeinanderfolgen, um wirken zu können. Oder vielleicht sind diese Situationen nicht für die allmähliche Steigerung des Schwierigkeitsgrades geeignet, welche die Expositionsmethode erfordert.

Mit diesem Problem sah sich David konfrontiert. Er musste im Rahmen seiner beruflichen Tätigkeit in einem großen Ingenieurbüro an wöchentlichen Planungsmeetings teilnehmen. Er hatte diese Meetings nicht *gemieden* – das hätte er nicht gekonnt, ohne seinen Job zu verlieren! Aber er war dabei ständig angespannt und hatte Angst davor, während eines solchen Meetings eine Panikattacke zu erleiden.

David hatte erfolgreich Expositionsmethoden angewandt, um seine Ängste in verschiedenen sozialen Situationen zu bekämpfen, aber er sah keine Möglichkeit, ähnliche Methoden im Rahmen dieser wöchentlichen Meetings einzusetzen. Zum einen konnte er sich keine „leichteren" Aufgaben stellen, indem er verschiedene Dimensionen der Situation veränderte: Er konnte nicht die Hälfte seiner Kollegen bitten, dem Meeting fernzubleiben, oder eine Begleitperson mitbringen oder an dem Meeting lediglich als Beobachter teilnehmen. Und die Meetings wurden *wöchentlich* abgehalten; er sah keine Möglichkeit, *tägliche* Expositionen zu arrangieren.

Zum Glück gibt es eine Lösung für dieses Dilemma: Wenn Sie eine bestimmte Situation nicht im realen Leben arrangieren (oder verändern) können, dann können Sie sie stattdessen in *Ihrer Vorstellung erschaffen*. Tatsächlich war *systematische Desensibilisierung* – eine Methode, bei dem das gezielte Vorstellen einer beängstigenden Situation mit Entspannung verknüpft wird –, jahrelang eines der wichtigsten Verfahren zur Behandlung von Angststörungen. Später fand man heraus, dass viele Betroffene ihre Ängste schneller überwinden können, wenn sie sich der realen Situation aussetzen *(In-vivo-Exposition),* aber nach wie vor bleibt die Exposition mithilfe der Vorstellungskraft des Betroffenen eine wirkungsvolle Technik, die vor allem in Situationen nützlich ist, die eine Exposition „im richtigen Leben" erschweren oder unmöglich machen.

Davids Strategie

David entwickelte eine *Hierarchie* von Aufgaben, die sich auf die wöchentlichen Meetings bezogen – ganz so, wie er es für ein beliebiges anderes Expositionsprogramm auch getan hätte. Anstatt sich jedoch vorzunehmen, diese Übungen real durchzuführen, plante er, sie in seiner Fantasie durchzuspielen. Er variierte den Schwierigkeitsgrad aufeinanderfolgender Aufgaben, indem er verschiedene Aspekte seiner (imaginierten) Szenarien hinzufügte oder veränderte.

Als erste Aufgabe hatte David sich vorgenommen, sich in seiner Fantasie in die allereinfachste Situation zu versetzen, die er sich vorstellen konnte – ein Meeting mit nur einigen wenigen Kollegen, aber ohne seinen Chef. Bei den darauf folgenden Aufgaben ging es darum, sich vorzustellen, wie er an immer größeren Meetings teilnahm, wie andere Teilnehmer ihre Aufmerksamkeit auf ihn richteten, wie er mit Kollegen diskutierte und schließlich wie ihn mitten in einem Meeting Panik überkam.

David machte täglich Expositionsübungen, die immer gleich abliefen: Zunächst entspannte er sich durch kontrolliertes Atmen. Dann stellte er sich vor, unter den in der jeweiligen Aufgabe festgelegten Begleitumständen in einem Meeting zu sitzen, wobei er alle seine Sinne nutzte, um sich die Szene möglichst lebensecht auszumalen.

Dabei war es wichtig, dass David auch solche Einzelheiten in die Szene mit aufnahm, in denen es sowohl um *seine eigenen Reaktionen* als auch die äußeren Umstände ging. So stellte er sich zum Beispiel bei einer seiner Übungen Einzelheiten des Konferenzraums sowie Eigenschaften der anderen Teilnehmer, der Wortführer und der angeregten Diskussion vor. *Darüber hinaus stellte er sich aber auch vor, bestimmte Empfindungen und Gedanken zu haben und bestimmte Verhaltensmuster an den Tag zu legen*, die typisch für seine Angstreaktionen waren (zu fühlen, wie sein Herz zu klopfen begann und sein Gesicht heiß wurde, zu denken, er würde einen Herzanfall bekommen, die entsetzten Gesichter seiner Kollegen zu sehen und sich nervös im Konferenzraum umzusehen).

Sobald er eine gewisse Angst spürte, stoppte David sein Katastrophendenken, reduzierte seine Angst durch kontrolliertes Atmen und stellte sich vor, mit seiner Angst fertigzuwerden – in aller Ruhe auf eine Frage zu antworten, entspannt seine Kollegen anzulächeln und sich selbstsicher auf seinem Stuhl zurückzulehnen –, sich also genau so zu verhalten, wie er es sich in der gegebenen Situation *wünschen* würde.

David machte täglich Expositionsübungen, und er blieb immer so lange dabei, bis die Szene zu Ende war und seine Angst abgenommen hatte. Sobald er sich dreimal einer bestimmten Szene ausgesetzt hatte und dabei kaum noch oder gar keine Angst mehr spürte, machte er mit der nächsten Aufgabe in seiner Hierarchie weiter.

David befolgte also im Prinzip die gleichen Leitlinien, wie sie oben beschrieben wurden, allerdings mit kleinen Modifikationen: Er exponierte sich gegenüber imaginierten Situationen statt „echten". Dabei entstand seine Angst nicht spontan als Reaktion auf reale Umstände, sondern vielmehr dadurch, dass er sich vorstellte, Angst zu bekommen – und sogar darauf hinarbeitete, diese bewusst erzeugte Angst wirklich und wahrhaftig zu empfinden, bevor er seine Strategien zur Panik-Kontrolle einsetzte. Und zur Panik-Kontrolle wendete er eine Variante von SRA an: Er stoppte sein Katastrophendenken, refokussierte sich auf die Gegenwart, indem er sich seine Bewältigungsreaktionen vorstellte, und er dämpfte seine körperlichen Reaktionen durch kontrolliertes Atmen.

Übrigens kann diese auf Imagination basierende Technik auch für beliebige andere Situationen angewendet werden, aber dann *in Verbindung* mit Ihren realen Expositionen. So können Sie schneller Fortschritte machen und Ihr Sicherheitsgefühl in beängstigenden Situationen noch mehr stärken: Nehmen Sie sich regelmäßig etwas Zeit, um in Ruhe eine auf Imagination aufbauende Übungssitzung abzuhalten – und zwar *zusätzlich* zu Ihren ohnehin geplanten Expositionen gegenüber der realen Situation.

Situationen „erfinden" für besonders wirkungsvolle Übungen

Als David schließlich all seine auf Imagination beruhenden Aufgaben absolviert hatte, stellte sich heraus, dass er nach wie vor das Bedürfnis hatte, seine Ängste in „echten" Meetings noch weiter abzubauen. Die Strategie, die er letztlich zusammen mit seinem Therapeuten zu diesem Zweck entwickelte, bestand darin, Übungsaufgaben zu erfinden, in die er verschiedene Elemente der betreffenden angsterzeugenden Situation einzubauen versuchte.

So verwendete er zum Beispiel für eine dieser Aufgaben eine Tonaufzeichnung und stellte sich vor, er würde einen kurzen Vortrag halten, was manchmal in den „echten" Meetings vorkam. Wenn er nervös und ängstlich wurde, setzte er einfach SRA ein, wie er es auch in einem echten Meeting getan hätte. Da David sich in den wöchentlichen Meetings von manchen Kollegen manchmal ein bisschen eingeschüchtert fühlte, war eine andere Aufgabe seines Programms, gezielt einen dieser Kollegen in seinem Büro aufzusuchen, um ihm eine Frage zu stellen oder etwas mitzuteilen. Das übte er täglich mit verschiedenen „Zielpersonen", bis er auch *diese* Aufgabe wesentlich leichter bewältigte.

Schließlich hatte David das Gefühl, alles getan zu haben, um sich den *imaginierten Versionen* seiner schlimmsten angsterzeugenden Situation und deren *lebensechten*

Elementen auszusetzen – und stellte daraufhin bald fest, dass seine Ängste auch in der realen Situation selbst deutlich abnahmen.

Überwinden von antizipatorischer Angst

Sie haben gelesen, dass Sie Ihre Ängste in angsterzeugenden Situationen wirkungsvoll bekämpfen können, indem Sie sich allmählich und wiederholt solchen Situationen aussetzen, und dass dadurch Ihre Angstzustände nach und nach deutlich abnehmen werden. Aber in der vorigen Sitzung haben Sie auch erfahren, dass die Angst, die Sie haben, bevor Sie sich der betreffenden Situation aussetzen – die *antizipatorische Angst* – in vielen Fällen viel hartnäckiger anhält. Vielleicht sind Sie durchaus in der Lage, sich wiederholt in eine bestimmte Situation zu begeben und keine Angst zu haben, *sobald Sie sich in der Situation befinden* – aber die *Erwartung*, sich dieser Situation auszusetzen, erfüllt Sie immer noch mit Angst und Schrecken.

Denken Sie daran, dass das ganz normal ist. Es braucht ganz einfach Zeit, Vertrauen in sich selbst und das Selbsthilfeprogramm, das Sie absolvieren, aufzubauen – Vertrauen darauf, dass Sie ohne Schwierigkeiten in eine Situation hineingehen können und dass Ihre Ängste wirklich und dauerhaft verschwunden sind; ja, auch das Vertrauen darauf, dass Sie mit dennoch gelegentlich entstehenden Ängsten fertigwerden können.

Wenn Sie feststellen, dass Sie bei der Vorstellung, sich einer bevorstehenden Situation auszusetzen, Angst bekommen, denken Sie daran, die in Sitzung acht behandelten Methoden anzuwenden, um damit fertigzuwerden: Identifizieren Sie katastrophische Selbstaussagen zur jeweiligen Situation, analysieren Sie, ob diese Aussagen rational und richtig sind, und versuchen Sie dann, entsprechende Gegenargumente zu entwickeln, wie sie auf Seite 139 bis 141 vorgeschlagen wurden. Und inzwischen können Sie zwei weitere Gegenargumente in die Liste aufnehmen:

„Ja, die Situation ist schwierig, aber jedes Mal, wenn ich mich ihr aussetze, ist das eine weitere ‚Exposition‘, die mir helfen wird, meine Ängste umso schneller zu überwinden!"

„Ich bin inzwischen x-mal mit dieser Situation fertiggeworden – und ich mache weiter!"

Das Wichtigste ist, dass Sie sich nicht wieder in ein Verhaltensmuster von Vermeidung fallen lassen. Letztlich ist das *beste einzelne Mittel* gegen antizipatorische Angst, sich *immer wieder der betreffenden Situation auszusetzen*, bis auch die Angst vor der *Aussicht*, dies zu tun, verschwindet.

Joans Geschichte

Joan entwickelte eine Panikstörung, als sie Ende dreißig war und innerhalb eines einzigen Monats ihre heranwachsende Tochter begann, gegen die Hausregeln zu rebellieren, ihr Vater chronisch erkrankte und Joan aus heiterem Himmel erfuhr, dass sie im Säuglingsalter adoptiert worden war. Sie bekam Ihre Panik ziemlich rasch unter Kontrolle, mithilfe einer Kombination von verhaltenstherapeutischen Methoden, um die Symptome zu eliminieren (kontrolliertes Atmen, SRA und Exposition), und einer Psychotherapie, um ihre Gefühle von Trauer und Verzweiflung zu bewältigen. Bei einem Nachgespräch, das etwa ein Jahr nach ihrer letzten Panikattacke geführt wurde, beschrieb sie ihre Angsterfahrungen folgendermaßen:

„Zuerst musste ich mich wirklich zwingen, in ein Restaurant zu gehen, und dort fühlte ich mich die ganze Zeit hundsmiserabel. Bald war ich so weit, dass ich nicht mehr nervös war, sobald ich drinnen war, aber Spaß hat es trotzdem nicht gemacht; ich war einfach nur da. Schließlich fing es an, mir tatsächlich Spaß zu machen, im Restaurant zu sein, sobald ich erst mal dort angekommen war. Zu dieser Zeit entschied ich für mich, dass ich über meine Panikstörung hinweg war. Aber dann, ungefähr ein halbes Jahr später, passierte es mir zum ersten Mal, dass ich in ein Restaurant ging und kein einziges Mal *auch nur daran dachte,* dass ich eine Panikattacke bekommen könnte. Da wusste ich, dass meine Panik *wirklich* hinter mir lag."

Joans Geschichte reflektiert ein für den Verlauf der Heilung von einer Panikstörung typisches Muster: Zuerst entstehen in einer bestimmten Situation starke Ängste; dann schwindet die Angst, aber es kommt auch nicht viel Freude auf; dann macht die Situation tatsächlich Spaß, aber es bestehen immer noch Ängste, sich ihr auszusetzen; und schließlich *kommt überhaupt kein Gedanke an Panik mehr auf.*

Sie werden wahrscheinlich schon sehr froh sein, wenn es Ihnen gelingt, auch nur das zweite Stadium zu erreichen, aber es kommt – wie Joan bezeugen kann – noch besser. Je öfter Sie erleben, dass Sie angstfrei in eine Situation hineingehen können, desto deutlicher werden Ihre Ängste in die Vergangenheit zurückweichen, bis Sie schließlich echte und ungetrübte Freude erleben – dann haben Sie Ihr „altes Selbst" zurückerobert.

Falls Sie wesentlich länger als Joan unter Panik gelitten haben, werden Sie vielleicht länger brauchen, bis Sie sich einer Situation aussetzen können, ohne auch nur an Panik zu denken. Aber auch vorher schon werden Sie es genießen, in der betreffenden Situation Freude empfinden zu können – ein Geschenk, das Sie sich selbst gemacht haben.

Problemlösungen

Falls Sie beim Umsetzen Ihres Expositionsprogramms auf Schwierigkeiten stoßen, können Sie im Anhang III, der auf Exposition bezogene Problemlösungen enthält, Hilfe finden. Darin werden Strategien aufgezeigt, um vielerlei Probleme zu lösen, angefangen damit, wie Sie eine unerwartet schwierige Aufgabe in den Griff bekommen, bis hin zu der Frage, wie Sie enttäuschende Ergebnisse doch noch zu einem Erfolg machen können. Und ob Sie Schwierigkeiten beim Umsetzen von Exposition haben oder nicht – die in diesem Anhang enthaltenen Informationen werden Ihnen auf jeden Fall helfen, die bestmöglichen Ergebnisse mit dieser Methode zu erzielen.

Einige letzte Hinweise zum erfolgreichen Anwenden von Exposition

Viele Panik-Betroffene stellen fest, dass sie ihr Vermeidungsverhalten schon so gut wie eliminiert haben, wenn sie erst einmal bis zu dieser Sitzung gekommen sind; mit neu erlernten Fertigkeiten und frisch gestärktem Selbstvertrauen sind sie einfach von sich aus und ohne darüber nachzudenken in Situationen zurückgekehrt, die sie vorher gemieden hatten. Oder sie machten nach Beginn der systematischen Expositionsübungen so gute Fortschritte, dass sie in Windeseile die Aufgaben absolvierten und dann bald feststellten – in vielen Fällen zu ihrem eigenen Erstaunen –, dass sie sich fast jeder Situation problemlos aussetzen konnten.

Auch wenn Sie überlegen, Ihre Expositionsübungen einzustellen, weil Sie in bestimmten Umständen keine nennenswerten Schwierigkeiten mehr haben, ist es dennoch nützlich, alle Situationen zu „packen", die Sie *früher* gemieden haben, um einfach ein paar angstfreie Erfahrungen mit solchen Situationen zu sammeln. Solche Erfahrungen stärken Ihr Selbstvertrauen noch weiter und helfen Ihnen, einen Erfahrungsschatz zu sammeln, auf den Sie zurückgreifen können, wenn Sie sich hin und wieder etwas anfälliger fühlen sollten. Und wenn Sie tatsächlich einmal solche anfälligeren Phasen haben sollten, werden Ihre durch Exposition erzielten Erfolge Ihnen helfen, allen Versuchungen zu widerstehen, in das alte Vermeidungsverhalten zurückzufallen.

Entsprechend sollten Sie, falls in einer Situation Ängste entstehen, der Sie aber nicht direkt aus dem Weg gehen, systematisch Exposition einsetzen, *als ob es sich um eine Situation handelte, die Sie gewohnheitsmäßig meiden.* Das wird Ihnen helfen, Ihre Ängste in dieser Situation abzubauen, sodass Sie gar nicht erst in die Versuchung kommen, sie zu meiden.

Wie bei jeder anderen angstreduzierenden Methode auch ist die beste Strategie bei der Anwendung von Exposition das *Überlernen,* sich also mehr zuzumuten, als eigentlich notwendig ist – also bis an die eigenen Grenzen zu gehen. Wenn Sie früher Schwierigkeiten beim normalen Einkaufen hatten, sollten Sie nicht mit Ihren Expositionsübungen aufhören, sobald Sie wieder unter ganz normalen, alltäglichen Umständen einkaufen können. Gehen Sie in Ihren Übungen ein paar Schritte weiter: So könnten Sie zum Beispiel Ihre Besorgungen in einem größeren Einkaufszentrum machen oder in unbekannten Läden oder zu Zeiten, wenn großes Gedränge herrscht, etwa im Winterschlussverkauf. So werden Sie wesentlich mehr und beständigere Sicherheit erreichen – ein Ergebnis, das die zusätzliche Anstrengung mehr als wert ist.

In der nächsten Sitzung werden Sie Gelegenheit bekommen, eine andere Art von Exposition kennenzulernen, die allerdings auf denselben grundlegenden Prinzipien aufbaut, die oben beschrieben wurden. Bevor Sie jedoch weiterlesen, sollten Sie keinesfalls die folgenden Übungen vernachlässigen. Sie werden Ihnen helfen, Ihr Wissen über die Prinzipien zu vertiefen, auf denen die Methode der Exposition aufbaut, und die beschriebenen Prozeduren anzuwenden, um sich Ihr Leben erfolgreich zurückzuerobern.

Übungen für Sitzung neun

ÜBUNG

I. Kontrolliertes Atmen und SRA

Setzen Sie Ihre Übungen fort. Vielleicht ist Ihnen schon einmal Folgendes aufgefallen: Wenn Sie zu Hause sind, SRA üben und sich dabei eine ausgedachte Szene, Erinnerung oder Idee einfallen lassen, um Angst zu erzeugen, die Sie dann durch Anwenden von SRA wieder abbauen, verbessern Sie dadurch nicht nur Ihre Beherrschung der Techniken zur Panik-Kontrolle, sondern Sie führen dabei auch eine „Mini-Exposition" durch. Sie setzen sich wiederholt Hinweisreizen aus, die mit Ängsten verknüpft sind, und *erleben dann, wie diese Ängste in Gegenwart dieser Reize abnehmen.* Dieses zusätzliche Element hat wahrscheinlich schon jetzt zu einer erheblichen Verringerung Ihrer Ängste beigetragen – bleiben Sie also dabei!

II. Tägliches Tagebuchschreiben

Führen Sie auch weiterhin jeden Tag Ihr Tagebuch, indem Sie darin Ihre praktischen Erfahrungen und eventuell aufgetretene Episoden von Panik, Beinahe-Panik oder vermiedener Panik protokollieren; notieren Sie auch andere Beobachtungen, die etwas mit Ihren Ängsten zu tun haben.

III. Weiterhin Gegenargumente gegen Ihre negativen Selbstaussagen entwickeln

Nehmen Sie sich auch weiterhin jeden Abend etwas Zeit, um Ihre Selbstaussagen zu analysieren und infrage zu stellen – und entwickeln Sie Gegenargumente gegen Selbstaussagen, die mit möglicherweise im Verlauf des Tages aufgetretenen Ängsten etwas zu tun haben könnten. Falls es keine solchen Vorkommnisse gegeben hat, dann können Sie noch einmal die bereits entwickelten Gegenargumente gegen katastrophische Überzeugungen nachlesen.

Versuchen Sie auch, die Methode gegen andere negative und selbstzerstörerische Überzeugungen einzusetzen, wie es in Sitzung acht beschrieben und in den darauf folgenden Übungen empfohlen wurde.

IV. Entwickeln Sie Ihre Expositionshierarchie

A. Legen Sie eine Liste der Situationen an (einschließlich der entsprechenden Aktivitäten), die Sie wegen Ihrer Ängste meiden oder modifizieren; Hinweise dazu finden Sie auf Seite 162.

B. Stellen Sie für jede Situation eine Liste mit Aufgaben zusammen, die von einfach bis schwierig geordnet ist (siehe Erklärungen auf den Seiten 162 bis 164). Verwenden Sie für jede Liste (Hierarchie) ein neues Blatt.

C. Entscheiden Sie, ob Sie zuerst alle Expositionen für eine bestimmte Situation durchführen wollen, von Anfang bis Ende, bevor Sie mit der nächsten Situation weitermachen; oder ob Sie sämtliche Aufgaben für alle Ihre Situationen zu einer großen „Megahierarchie" zusammenfassen wollen (siehe Beschreibung auf den Seiten 164 f.).

Falls Sie separate Hierarchien verwenden wollen, ordnen Sie die einzelnen Hierarchien in die Reihenfolge, in der Sie sie in Angriff nehmen wollen (sortieren Sie einfach die verschiedenen Blätter in diese Reihenfolge).

Falls Sie mit einer kombinierten Hierarchie arbeiten wollen, stellen Sie alle Aufgaben aus allen Hierarchien zusammen und ordnen Sie sie von der leichtesten bis zur schwierigsten. Zu diesem Zweck sollten Sie eine lange neue Liste schreiben, in der sämtliche Aufgaben von allen einzelnen Seiten zusammengefasst sind.

V. Führen Sie anhand Ihrer ersten Expositionshierarchie Expositionen durch

A. Legen Sie ein Datum fest, an dem Sie mit Ihren Expositionen anfangen wollen, und machen Sie von diesem Tag an jeden Tag eine Expositionsübung.

B. Führen Sie Ihre Expositionsübungen gemäß der ausführlichen Anleitung auf den Seiten 166 bis 170 durch.

a. Gehen Sie in die jeweilige Situation, wie die Aufgabe es verlangt.
b. Setzen Sie SRA und andere Strategien ein, um sich so weit zu beruhigen, wie es notwendig ist, um in der Situation zu bleiben.
c. Bleiben Sie in der Situation, bis Ihre Ängste abnehmen.
d. Beenden Sie die Übung und protokollieren Sie Ihr Angstniveau.

C. Wenn Sie das Gefühl haben, mit einer Aufgabe wirklich fertig zu sein, fangen Sie mit der nächsten an.

D. Sie sollten auch weiterhin für jeden Tag eine Exposition planen und durchführen oder, falls Sie das aus zeitlichen Gründen nicht schaffen, so oft wie möglich.

Am besten sollten Sie zwei bis drei Wochen lang ausschließlich die Übungen aus dieser Sitzung durchführen, da Exposition das mit Abstand wichtigste Verfahren ist, um Panikattacken und Agoraphobie zu überwinden.

10. | Sitzung zehn: Innere Angelegenheiten

Wenn Sie in Ihrem Selbsthilfeprogramm zur Überwindung Ihrer Panik bis hierhin gekommen sind, haben Sie eine beeindruckende Liste von Aufgaben bewältigt und Techniken erlernt und als Ergebnis sehr wahrscheinlich schon jetzt ein deutliches Abnehmen Ihrer Panik-Episoden festgestellt:

- Sie haben gelernt, wie Sie durch kontrolliertes Atmen die bei Angstzuständen entstehenden körperlichen Empfindungen dämpfen und das Erregungsniveau im erträglichen Bereich halten können.

- Sie haben gelernt, wie Sie durch SRA (Stoppen-Refokussieren-Atmen) den Panik-Zyklus durchbrechen können, wann immer es notwendig wird – nicht etwa, um das normale körperliche Empfinden abzustellen, sondern um zu verhindern, dass es jenes Katastrophendenken auslöst, das über die Angstspirale in Panik kulminieren kann.

- Sie haben in den vergangenen Wochen daran gearbeitet, besser zu verstehen, wie Ihre Panik ursprünglich entstanden ist, und (in Sitzung acht) die schädlichen Vorstellungen zu bekämpfen, die Panik am Leben erhalten können – vor allem den Irrglauben, dass körperliche Empfindungen Alarmsignale sind, die anzeigen, dass mit Ihnen körperlich etwas nicht stimmt.

- Und Sie haben begonnen, sich im Rahmen der Übungen, die in der vorigen Sitzung präsentiert wurden, allmählich und wiederholt Situationen auszusetzen, in denen Sie sich früher unbehaglich fühlten und die Sie daher gemieden haben. Dadurch haben Ihre Ängste nach und nach abgenommen.

Die Expositionsübungen in Sitzung neun zielten auf externe Situationen ab – Orte und Aktivitäten. Aber die Wirkung dieser Übungen zeigte sich an zwei Fronten: Ihre Ängste in Bezug auf die externen Situationen nahmen ab, und *Ihre Ängste in Bezug auf die körperlichen Empfindungen, die in solchen Situationen entstanden* (zum Beispiel ein beschleunigter Puls), *nahmen ebenfalls ab.* Indem Sie sich *explizit* diesen Situationen aussetzten, exponierten Sie sich *implizit* gegenüber den damit assoziierten körperlichen Empfindungen – und wie Sie aus Ihren Erfahrungen in Sitzung neun wissen, führen wiederholte Expositionen dazu, dass die Ängste abnehmen.

Exposition gegenüber internen Reizen

In dieser Sitzung wird das Expositionsverfahren auf interne Empfindungen erweitert. Es wird beschrieben, wie Sie aus Aufgaben, in denen es um die körperlichen Empfindungen geht, die Ihnen unnötigerweise Ängste verursachen, Expositionshierarchien entwickeln können. Und die Expositionsmethode, die Sie für *externe* angstauslösende Hinweisreize kennengelernt haben, kann für interne Reize genauso funktionieren: *Wenn Sie sich wiederholt einer bestimmten Situation oder Empfindung aussetzen, wird Ihre Angst vor dieser Situation oder Empfindung allmählich abnehmen.*

Entsprechende Studien haben gezeigt, dass die Methode der direkten Exposition gegenüber internen Empfindungen, die erstmals von dem Psychologen David Barlow und seinen Kollegen formalisiert wurde, Panik-Betroffenen sehr wirkungsvoll helfen kann, ihre Panikattacken zu überwinden. Aber das wirft folgende Frage auf: Wenn die Exposition gegenüber *externen* Situationen – wie sie in der vorigen Sitzung stattgefunden hat – Sie *implizit* auch *internen* Empfindungen aussetzt und dadurch Ihre auf diese Empfindungen bezogenen Ängste abbaut, haben Sie das dann nicht ohnehin schon erreicht, sozusagen automatisch? Und ist die interne Methode irgendwie besser als die externe, um das zu erreichen? Diese Frage haben sich auch schon viele andere gestellt.

Was ist besser? Externe Exposition, interne Exposition oder beides zusammen?

Bis zum Jahr 2001 war man auf Vermutungen angewiesen, wenn man die Frage beantworten wollte, was besser funktioniert, um Panikattacken und Vermeidung zu eliminieren: die in der vorigen Sitzung beschriebenen externen Expositionsmethoden oder interne Expositionsstrategien (die auch als *interozeptive Konditionierung* bekannt sind). Gut kontrollierte Studien über kognitive Verhaltenstherapie, bei der externe Exposition als Bestandteil der Behandlung von Panik eingesetzt wurde, ergaben etwa die gleiche Erfolgsquote wie andere Studien, bei denen interozeptive Konditionierung eingesetzt wurde. Die Empfehlungen von Therapeuten zu der Frage, welche Methode für einen bestimmten Klienten am besten funktionieren könnte, beruhten daher zwangsläufig auf persönlichen Präferenzen oder vielleicht Intuition.

Im Jahr 2001 wurde dann allerdings die erste kontrollierte Studie veröffentlicht, welche die Wirksamkeit von externen und internen Expositionsmethoden bei der Behandlung von Panik und Vermeidung direkt miteinander verglich. Im Rahmen dieser Studie wurde auch untersucht, ob sich ein zusätzlicher Nutzen ergibt, wenn beide Methoden zusammen eingesetzt wurden. Zu diesem Zweck wurden die Ergebnisse nach Ende der Therapie und nach Ablauf eines Jahres ausgewertet. Im Wesentlichen ergab die Studie, dass beide Methoden gleich gut funktionieren. Und die Wissenschaftler stellten – zur Überraschung vieler – fest, dass es keinen echten Vorteil bringt, beide Methoden zusammen einzusetzen, gegenüber der einen oder anderen allein.

Falls Sie den Eindruck haben, dass Sie Ihre Vermeidung und Panik bereits so weit überwunden haben, dass Sie mit den erzielten Ergebnissen zufrieden sind, und falls Sie sich in verschiedenen, früher beängstigenden Situationen wieder sicher fühlen, können Sie überlegen, dieses Kapitel einfach nur zu Ihrer Information zu überfliegen und es sozusagen in Reserve zu halten, für den Fall, dass Sie doch eines Tages die darin beschriebenen Techniken einsetzen wollen. Falls Sie jedoch Ihre Ziele noch nicht ganz erreicht haben, gibt es zwei Optionen: Entweder Sie arbeiten nur mit den Methoden, die Sie in der vorigen Sitzung kennengelernt haben – das heißt, dass Sie so lange weiterüben, bis Sie Ihre Ziele erreicht haben und diesen Erfolg aufrechterhalten können; oder Sie können sich mit den in diesem Kapitel beschriebenen Methoden vertraut machen und sie bei Ihren Übungen einsetzen, bis Sie auf diesem Wege Ihre Ziele erreicht haben.

Denken Sie jedoch auf jeden Fall daran, das der Zweck dieser Methode *nicht* darin besteht, Sie von Ihren *normalen* körperlichen Empfindungen oder den von Tag zu Tag auftretenden Schwankungen Ihrer Sinneswahrnehmungen zu befreien. Wie bei vielen der anderen Techniken, die Sie bereits kennengelernt haben, ist das Ziel vielmehr, Sie von Ängsten und *Unbehagen* angesichts Ihrer normalen Empfindungen zu befreien – also Ihre Toleranz für normale Sinneswahrnehmungen zu erhöhen, aber auch die Ängste und katastrophischen Gedanken zu vertreiben, die ihrerseits zu übertriebenen körperlichen Symptomen führen und die Angstspirale in Gang setzen können, die in Panik mündet.

Um Panik wirklich und dauerhaft aus Ihrem Leben zu verbannen, ist es zwingend erforderlich, dass Sie sich an körperliche Empfindungen gewöhnen und erkennen, dass sie für sich genommen keineswegs gefährlich sind, dass Sie kein tragisches Unheil ankündigen und dass sie auch nicht unbedingt Ihre Ängste und Angstsymptome verstärken.

Ein zweiter Blick auf die Expositionsmethode

Lassen Sie uns noch einen Blick auf die wesentlichen Merkmale der in Sitzung neun vorgestellten Expositionsmethode werfen, da die in dieser Sitzung präsentierte Methode lediglich eine Variante davon ist. In Sitzung neun haben Sie eine Situation ausgesucht, in der Sie Angstzustände bekamen – zum Beispiel, in einem Kino zu sitzen –, haben dann eine Reihe von Aufgaben entwickelt, die diese Situation repräsentieren und sie dann nach Schwierigkeit sortiert, von der einfachsten bis zur schwierigsten. Dann haben Sie sich der ersten Aufgabe „ausgesetzt" und SRA angewendet, um eventuell auftretende Ängste in den Griff zu bekommen. Sobald Sie diese Aufgabe bewältigt hatten und Ihre Ängste abgenommen hatten, verließen Sie die Situation und protokollierten Ihr Angstniveau während der Exposition. Bei wiederholten Expositionen gegenüber der gleichen Situation beobachteten Sie ein kontinuierliches Abnehmen des Angstniveaus, und nachdem Sie mehrere Expositionen durchgeführt hatten, bei denen kaum noch oder gar keine Ängste mehr auftraten, machten Sie mit der nächsten Aufgabe weiter.

Die in dieser Sitzung anstehende Arbeit folgt im Grunde genommen der gleichen grundlegenden Sequenz. Zuerst suchen Sie eine körperliche Empfindung aus, die Ihr Angstniveau ansteigen lässt, dann entwickeln Sie Aufgaben, die diese Empfindung repräsentieren, und sortieren sie dann von der einfachsten zur schwierigsten. Bei diesen Aufgaben wird es allerdings nicht um eine gefürchtete *Situation* gehen, sondern vielmehr darum, eine beängstigende *Empfindung* zu erzeugen und zu erleben.

Angefangen mit der ersten Aufgabe setzen Sie sich der betreffenden Empfindung aus – ganz so, wie Sie sich der Situation aussetzen würden, in einem Kino zu sitzen – und wenden SRA an, um eventuell aufkommende Ängste unter Kontrolle zu bringen. Wenn Ihre Angst abgenommen hat, beenden Sie die Übung („entfernen sich aus der Situation") und protokollieren Ihr generelles Angstniveau während der Exposition. Dann wiederholen Sie diese Übung regelmäßig, bis Sie die betreffende Empfindung bei mehreren sukzessiven Gelegenheiten weitgehend angstfrei erlebt haben.

Expositionsmethode für interne Empfindungen[6]

Lassen Sie uns die Schritte einzeln durchgehen und dabei jeden davon im Detail betrachten.

---

6   Bei der Durchführung der im Folgenden aufgeführten Übungen geht Ihre Sicherheit stets vor. Vor allem die Methoden, um körperliche Empfindungen zu erzeugen (Tab. 10.1 ff.) können nicht uneingeschränkt empfohlen werden. Sinnvoller ist es, die Expositionen zunächst mit intensiver Unterstützung durch einen Psychotherapeuten durchzuführen und sie erst danach eigenständig ohne Begleitung umzusetzen. Fragen Sie notfalls Ihren Arzt oder Therapeuten, ob die Übung überhaupt für Sie geeignet ist, bevor Sie sie ausprobieren, und führen Sie die Übungen nicht (weiter) aus, wenn ernsthafte körperliche oder psychische Beschwerden auftreten (Anm. d. Red.).

Der erste Schritt: Anlegen einer Liste beängstigender Empfindungen

Machen Sie eine Liste mit allen körperlichen Empfindungen, die Sie beunruhigend finden. Berücksichtigen Sie dabei sowohl Empfindungen, die eindeutig Ängste bei Ihnen erzeugen (Beispiel: „Wenn ich seltsame Empfindungen im Brustbereich habe, mache ich mir Sorgen, einen Herzinfarkt zu erleiden"), als auch solche, die Panik-Auslöser oder Vorboten einer unmittelbar bevorstehenden Panikattacke zu sein scheinen (Beispiel: „Wegen Kribbeln in den Händen mache ich mir keine Sorgen, aber es tritt immer dann auf, wenn eine Panikattacke sich ankündigt").

Berücksichtigen Sie auch alle Empfindungen, bei denen es sich um einen Bestandteil Ihrer Panikattacken handelt (Beispiel: „Mitten in einer voll ausgeprägten Attacke habe ich immer ein Gefühl von Unwirklichkeit"). Vielleicht haben Sie seit ein paar Wochen keine Attacke mehr gehabt, aber Sie können sich bestimmt noch deutlich an die Empfindungen erinnern, die Sie dabei hatten!

Mit anderen Worten: Nehmen Sie alle körperlichen Empfindungen in Ihre Hierarchie mit auf, die in Ihrem Panik-Zyklus eine Rolle spielen könnten. Sortieren Sie dann diese Empfindungen danach, wie viel Angst sie typischerweise bei Ihnen erzeugen.

Der zweite Schritt: Entwickeln einer Hierarchie von Aufgaben für jede einzelne Empfindung

Nehmen Sie sich dann jede einzelne Empfindung vor und denken Sie sich jeweils fünf Aufgaben aus, die sie repräsentieren. Dabei spielen zwei Elemente eine Rolle: erstens, wie die eigentliche Empfindung erzeugt werden kann, und zweitens, wie der dazugehörige Schwierigkeitsgrad variiert werden kann, sodass sich eine Aufgabenhierarchie ergibt.

Erzeugen der Empfindung. Wie können Sie die erforderliche Empfindung erzeugen? Stellen Sie sich vor, eine der Empfindungen auf Ihrer Liste wäre ein beschleunigter Puls – wie es wahrscheinlich bei praktisch jedem Panik-Betroffenen der Fall sein wird. Ein Weg, um den Puls zu beschleunigen, ist zum Beispiel, einfach eine gewisse Zeit lang auf der Stelle zu laufen – vielleicht zwei Minuten lang. Wenn Hitzegefühle ein Panik-Auslöser sind, können Sie über einen dicken Pullover noch einen Wintermantel anziehen und sich eine Weile im wärmsten Zimmer Ihres Zuhauses aufhalten – das sollte eigentlich ausreichen, um diese Empfindung zu erzeugen. Wenn Sie Schwindelgefühle erzeugen wollen, können Sie sich auf einen Drehstuhl setzen und ein paar Runden drehen oder sich im Stehen schnell um sich selbst drehen, wie Kinder es manchmal beim Spielen machen. (Das Herumwirbeln sollten Sie neben einem Bett oder Sofa machen, damit Sie einen weichen Landeplatz haben, falls Sie das Gleichgewicht verlieren!) Falls Sie unter Gleichgewichtsstörungen leiden, können Sie dieses Gefühl vielleicht erzeugen, indem Sie sich mit geschlossenen Augen und den Füßen dicht nebeneinander hinstellen und so weiter.

Tabelle 10.1 enthält verschiedene Empfindungen und diverse Methoden, um sie zu erzeugen. Wahrscheinlich fallen Ihnen noch andere Methoden ein, um diese Empfindungen zu erzeugen, und auch andere Empfindungen, die diese Liste nicht enthält. (Bevor Sie damit anfangen, sollten Sie aber bitte die „Zusätzlichen Hinweise" fast am Ende dieser Sitzung lesen.)

Variieren des Schwierigkeitsgrads der einzelnen Aufgaben. Jetzt wissen Sie, wie Sie eine bestimmte Empfindung erzeugen können, aber wie können Sie eine Aufgabenhierarchie für diese Empfindung entwickeln? In Sitzung neun haben Sie Ihre persönliche Expositionshierarchie angelegt, indem Sie die verschiedenen Eigenschaften der Erfahrung variierten, die in bedeutsamer Weise mit Ihren eigenen Ängsten zusammenhingen. Das Vorgehen in dieser Sitzung ist ein bisschen einfacher: Es kann immer das gleiche grundlegende Schema verwendet werden, um für jede einzelne Empfindung eine Hierarchie zu entwickeln – zumindest für den Anfang.

Für die *erste* Aufgabe in Ihrer Hierarchie sollten Sie *visuelle Vorstellungen* einsetzen, um die betreffende Empfindung zu erzeugen. Setzen Sie sich in eine ruhige Ecke, schließen Sie die Augen, entspannen Sie sich und stellen Sie sich die betreffende Empfindung vor, und zwar möglichst realistisch. Dann, sobald die immer stärker werdende Angst, die mit dieser Empfindung assoziiert ist, in Ihr Bewusstsein dringt, setzen Sie SRA ein, um sie zu dämpfen.

Für die *zweite* Aufgabe sollten Sie die passende *körperliche Strategie* einsetzen, um die gewünschte Empfindung hervorzurufen; bitten Sie außerdem eine Person Ihres Vertrauens, Ihnen während der Übung Gesellschaft zu leisten. Wenn Sie Ihren Puls beschleunigen wollen, könnten Sie zum Beispiel die oben erwähnte Methode anwenden, zwei Minuten an Ort und Stelle zu laufen. Und wieder sollten Sie, wenn Sie ängstlich werden, SRA anwenden, um Ihre Angst zu reduzieren.

Mögliche Methoden, um körperliche Empfindungen zu erzeugen*	
Beschleunigte Herzfrequenz**	Joggen Sie zwei bis drei Minuten – oder auch länger, falls es nötig ist – an Ort und Stelle, um Ihre Herzfrequenz zu beschleunigen.
	Steppen Sie etwa zwei bis drei Minuten lang sehr schnell auf einer Trittleiter oder einem Tritthocker auf und ab. Machen Sie 25 kraftvolle Kniebeugen.
Atemnot	Wie oben.
Schwindelgefühl, Benommenheit, Desorientierung	Schütteln Sie den Kopf etwa 30 Sekunden lang von einer Seite auf die andere.
	Legen Sie den Kopf 30 Sekunden lang zwischen die Beine und heben Sie ihn dann schnell in eine aufrechte Haltung.
	Drehen Sie sich auf einem Drehstuhl, und zwar etwa eine Minute lang oder bis sich Schwindelgefühle einstellen.
	Drehen Sie sich schnell um die eigene Achse, aber neben einem Bett oder Sofa, damit Sie sich setzen können, sobald die Empfindungen erzeugt wurden.
Hyperventilieren	Atmen Sie im Sitzen möglichst schnell und tief durch, etwa 25 bis 30 Atemzüge pro Minute. Machen Sie tiefe, keuchende Atemzüge und atmen Sie kraftvoll und möglichst vollständig wieder aus. Machen Sie das bis zu drei Minuten lang.
	Bitte sprechen Sie diese Methode evt. mit Ihrem Arzt ab. Diese Methode sollte nicht von Schwangeren oder Menschen mit bekannten Gesundheitsproblemen angewendet werden.

Atemnot, Erstickungsgefühle	Drücken Sie die Seiten des Halses nach innen, während Sie normal atmen, und zwar eine Minute lang oder bis diese Empfindungen erzeugt wurden. Falten Sie ein Stofftaschentuch zusammen und legen Sie es so weit nach hinten auf Ihre Zunge, wie es notwendig ist, um die gewünschte Empfindung zu erzeugen, und schließen Sie dann den Mund. Atmen Sie eine Minute lang durch die Nase. Kneifen Sie die Nasenflügel mit den Fingern einer Hand zusammen und atmen Sie durch einen Strohhalm, und zwar eine Minute lang oder bis die gewünschte Empfindung sich einstellt.
Wackligkeit und Zittrigkeit	Spannen Sie jeden einzelnen Körperteil an und versuchen Sie, die Spannung eine Minute zu halten, bevor Sie loslassen.
Brustschmerzen	Spannen Sie die Muskulatur an, drehen Sie die Schultern möglichst weit nach vorne ein und versuchen Sie, höchstens eine Minute lang möglichst tief durchzuatmen.
Schmerzen im Kopf	Hyperventilieren Sie eine Minute lang oder bis die gewünschte Empfindung erzeugt wurde (bitte beachten Sie die vorstehenden Hinweise und Warnungen im Hinblick auf Hyperventilieren).
Hitzegefühle	Ziehen Sie über Ihre normale Kleidung einen Pullover und einen Wintermantel an und setzen Sie sich dann in den wärmsten Raum Ihres Zuhauses, bis sich die gewünschte Empfindung eingestellt hat.
Unwirklichkeitsgefühle	Für diese Methode brauchen Sie die Hilfe einer anderen Person. Bitten Sie eine Person Ihres Vertrauens, pausenlos auf Sie einzureden und starren Sie ihr auf den Mund, bis sich ein Gefühl von Unwirklichkeit einstellt.

* Schwangere und Personen mit bekannten Gesundheitsproblemen sollten auf jeden Fall erst Ihren Arzt konsultieren, bevor sie eine dieser Übungen durchführen.

** Es ist von Mensch zu Mensch unterschiedlich, welche Methode die erwartete Empfindung am besten erzeugt. Raten Sie, so gut Sie können, und falls Sie beim ersten Versuch feststellen, dass die gewählte Methode nicht funktioniert, versuchen Sie es mit einer anderen noch einmal. Falls es Ihnen nicht gelingt, eine bestimmte Empfindung zu erzeugen, obwohl Sie alle Möglichkeiten ausprobiert haben, die Ihnen eingefallen sind, können Sie stattdessen visuelle Vorstellungen einsetzen und sich einfach die erwünschte Empfindung möglichst lebhaft ausmalen.

Tabelle 10.1

Für eine *dritte* Aufgabe können Sie die gleiche körperliche Methode einsetzen, um die Empfindung zu produzieren, aber führen Sie die Übung *allein* durch.

Und bei einer *vierten* Aufgabe können Sie die Übung allein durchführen und die gleiche Methode einsetzen, um die Empfindung zu produzieren, sich aber dieses Mal anstrengen, eine möglichst *intensive* Empfindung zu erzeugen – sodass Sie sie wirklich intensiv fühlen – und dann SRA anwenden.

Als *fünfte* und letzte Aufgabe in einer gegebenen Hierarchie sollten Sie die betreffende Empfindung erzeugen, wie Sie es gelernt haben, und dann, wenn Sie die Empfindung spüren, *volle dreißig Sekunden warten*, bevor Sie SRA anwenden, um sich zu beruhigen. Dann, sobald Ihre Angst sich gelegt hat, können Sie die Expositionsübung beenden.

Ein Hinweis zu der anfangs festgelegten Hierarchie: Falls Sie zuversichtlich sind, eine bestimmte Empfindung ohne unangebrachte Ängste aushalten zu können – was sehr gut sein kann, nachdem Sie in Sitzung neun eine ganze Reihe von Expositionen erfolgreich hinter sich gebracht haben –, steht es Ihnen frei, einzelne Aufgaben aus Ihrer Hierarchie zu streichen und dort weiterzumachen, wo Sie es für richtig halten, oder auch zwei oder drei Aufgaben zu einer einzigen zusammenzufassen.

Entsprechend können Sie sich natürlich auch zusätzliche Aufgaben ausdenken und „dazwischenschieben", wenn Sie das Gefühl haben, dass zwischen zwei Aufgaben eine zu große Lücke klafft; so würden sich feinere Abstufungen von Angst ergeben. Sie könnten zum Beispiel Ihre Methode, um Empfindungen zu erzeugen, so verändern, dass anfänglich weniger intensive Empfindungen entstehen (so würden zum Beispiel drei Kniebeugen Ihren Puls nur ganz leicht beschleunigen; wenn Sie dagegen 23 machen, ist die Wirkung wesentlich stärker – was eine intensivere Empfindung erzeugen würde). Sie sollten allerdings darauf achten, dass die letzte Aufgabe in Ihrer Hierarchie eine Exposition von 30 Sekunden gegenüber der betreffenden Empfindung enthält, bevor Sie die nächste Aufgabe in Angriff nehmen.

Der dritte Schritt: Expositionen durchführen und Ergebnisse protokollieren

Dieser Schritt braucht kaum Erklärungen; inzwischen kennen Sie sich ja ganz gut aus und wissen, wie man Expositionen durchführt. Wie schon in Sitzung neun sollten Sie für jeden Tag im Voraus eine Uhrzeit festlegen, um Ihre Exposition durchzuführen, an die Sie sich dann auch halten – kein Drumherumdrücken. Wenn die Zeit gekommen ist, fangen Sie mit der ersten Aufgabe in Ihrer ersten Hierarchie an und führen die Exposition durch: Tun Sie, was immer die Aufgabe Ihnen abverlangt, wenden Sie (unter Beachtung der in Fußnote 6 genannten Sicherheitshinweise) visuelle Vorstellungen oder körperliche Methoden an, um eine Empfindung zu erzeugen, und setzen Sie dann SRA ein, um die erzeugte Angst zu dämpfen.

Wenn Ihre Angst zunimmt, sollten Sie sofort SRA anwenden – allerdings nicht bei der letzten Aufgabe in Ihrer Hierarchie, die eine 30 Sekunden lange Exposition gegenüber der Empfindung vorschreibt, bevor SRA angewendet werden darf. Wenn Sie mit SRA angefangen haben, sollten Sie damit volle zwei Minuten weitermachen, bis Sie sich weitgehend entspannt haben, und dann die Exposition als beendet betrachten.

Protokollieren Sie jetzt das während der Exposition aufgetretene Angstniveau, so wie Sie es schon in Sitzung neun gemacht haben. Was Sie erfassen sollten, ist nicht die Intensität der körperlichen Empfindung an sich, sondern die maximale Intensität der *Angst*, die Sie empfunden haben. Es folgt eine Vorlage (s. Abb. 10.1), die Sie zur Datenerfassung benutzen können. Sie gleicht derjenigen aus Sitzung neun, und sie ist als Kopiervorlage auch in Anhang VI noch einmal enthalten.

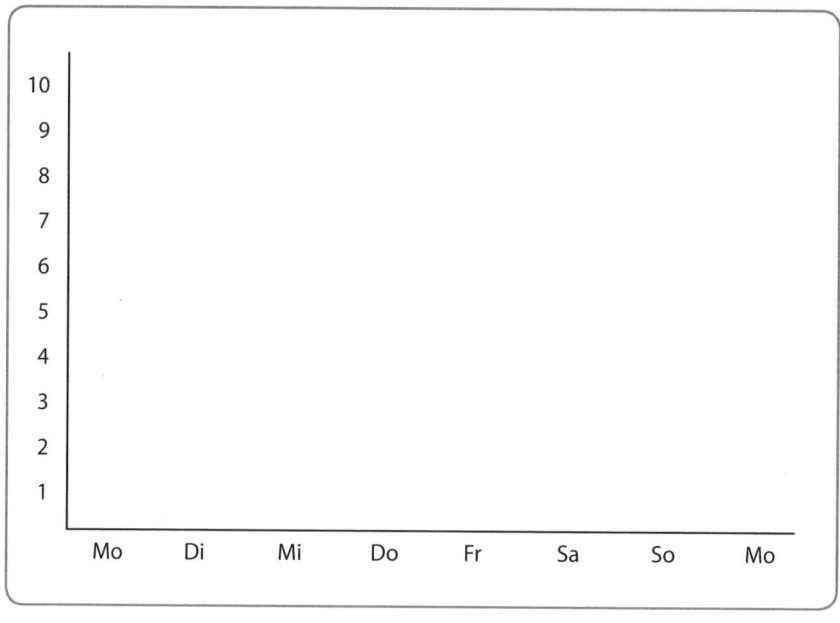

Abbildung 10.1: Vorlage zur Datenerfassung

Führen Sie vier Expositionen pro Tag durch. An dieser Stelle unterscheidet sich der Ablauf der Übungen im Vergleich zur Sitzung neun: Dort waren die Expositionen in vielen Fällen relativ lang, weil es zum Beispiel darum ging, sich einen Film bis zu Ende anzusehen, den Wocheneinkauf für die Familie zu erledigen oder einen langen Spaziergang zu machen. In dieser Sitzung werden jeweils nur wenige Minuten gebraucht, um eine Exposition durchzuführen, typischerweise weniger als fünf. Wenn Sie eine Exposition durchgeführt und das Angstniveau protokolliert haben, sollten Sie sich daher ein paar Minuten Zeit nehmen, um sich wieder ganz zu beruhigen – zum Beispiel durch kontrolliertes Atmen –, und dann können Sie eine zweite Exposition im Rahmen derselben Aufgabe durchführen.

Nachdem Sie mit der zweiten Exposition fertig sind, können Sie sich noch einmal eine kurze „Erholungspause" gönnen, um sich voll und ganz zu entspannen, und dann die Expositionsübung wiederholen. Führen Sie zum Abschluss der Übungen noch einen weiteren Zyklus durch – eine Erholungspause gefolgt von der Exposition.

Mit anderen Worten: Sie sollten jeden Tag vier Expositionen durchführen, sich aber vor jedem neuen Zyklus eine kurze Erholungspause gönnen, um sich vollständig zu beruhigen.

Der vierte Schritt: Zur nächsten Aufgabe wechseln

Nachdem Sie im Rahmen einer einzelnen Aufgabe vier Expositionen weitgehend angstfrei durchgeführt haben, können Sie zur nächsten Aufgabe wechseln. (Die vier Expositionen können am selben Tag stattgefunden haben, da Sie vier Expositionen pro Tag durchführen; aber normalerweise würden sie sich über einen Zeitraum von mehreren Tagen verteilen.)

An dieser Stelle ergänzen wir die Methode um ein weiteres Detail. Wenn Sie die letzte Aufgabe in Ihrer Hierarchie für eine bestimmte Empfindung erfüllt haben, sollten Sie zwei Dinge tun:
1. Zur ersten Aufgabe der nächsten Hierarchie (der Hierarchie für eine andere Empfindung) wechseln *und*
2. an zwei aufeinanderfolgenden Tagen nur eine Exposition für die letzte Aufgabe der vorigen Hierarchie *wiederholen*, und zwar um ganz einfach Ihr Gefühl der Angstfreiheit angesichts dieser Empfindung zu festigen.

Zusammenfassung der Schritte einer Expositionsmethode für eine interne Empfindung

Im Folgenden ist zusammengefasst, welche Schritte Sie umsetzen sollten, um eine Exposition gegenüber internen Empfindungen durchzuführen und Ihre darauf gerichteten Ängste zu eliminieren:

- Legen Sie eine Liste mit angsterzeugenden Empfindungen an und sortieren Sie sie von schwach beängstigend bis stark beängstigend.
- Entwickeln Sie für jede Empfindung eine Hierarchie, die aus etwa fünf Aufgaben besteht, geordnet von der einfachsten (Verwendung visueller Vorstellungen) bis zur schwierigsten (30 Sekunden lang eine intensive Empfindung erzeugen, bevor SRA eingesetzt wird).
- Fangen Sie mit der ersten Aufgabe der ersten Hierarchie an und führen Sie jeden Tag vier Expositionsübungen durch. Protokollieren Sie nach jeder Übung Ihr Angstniveau und machen Sie eine Erholungspause, bevor Sie mit der nächsten Exposition weitermachen.
- Wechseln Sie nach vier erfolgreichen Erfahrungen bei einer Aufgabe (also minimaler Angst während der Übung) zur nächsten Aufgabe.
- Wenn Sie alle Aufgaben für eine bestimmte Empfindung bewältigt haben, können Sie zur ersten Aufgabe für die nächste Empfindung wechseln, sollten aber neben den neuen Expositionen auch an zwei aufeinanderfolgenden Tagen die vorige Aufgabe wiederholen (das heißt, eine entsprechende Exposition durchführen).

Terrys Übungssequenz

Lassen Sie uns anhand eines Beispiels betrachten, wie ein Betroffener seine Hierarchie durcharbeitet. Terry, ein 27 Jahre alter Chemielehrer an einer Highschool, arbeitete an der Angst, die ihn überkam, wann immer er bemerkte, dass er einen beschleunigten Puls hatte. Wegen dieser Schwierigkeiten hatte er schon sein Fitnesstraining aufgeben müssen, und er war fest entschlossen, sie zu überwinden.

Nehmen wir an, Terry habe sich bereits durch drei oder vier „einfachere" Empfindungen vorangearbeitet (mit jeweils fünf Aufgaben) und auch schon die ersten vier Aufgaben seiner Herzfrequenz-Hierarchie geschafft (visuelle Vorstellungen; zehn Kniebeugen ohne andere Person anwesend; und 20 Kniebeugen, um eine intensivere Empfindung herbeizuführen, bevor SRA eingesetzt wird). Jetzt ist er bereit, die fünfte Aufgabe in Angriff zu nehmen, die lautet: 20 Kniebeugen machen, um seinen Puls zu beschleunigen, und dann seine körperlichen Anstrengungen auf dem Niveau fortsetzen, das notwendig ist, um den beschleunigten Puls 30 Sekunden lang aufrechtzuerhalten (was für Terry bedeutete, dass er alle paar Sekunden eine weitere Kniebeuge machen musste), und erst dann SRA einsetzen, um eventuell noch vorhandene Ängste abzubauen.

Am ersten Tag, an dem Terry sich an Aufgabe 5 machte, führte er seine erste Übung durch und bezifferte anschließend sein Angstniveau mit dem Wert „7". Er wartete ein paar Minuten, setzte kontrolliertes Atmen ein und las in der Zeitung, bis die Angst weitgehend wieder verschwunden war und er weitermachte.

Dann macht er eine zweite Übung auf die gleiche Weise, aber dieses Mal stufte er sein Angstniveau als „4" ein. Wieder legte er eine Erholungspause ein, und nach seiner dritten Übung bezifferte er sein Angstniveau wieder mit „4". Nachdem er sich wieder eine Weile erholt hatte, machte er die letzte Übung an diesem Tag, nach der er ein Angstniveau von „2" protokollierte.

Am nächsten Tag absolvierte er die gleiche Übungssequenz, aber dieses Mal betrugen seine Angstwerte „3", „2", „1" und „2".

An Terrys drittem Tag mit Expositionen für Aufgabe 5 erbrachten alle Übungen Werte von „0", „1" oder „2", woraufhin er beschloss, dass er bereit war, mit der nächsten Hierarchie weiterzumachen. (Außerdem ging Terry an diesem Abend mit seiner Frau aus, um ein bisschen zu feiern. Noch vor einem Monat hätte er nicht geglaubt, dass er sich jemals wieder angesichts eines beschleunigten Pulses so völlig entspannt fühlen würde!)

Am vierten Tag wiederholte Terry eine Übung aus der fünften Herzfrequenz-Aufgabe (seine Wiederholung), und dann wechselte er zu seiner nächsten Empfindung, nämlich Benommenheit. Er absolvierte drei Übungen gemäß Aufgabe 1, wobei er die Benommenheit durch visuelle Vorstellungen erzeugte.

Am fünften Tag wiederholte Terry noch einmal seine Herzfrequenz-Exposition und führte dann wieder Expositionen gegenüber Benommenheit durch. Danach konzentrierte er sich jeden Tag nur noch auf Benommenheit, bis er auch dafür alle fünf Aufgaben absolviert hatte.

Übrigens ist ein so schnelles, gleichmäßiges Abnehmen von Ängsten nicht typisch; normalerweise gibt es ein paar mehr „Höhen und Tiefen", wenn der Betroffene die schwierigeren Empfindungen in seinen Hierarchien in Angriff nimmt. Terry wurde für dieses Beispiel ausgewählt, weil er die sukzessiven Schritte der Methode so deutlich demonstrierte.

Zusätzliche Hinweise

Das ist schon die ganze Methode, aber ein paar zusätzliche Hinweise sind angebracht.

Als Erstes eine Anmerkung zur gesundheitlichen Sicherheit. Vielleicht haben Sie Zweifel, ob es klug und risikolos ist, die verschiedenen körperlichen Empfindungen gezielt zu provozieren. In diesem Zusammenhang sollten Sie daran denken, dass all diese Empfindungen von Natur aus in Ihrem Körper auftreten und dass sie völlig harmlose Erfahrungen sind – Sie haben einfach gelernt, sie als riskant zu deuten.

Dieses Programm setzt voraus, dass Sie sich vor Kurzem einem Gesundheitscheck unterzogen haben und für gesund befunden wurden. Falls Sie spezifische Fragen dazu haben, was eine bestimmte Empfindung bedeutet oder ob es riskant ist, sie absichtlich herbeizuführen, sollten Sie mit Ihrem Arzt sprechen. Und natürlich sollten Sie auch mit Ihrem Arzt über die Übungen sprechen, falls Sie schwanger sind oder ein bekanntes gesundheitliches Problem vorliegt, bevor Sie mit den Übungen anfangen.

Falls Sie in der Vergangenheit schon einmal einen Herzinfarkt erlitten haben, werden Sie wahrscheinlich besondere Bedenken haben. Auch in diesem Fall sollten Sie darüber mit Ihrem Arzt sprechen und mit ihm klären, inwieweit jede einzelne Übung in Anbetracht Ihrer persönlichen Umstände ratsam ist. Außerdem sollten Sie, falls Sie das nicht schon getan haben, Ihren Arzt um eine klare Aussage darüber bitten, welche Signale und Symptome für Sie ein Grund sind, aktiv zu werden (zum Beispiel, indem Sie einen Arzt anrufen oder sich in die nächstgelegene Notfallambulanz bringen lassen) und *welche nicht*.

Zweitens: Auch wenn Sie inzwischen kein Problem mehr haben mit verschiedenen körperlichen Empfindungen, die Ihnen früher Angst machten, ist es am besten, die Übungen zu „überlernen", also bis an die Grenzen des Erträglichen zu gehen, um dauerhaft und in verschiedenen Situationen sicherzustellen, dass Sie angstfrei bleiben – durch Überlernen „impfen" Sie sich sozusagen gegen zukünftige Panikausbrüche.

Drittens: Vielleicht haben Sie das Gefühl, dass Sie es – aus welchen Gründen auch immer – vorziehen würden, Ihre Expositionen gegenüber internen Empfindungen etwas weniger strikt durchzuführen als nach den hier beschriebenen Methoden. Dagegen ist nichts einzuwenden, solange Sie dafür sorgen, dass Sie *jeden Tag einige Aktivitäten in Ihren Tagesablauf einbauen*, bei denen zunehmend intensive körperliche Empfindungen entstehen. Und stellen Sie sicher, dass darunter auch die Empfindungen sind, von denen Sie erkannt haben, dass sie für Sie besonders beängstigend sind. Das könnten zum Beispiel sein: Treppen hinauflaufen, sportliche Aktivitäten, einen

Gruselfilm anschauen, sehr schnell aufstehen, Heben schwerer Lasten, die Heizung im Auto voll aufdrehen, heiß duschen – jede nur erdenkliche Aktivität, die einen beschleunigten Puls, Benommenheit, Hitzegefühle oder Ähnliches mehr verursachen kann.

Zum Schluss noch ein ermutigender Hinweis: Denken Sie daran, dass Sie das gezielte Erzeugen unangenehmer Empfindungen zu einem Zeitpunkt in Ihrem Therapieprogramm anpacken sollten, an dem Sie bereits einen großen Teil Ihres Unbehagens überwunden haben. Für viele Leserinnen und Leser stellt diese Sitzung lediglich ein Zementieren bereits errungener Erfolge dar.

ÜBUNG

Übungen für Sitzung zehn

I. Pflegen Sie gut eingespielte Gewohnheiten

Üben Sie auch weiterhin kontrolliertes Atmen und SRA. Protokollieren Sie auch weiterhin Panik-Episoden – falls es denn welche zu protokollieren gibt – und andere Beobachtungen in Ihrem Tagebuch. Und führen Sie auch weiterhin mindestens zweimal pro Woche Expositionsübungen „in der Welt da draußen" durch.

II. Entwickeln Sie ständig neue Gegenargumente gegen Ihre Selbstaussagen

Arbeiten Sie auch weiterhin allabendlich daran, Ihre Selbstaussagen zu entkräften, vor allem im Hinblick auf Angstzustände, die Sie womöglich im Laufe des Tages erlebt haben. Falls keine aufgetreten sind, gehen Sie noch einmal die Gegenargumente gegen häufig vorkommende Überzeugungen durch, in denen es um körperliche Empfindungen und Panik geht.

III. Führen Sie Expositionen gegenüber Internen Empfindungen durch

A. Falls Sie sich entschieden haben, die in dieser Sitzung beschriebene Expositionsmethode anzuwenden, sollten Sie eine Liste beängstigender Empfindungen sowie für jede davon eine Hierarchie anlegen, gemäß den Richtlinien auf Seite 179.

B. Führen Sie jeden Tag vier Expositionen durch. Auf Seite 166 ist beschrieben, wie Sie jeden Tag die passende(n) Aufgabe(n) für Ihre Übungen auswählen sollten.

11. | Sitzung elf: Medikamente gegen Panik – ja oder nein?

Sollten Sie im Rahmen Ihrer Anstrengungen, Ihre Panikattacken zu überwinden, Medikamente einnehmen? Dies ist eine wichtige Frage, über die sich nicht einmal die Experten einig sind. Die Antwort hängt auch in hohem Maße von individuellen Faktoren ab.

Es gibt Medikamente, mit denen die meisten Panik-Betroffenen ihre Symptome ziemlich effektiv unter Kontrolle bringen können. Und es gibt sehr gute Gründe, warum sich viele Menschen mit einer Panikstörung entschließen, solche Medikamente zu nehmen, und in vielen Fällen erweisen sie sich als enorm hilfreich.

Andererseits muss man sich darüber im Klaren sein, dass Medikamente allein das Problem nicht lösen können: Wenn Sie sich ausschließlich auf Medikamente verlassen würden, um Ihre Panik-Symptome zu überwinden, also nichts anderes tun würden, als Medikamente einzunehmen, dann würden diese Symptome sehr wahrscheinlich zurückkehren, wenn Sie eines Tages die Medikamente absetzen. Und wie Sie ja schon wissen, sind die meisten Betroffenen durchaus in der Lage, ihre Panik-Symptome ohne Medikamente zu überwinden, und zwar mithilfe von Strategien, wie sie in diesem Buch beschrieben werden.

Die Frage bleibt also – sollten Sie Medikamente nehmen oder nicht? Leider kann diese Frage manchmal in eine Debatte darüber ausarten, ob Medikamente „gut" oder „schlecht" für Sie sind, oder ob Menschen mit einer Panikstörung sie „nehmen sollten" oder „nicht nehmen sollten". Diese Fragen sind nicht nur nicht zu beantworten, sie sind auch nicht besonders hilfreich. Eine nützlichere Frage könnte sein: Was ist in Anbetracht Ihrer persönlichen Lage (Ihrer Symptomatik und Ihrer individuellen Umstände, Ihrer familiären Situation und medizinischen Historie, Ihrem Erfolg mit anderen Maßnahmen zur Beherrschung Ihrer Panik, und vor allem *Ihrer eigenen Präferenzen*) die beste Entscheidung für *Sie* – Medikamente zu nehmen oder nicht?

Natürlich kann ein Buch allein Ihnen keine persönlich auf Sie zugeschnittenen medizinischen Ratschläge geben. Allerdings kann es Ihnen die Informationen liefern, die Sie brauchen, um diese Frage vernünftig und unvoreingenommen abwägen zu können. In dieser Sitzung werden drei Hauptkategorien von Medikamenten beschrieben, die bei der Behandlung von Panik nützlich sind, es werden ihr Nutzen und ihre Nachteile beschrieben und einige Hinweise für den vernünftigen Umgang mit Medikamenten gegeben, falls Sie sich dazu entschließen sollten.

Warum Medikamente gegen Panik notwendig sein könnten

Vielleicht werden Sie sich fragen, warum Sie oder irgendein anderer, von einer Panikstörung betroffener Mensch sich überhaupt entschließen könnte, deswegen Medikamente zu nehmen. Dafür gibt es mehrere denkbare Gründe.

Erstens könnte Ihre *Angst so intensiv und hartnäckig* sein, dass Sie sich ohne Medikamente außerstande sehen, die Methoden aus diesem Buch auch nur auszuprobieren. Wie Sie wissen, bringen verhaltenstherapeutische Verfahren zur Behandlung von Panik ein gewisses Maß an Beschwerlichkeiten mit sich. Bei vielen Strategien bewirken Sie aber gerade dadurch, dass Sie sich Ihrer Angst *aussetzen* (exponieren), dass sie abnimmt. Wenn Ihre Angst allerdings schon so intensiv ist, dass Sie sich außerstande sehen, noch ein kleines bisschen mehr davon zu ertragen, dann könnten Sie vielleicht zu dem Schluss kommen, dass Sie Medikamente brauchen werden, um ein Therapieprogramm überhaupt umsetzen zu können.

Oder vielleicht sind Sie zurzeit einfach zu deprimiert, um eine Therapie ohne den zusätzlichen Antrieb, den Medikamente liefern können, in Angriff zu nehmen. Entsprechende Studien lassen vermuten, dass etwa ein Drittel der von einer Panikstörung betroffenen Menschen unter schweren Depressionen leidet, bevor ihre Panik einsetzt. Ein weiteres Drittel entwickelt schwere Depressionen als Reaktion auf ihre Panikstörung. Manche der Medikamente, die bei Panik verschrieben werden, können auch Depressionen wirkungsvoll behandeln; falls also *Depressionen* die Behandlung Ihrer Panikstörung erschweren, könnten sich Medikamente als besonders nützlich erweisen.

Vielleicht sind Sie von einer *anderen Angststörung* betroffen, mit der Sie neben Ihrer Panik zu kämpfen haben. Einige der neuesten Medikamente gegen Panik haben sich auch gegen andere Angststörungen als wirkungsvoll erwiesen. Falls Sie also zusätzlich zu Ihrer Panik von einer anderen Angststörung geplagt werden, wird Ihr Arzt Ihnen vielleicht empfehlen, es mit einem dieser Medikamente zu probieren und so beide Probleme gleichzeitig zu behandeln.

Womöglich haben Sie schon eine Zeit lang verschiedene Strategien eingesetzt, um Ihre Panik zu reduzieren, dabei aber noch nicht die Besserung erzielt, die Sie sich wünschen würden. In diesem Fall könnten Sie sich entscheiden, es mit Medikamenten zu versuchen, weil Sie sich davon erhoffen, Ihre *Symptome insgesamt erfolgreicher beherrschen* zu können.

Oder Sie suchen einfach nach einer *schnelleren Möglichkeit, sich von Ihren Symptomen zu befreien*. Die Strategien, die ohne Medikamente auskommen, erfordern mehr Zeit, um vollständige Ergebnisse zu erbringen. Daher könnten Sie beschließen, neben Ihren anderen Anstrengungen auch Medikamente einzunehmen, um ganz einfach in den frühen Phasen der Therapie die Belastungen etwas zu reduzieren.

Kurz gesagt: Die Art und Intensität Ihrer Symptome, Ihre Erfahrungen mit anderen Behandlungsmethoden und Ihre eigenen Präferenzen können Sie allesamt dazu bewegen, es mit Medikamenten gegen Panik zu versuchen.

Medikamente gegen Panik

Die am häufigsten verschriebenen Medikamente gegen Panik fallen in zwei Hauptkategorien: Antidepressiva und hochpotente Benzodiazepine. Verschiedene sorgfältig kontrollierte Studien haben gezeigt, dass etliche Medikamente aus jeder dieser Kategorien Panik-Symptome wirkungsvoll unter Kontrolle bringen können.

Antidepressiva

Der Einsatz von Antidepressiva zur Behandlung von Panikstörung wurde gründlich erforscht, und es wurde gezeigt, dass einige davon die Häufigkeit und Intensität von Panikattacken reduzieren oder gar völlig eliminieren können. Sie können auch im Umgang mit Vermeidung helfen, da die verminderte Belastung durch Panikzustände es den Betroffenen erleichtern kann, wieder der Welt zu trotzen. Wie bereits erwähnt, können einige der neueren Antidepressiva auch helfen, die Symptome von anderen Angststörungen, von denen Sie betroffen sein könnten, zu behandeln (zum Beispiel soziale Phobie, Zwangsstörung, posttraumatische Belastungsstörung und möglicherweise generalisierte Angststörung). Und schließlich sind Antidepressiva nicht suchterzeugend und sie sind, sofern sie nach Vorschrift eingenommen werden, sehr sichere Medikamente.

Viele Betroffene reagieren irritiert, wenn ihnen Antidepressiva gegen ihre Panikattacken verschrieben werden – vor allem, wenn sie gar keine Depressionen haben. Obwohl diese Medikamente als Antidepressiva klassifiziert sind (da sie ursprünglich zu diesem Zweck eingesetzt wurden), sind sie gegen Panik ebenso wirkungsvoll, und zwar ganz unabhängig davon, ob Sie depressiv sind oder nicht. Mit anderen Worten: Man könnte diese Medikamente ebenso gut als „Antipanica" bezeichnen.

Inzwischen wurden mehrere Klassen von Antidepressiva für den Einsatz zur Behandlung von Panik gründlich erforscht. Die ersten, ältesten und nach wie vor sehr wirksamen Medikamente dieser Art sind die trizyklischen Antidepressiva (engl.:

tricyclic antidepressants, TCAs) und die Monoaminooxidase-Hemmer (MAO-Hemmer, auch als Monoaminooxidase-Inhibitoren oder MAOIs bekannt).

Neuere Forschungsergebnisse lassen vermuten, dass Antidepressiva, die auf das Serotoninsystem im Gehirn einwirken (die meisten davon sind Selektive Serotonin-Wiederaufnahmehemmer, engl.: *Selective Serotonin Reuptake Inhibitors* oder SSRIs), und bestimmte andere Antidepressiva ebenfalls effektiv gegen Panik eingesetzt werden können und sich schnell zur „ersten Wahl" unter den zur Behandlung von Panikstörung eingesetzten Medikamenten entwickeln. Sie sind gegen Panik-Symptome ebenso wirksam wie die älteren Medikamente, und sie verursachen seltener problematische Nebenwirkungen. Einige Beispiele solcher Medikamente (hier in Form der entsprechenden Markennamen aufgeführt) sind Zoloft, Paxil, Fluoxetin, Fevarin und Cipramil. Trevilor, Remeron und möglicherweise Nefadar sind andere Antidepressiva mit SSRI-Aktivität, die ebenfalls gegen Panik wirken und häufig als „atypische Wirkstoffe" bezeichnet werden, da sie neben ihrem Einfluss auf Serotonin auch andere Wirkungen haben.

Es sollte jedoch betont werden, dass die trizyklischen Antidepressiva und MAOIs nach wie vor für viele Betroffene angesichts ihrer spezifischen Umstände am besten geeignet sind. Falls Sie solche Medikamente bereits beschwerdefrei und mit guten Ergebnissen einnehmen (und falls Sie nicht von einer anderen Angststörung betroffen sind, die womöglich am besten mit einem SSRI behandelt werden sollte), wird Ihr Arzt Ihnen wahrscheinlich raten, sie auch weiterhin zu nehmen, falls es keine guten Gründe für einen Wechsel gibt – vor allem auch in Anbetracht des Umstandes, dass sie häufig kostengünstiger und als Generika[7] verfügbar sind.

Antidepressiva: die Nachteile

Das Rückfallrisiko. Wenn also die Antidepressiva so gut funktionieren, um Panik unter Kontrolle zu bringen, warum werden dann überhaupt noch andere Methoden gebraucht? Warum kann man nicht einfach das Medikament einnehmen und die Sache ist erledigt? Der wichtigste Grund dafür ist ziemlich einfach: Wenn Sie ein Medikament einnehmen, um Ihre Symptome unter Kontrolle zu bringen, *und außerdem nichts anderes tun,* dann werden Sie wahrscheinlich einen *Rückfall* erleiden, wenn Sie das Medikament absetzen – das heißt, dass Ihre ursprünglichen Symptome aller Wahrscheinlichkeit nach wieder auftreten werden. Verschiedene Studien haben unterschiedliche Rückfallquoten ergeben, aber übereinstimmend gezeigt, dass „der Rückfall eher die Regel als die Ausnahme ist", um es mit den Worten eines

---

7   Als „Generikum" wird ein Arzneimittel bezeichnet, das einem als Markenzeichen eingetragenen Präparat gleicht, aber meist billiger angeboten wird (Anm. d. Übers.).

klinischen Forschers auszudrücken. Bei manchen Studien wurde festgestellt, dass die Rückfallquoten niedriger sind, wenn das betreffende Medikament mindestens 18 Monate eingenommen wird, bevor man es absetzt – aber dennoch ist das Rückfallrisiko für viele Betroffene ein Problem.

Damit soll keineswegs angedeutet werden, dass Medikamente bei der Behandlung von Panik keinen Nutzen bringen. Aber Sie sollten sich des Rückfallrisikos bewusst sein, wenn Sie eine Entscheidung über Medikamente treffen. Anders ausgedrückt: Medikamente sind weder eine *vollständige* noch eine *dauerhafte* Lösung für Panik.

Verzögerte Ergebnisse. Es gibt auch noch andere Probleme in Verbindung mit der Verwendung von Antidepressiva, die Sie ebenfalls kennen sollten, um gewährleisten zu können, dass Sie positive Erfahrungen mit solchen Medikamenten machen. Erstens kann es mehrere Wochen dauern, bis Antidepressiva ihren vollen Nutzen entfalten können. Im Allgemeinen dauert es bei richtiger Dosierung zwei bis vier Wochen, bis das Medikament seine anfänglichen Wirkungen gegen Panik entfalten kann; und in den folgenden Wochen, vielleicht sogar Monaten, sind weitere Verbesserungen zu erwarten, bevor Sie den *maximalen* Nutzen erzielen. Es ist wichtig, das zu wissen, damit Sie nicht vorschnell den Schluss ziehen, das Medikament würde Ihnen nicht helfen, und es daher absetzen, bevor Sie ihm eine faire Chance gegeben haben.

Einstellungsphase. Sie sollten auch wissen, dass eine gewisse Justierung notwendig ist, bevor die Medikamentengabe gegen Panik richtig eingestellt ist. Typischerweise wird Ihr Arzt Ihnen zunächst eine niedrige Dosierung verschreiben und dann, je nachdem, wie Sie darauf reagieren, die Dosis allmählich erhöhen, bis Sie beide mit den Ergebnissen zufrieden sind. Außerdem wird Ihr Arzt vermutlich mit einer niedrigeren Dosierung anfangen, als es typischerweise bei Depressionen üblich ist, da Ihr Nervensystem aufgrund der Panikstörung wahrscheinlich ohnehin in ständiger „Alarmbereitschaft" ist. Entsprechend könnte auch Ihre endgültige Dosierung etwas niedriger ausfallen als bei einer Depression.

Hin und wieder kann es sogar sinnvoll sein, auf ein anderes Medikament umzusteigen, um die beste Medikation für Sie zu finden; je nach Individuum funktionieren manchmal unterschiedliche Medikamente am besten, aus Gründen, die nicht immer ganz vorherzusehen sind. Es ist wichtig, sich klarzumachen, dass eine solche Erprobungsphase völlig normal ist, damit Sie den ganzen Prozess etwas bereitwilliger tolerieren.

Nebenwirkungen. Alle Medikamente haben Nebenwirkungen. Leider können weder Sie noch Ihr Arzt vorhersehen, ob Sie welche erleben werden oder in welcher Form sie sich zeigen mögen. Die eine Person wird vielleicht überhaupt keine Probleme mit Nebenwirkungen haben, während sich bei einer anderen bei dem gleichen Medikament und gleicher Dosierung Nebenwirkungen einstellen, die als unangenehm empfunden werden können.

Die trizyklischen Antidepressiva führen am häufigsten zu trockenem Mund, Verstopfung, Gewichtszunahme und zu gewissen geringfügigen Nebenwirkungen auf den Blutdruck, die als Orthostase-Syndrom (oder arterielle Hypertonie) bezeichnet werden. (Falls Sie aus sitzender oder liegender Haltung zu schnell aufstehen, können Sie sich vorübergehend schwindlig oder benommen fühlen; dieser Effekt – falls er denn eintritt – lässt sich am besten minimieren, indem man langsam aufsteht oder sich aus liegender Haltung erst langsam aufrichtet und dann eine kleine Pause macht, bevor man ganz aufsteht.)

Zu den möglichen Nebenwirkungen der SSRIs zählen Schlafstörungen, Magen-Darm-Beschwerden wie Übelkeit und Durchfall, ein trockener Mund, vermehrtes Schwitzen und sexuelle Probleme, etwa verzögerte Ejakulation beim Mann und verminderte Erregung und Orgasmusschwierigkeiten bei der Frau. Falls bei Ihnen sexuelle Probleme auftreten, sollten Sie nicht zögern, mit Ihrem Arzt darüber zu sprechen, da solche Schwierigkeiten keineswegs ungewöhnlich sind und Sie dann gemeinsam überlegen können, ob es sinnvoll ist, das Medikament zu wechseln. Bevor Sie jedoch übereilt auf ein anderes Medikament umsteigen, sollten Sie daran denken, dass die meisten Nebenwirkungen im Laufe der Zeit abnehmen oder ganz verschwinden; versuchen Sie also zunächst, geduldig zu sein, bis sich gezeigt hat, ob das auch bei Ihnen der Fall sein könnte.

Eine der lästigsten Nebenwirkungen, die bei praktisch allen – alten wie neuen – Antidepressiva auftreten kann, ist ein ängstlich-nervöses Gefühl, das leider ganz ähnlich empfunden werden kann wie die Ängste, die Sie mithilfe des Medikaments zu bekämpfen versuchen. In vielen Fällen kann man diesem Gefühl entgegenwirken, indem man mit einer sehr geringen Dosierung des Medikaments anfängt und die Dosis dann ganz langsam und allmählich steigert. Leider kann diese Nebenwirkung – ebenso wie die anderen – zu Anfang besonders ausgeprägt sein, bevor Sie eine Linderung der Symptome feststellen (die, wie gesagt, eventuell erst nach drei Wochen eintritt). Aus diesem Grunde geben viele Betroffene die Medikation auf, bevor sie deren eigentlichen Nutzen erleben, der sich vielleicht eingestellt haben würde, wenn sie dem Medikament nur etwas mehr Zeit gegeben hätten, um seine Wirkung zu entfalten.

Angstvolle Erwartungen. Manche Panik-Betroffenen erleben schon bald, nachdem sie begonnen haben, ein Antidepressivum einzunehmen, eine leichte Zunahme Ihrer Ängste, die sie als Nebenwirkung bezeichnen, die aber in Wirklichkeit zum großen Teil auf ihre *eigenen Ängste im Hinblick auf das Einnehmen von Medikamenten* zurückzuführen sind.

Solche Ängste können aus zwei Gründen entstehen: Entweder könnten Sie ganz einfach angesichts der Aussicht, ein Medikament einzunehmen, so nervös und ängstlich werden, dass schon allein diese Ängste weitere Symptome verursachen – für die Sie dann das Medikament verantwortlich machen.

Oder Sie könnten aufgrund der auf das Medikament gerichteten Ängste so übermäßig wachsam (hypervigilant) werden, dass Sie auf jede kleine Veränderung Ihrer durch das Medikament bewirkten körperlichen Empfindungen übertrieben stark reagieren (etwa mit einem beschleunigten Puls). Diese erste Reaktion kann Sie dann in eine Spirale aus Katastrophendenken und wesentlich *verstärkten* Symptomen führen – für die Sie wiederum ausschließlich das Medikament verantwortlich machen.

Falls verstärkt Ängste auftreten, nachdem Sie begonnen haben, ein Medikament einzunehmen, sollten Sie nicht sofort annehmen, das Medikament sei dafür verantwortlich. Denken Sie daran, dass Sie wahrscheinlich sehr sensibel für körperliche Empfindungen sind, und es werden sich wahrscheinlich neue Empfindungen einstellen, wenn Sie anfangen, ein Medikament zu nehmen oder dessen Dosierung ändern. Nehmen Sie sich etwas Zeit, um darüber nachzudenken, was der wahrscheinlichste Grund für Ihre verstärkten Ängste ist, bevor Sie entscheiden, was Sie deswegen tun wollen.

Das Endergebnis. Zusammenfassend lässt sich sagen, dass Antidepressiva sichere Medikamente sind, die nicht süchtig machen; von mehreren Antidepressiva ist bekannt, dass sie bei der Behandlung von Panik-Symptomen sehr hilfreich sind. Außerdem verbessern sie die Stimmung und helfen möglicherweise auch gegen andere Angststörungen. Aber es kann Geduld und Vertrauen erfordern, die ersten paar Wochen durchzustehen, und Sie werden unter Umständen gewisse Anfangsbeschwerden tolerieren müssen, bevor diese Medikamente ihren vollen Nutzen entfalten können. Das Wichtigste ist jedoch, dass Sie daran denken müssen, dass zusätzliche Maßnahmen absolut notwendig sind, wenn Sie Ihre Panik dauerhaft überwinden wollen, und zwar sowohl in Verbindung mit Antidepressiva als auch mit der zweiten wichtigen Klasse von Medikamenten gegen Panik, den *Benzodiazepinen*.

Die Benzodiazepine

Hochpotente Benzodiazepine – die meisten Menschen stellen sich diese Mittel als Anxiolytika (Angstlöser) oder „Tranquilizer" (Beruhigungsmittel) vor – werden ebenfalls häufig gegen Panik verschrieben. In dieser Klasse sind Alprazolam (unter dem Markennamen Tafil) und Clonazepam (Rivotril) wahrscheinlich die gängigsten Wirkstoffe, und beide haben sich als ziemlich effektiv erwiesen, um Panik-Symptome unter Kontrolle zu bringen. Außerdem gibt es Hinweise, dass andere Benzodiazepine, etwa Diazepam (Valium) und Lorazepam (Ativan), bei manchen Betroffenen gegen eine Panikstörung wirken; da jedoch Alprazolam und Clonazepam weit häufiger verschrieben werden, wollen wir uns hier auf diese beiden Wirkstoffe konzentrieren.

Diese Medikamente haben im Vergleich zu anderen Antidepressiva mehrere Vorteile. Erstens wirken sie in der Regel schneller; anstatt nach Beginn der Medikation zwei oder drei Wochen warten zu müssen, bis sich ein Erfolg einstellt, werden Sie wahrscheinlich sofort eine gewisse Verbesserung spüren. Und die Benzodiazepine haben kaum Nebenwirkungen; am häufigsten hört man von Beschwerden über Schläfrigkeit und leichte Beeinträchtigungen der Koordination.

Benzodiazepine: die Nachteile

Rückfallrisiko. Wenn also die hochpotenten Benzodiazepine (HPBs) so gut gegen Panik-Symptome wirken, darüber hinaus auch noch schnell wirken und kaum Nebenwirkungen verursachen, wirft das abermals die Frage auf: Wo liegt das Problem? Warum kann man nicht einfach eine solche Pille gegen Panik einnehmen und die Sache ist erledigt?

Die Antwort kennen Sie zum Teil schon: Wenn Sie lediglich Medikamente gegen Ihre Symptome einnehmen und darüber hinaus nichts tun, werden Ihre ursprünglichen Symptome mit an Sicherheit grenzender Wahrscheinlichkeit wieder auftreten, sobald Sie das Medikament absetzen; Sie würden einen *Rückfall* erleiden. Wenn Sie Ihre Panik vollständig und dauerhaft überwinden wollen, ohne für den Rest Ihres Lebens auf Medikamente angewiesen zu sein, müssen Sie mehr tun.

Abhängigkeit und Entzug. Die Benzodiazepine – vor allem Alprazolam – haben aber noch einen anderen, schwerwiegenderen Nachteil: Sie erzeugen eine körperliche Abhängigkeit, wenn sie lange genug eingenommen werden. Das bedeutet, dass die Gefahr des Missbrauchs besteht. Es können Entzugserscheinungen auftreten, wenn Sie das Medikament absetzen, und wenn Sie es zu abrupt absetzen, kann es zu schweren Entzugserscheinungen kommen (zum Beispiel Symptome wie Agitation

[Ruhelosigkeit], Schlaflosigkeit, Muskelschmerzen, Schwindel, Durchfall, erhöhte Herzfrequenz und Verwirrtheit). Solche Entzugserscheinungen treten bei niedrigerer Dosierung in milderer Form auf und können minimiert werden, indem man das Medikament ganz allmählich zurückfährt, also die Dosierung über einen längeren Zeitraum hinweg und in sehr kleinen Schritten auslaufen lässt.

Man sollte wissen, dass viele Ärzte bei Clonazepam weniger Probleme mit Abhängigkeit erwarten als bei Alprazolam – ein Eindruck, der von entsprechenden Studien mit beiden Arzneimitteln gestützt zu werden scheint. Das liegt wahrscheinlich daran, dass Clonazepam eine längere biologische Halbwertszeit hat als Alprazolam. Das bedeutet, dass das Medikament von Ihrem Körper langsamer aufgenommen wird, sodass Sie es nicht so oft einnehmen müssen und es nicht sofort „fühlen", wenn Ihrem Körper der Wirkstoff ausgeht. Dennoch können bei manchen Betroffenen Entzugserscheinungen auftreten, und zwar ganz unabhängig davon, welches Medikament eingenommen wurde und wie schnell die Dosis zurückgefahren wird.

Und schließlich sollte noch gesagt werden, dass zumindest bei Alprazolam ein eventueller *Rückfall* kompliziert werden kann durch ein Phänomen, das als *Rebound-Effekt* bekannt ist – darunter versteht man das Wiederauftreten der ursprünglichen Symptome nach Absetzen der Medikation, *aber in noch stärkerer Form als zuvor.* Eine jüngere Studie hat allerdings bestätigt, dass bei Clonazepam im Allgemeinen kein *Rebound-Effekt* zu beobachten ist.

Das bedeutet also, dass es beim Absetzen eines HPBs je nach gewähltem Medikament, dessen Dosierung und der Schnelligkeit der Dosisreduktion zu bis zu drei Prozessen kommen kann, mit denen man sich gleichzeitig auseinandersetzen muss – dem Wiederauftreten der *ursprünglichen* Panik-Symptome *(Rückfall),* der Möglichkeit noch *intensiverer* Symptome *(Rebound-Effekt)* und der zusätzlichen Beschwerlichkeit von *Entzugserscheinungen.* Sie sollten sich dieser Probleme bewusst sein und mit Ihrem Arzt darüber sprechen, bevor Sie anfangen, ein HPB zu nehmen, um eine fundierte Entscheidung treffen zu können.

In Verbindung mit der Verwendung von Benzodiazepinen zur Behandlung einer Panikstörung sollte noch ein letzter Punkt erwähnt werden: Neuere Studien haben gezeigt, dass es beim Einsatz eines Benzodiazepins im Rahmen einer kognitiven Verhaltenstherapie wichtig ist, das Medikament *regelmäßig* einzunehmen, gemäß der ärztlichen Verschreibung. Nimmt man es je nach Bedarf, also nur dann, wenn Sie von Ängsten überkommen werden, kann der positive Nutzen der kognitiven Verhaltenstherapie ganz erheblich gemindert werden – möglicherweise, weil Sie sich dann daran gewöhnen, sich auf die angstlösende Wirkung des Medikaments zu verlassen, statt die neu erlernten Strategien anzuwenden.

Außerdem ist es außerordentlich wichtig, dass Sie, nachdem Sie das Benzodiazepin *abgesetzt* haben, *auch weiterhin* die kognitiv-verhaltenstherapeutischen Strategien *praktizieren,* bis Sie sicher sind, dass Ihre Panik-Beschwerden vollständig behoben sind. Denn andernfalls laufen Sie ein hohes Risiko, dass Ihre Panik-Symptome erneut auftreten – und zwar abermals, weil Ihr Körper nicht „gelernt" hat, ohne Medikament mit den Symptomen fertigzuwerden. (Das ist ohnehin ein guter Rat, ganz unabhängig davon, welches Medikament Sie nehmen, aber bei Benzodiazepinen ist es besonders wichtig.)

Kombinationen von Medikamenten

Demnach können Medikamente dazu beitragen, Panik-Symptome zu lindern, aber keines der wirkungsvollen Mittel ist perfekt. Antidepressiva erbringen ihren Nutzen nicht sofort und können sogar zu Beginn der Behandlung gewisse zusätzliche Beschwerden mit sich bringen. Andererseits verursachen sie keine Probleme wegen körperlichen Abhängigkeiten oder Entzugserscheinungen. Die hochpotenten Benzodiazepine wirken schneller und bringen in der Regel weniger lästige Nebenwirkungen mit sich, aber sie bergen ein gewisses Missbrauchsrisiko.

Angesichts dieser relativen Vorzüge und Nachteile entscheiden viele Ärzte, die Medikamente gegen Panik verschreiben, zunächst ein Antidepressivum *in Kombination mit* einem Benzodiazepin zu verordnen. Während das Antidepressivum seine Wirkung allmählich entfaltet, hilft das Benzodiazepin, anfängliche Beschwerden zu lindern. Dann, sobald das Antidepressivum wirkt (normalerweise innerhalb weniger Wochen), wird das Benzodiazepin abgesetzt oder auf eine sehr niedrige Dosierung zurückgefahren. Die wenigen Studien, die es zu diesem Ansatz gibt, lassen vermuten, dass er weniger effektiv ist, als zu erwarten wäre. Allerdings berichten manche Betroffene, dass diese Methode für sie gut funktioniert.

Falls Ihre Symptome nicht auf Ihre Primärmedikation ansprechen, kann Ihr Arzt versuchen, ihre Wirkung zu verstärken, indem er eine geringe Dosis eines anderen Medikaments hinzugibt. Sie sehen, warum es wichtig ist, mit einem Arzt zu arbeiten, der auf dem aktuellen Wissensstand ist und sich mit allen zur Verfügung stehenden Optionen auskennt.

Wenn Sie über die richtige Medikation gegen Ihre Panik nachdenken, ist es am wichtigsten, einen Grundsatz zu beachten, der gar nicht oft genug betont werden kann: Falls Sie Medikamente einsetzen wollen, sollten Sie sie mit einem Therapieprogramm *kombinieren,* um Strategien zur Panik-Kontrolle zu erlernen und Probleme zu behandeln, die nicht durch Medikamente behandelt werden können – Probleme wie angsterzeugende Selbstgespräche, eine niedrige Toleranz gegenüber normalen körperlichen Empfindungen und alle anderen Lebensumstände oder emotionalen Faktoren, die womöglich zu Ihrer Panik beitragen könnten.

So sind tatsächlich im klinischen Umfeld Therapien, die medikamentöse und nicht-medikamentöse Strategien kombinieren, ein bei der Behandlung von Panikstörung häufig gewählter Ansatz.

Welche Ergebnisse sind von einem solchen Ansatz zu erwarten? Leider ist die Antwort auf diese Frage nicht gerade sonnenklar. Es *gibt* eine Reihe von Studien, die zeigen, dass Betroffene, die mit einer Kombination aus Medikamenten und einer kognitiven Verhaltenstherapie behandelt wurden, am Ende der Behandlung deutlichere Verbesserungen zeigen also solche, die nur mit der einen oder der anderen Methode behandelt wurden. Generell haben diese Studien allerdings gezeigt, dass eine kognitive Verhaltenstherapie notwendig ist, um Rückfälle nach Beendigung der Behandlung zu verhindern. So wurde zum Beispiel im Rahmen einer sehr gut kontrollierten Studie eine medikamentöse Behandlung (in diesem Falle mit Fevarin) mit einer kognitiven Verhaltenstherapie (einer Behandlung, die jener ähnelt, die Sie in diesem Buch kennengelernt haben) und einer Kombination aus beiden verglichen. Diese Studie ergab, dass zwar die kognitive Verhaltenstherapie notwendig war, um Fortschritte *aufrechtzuerhalten,* dass aber durch die zusätzliche Gabe des Medikaments Fortschritte *schneller* erzielt werden konnten und dass außerdem die Behandelten etwas weniger Beschwerden zeigten, während sie das Medikament einnahmen.

Eine andere Studie ergab, dass die Probanden, die *nur* Medikamente gegen Ihre Panikstörung nahmen, nach Absetzen der Medikation mit großer Wahrscheinlichkeit einen Rückfall erlitten, während 85 Prozent derjenigen, die mit einer Kombination aus Medikation und kognitiver Verhaltenstherapie behandelt wurden, im Durchschnitt über fünf Jahre nach Beendigung der Behandlung immer noch frei von Panik waren. Allerdings lässt andererseits eine von einem auf diesem Gebiet sehr angesehenen Forscher durchgeführte Auswertung von drei großen Studien vermuten, dass die zusätzliche Gabe von Medikamenten ungeachtet des anfänglich dadurch erzielten Nutzens die langfristigen Erfolge der kognitiven Verhaltenstherapie sogar *beeinträchtigen* kann. Dieser Umstand ist sehr wahrscheinlich darauf zurückzuführen, dass die Medikation den in Sitzung neun beschrieben Prozess der *Habituation* beeinträchtigt. (Vielleicht erinnern Sie sich, dass Habituation im Wesentlichen bedeutet, sich durch wiederholte Expositionen an eine angsterzeugende Situation „zu gewöhnen", bis sie nicht mehr beängstigend ist.) Es mag zum Teil auch daran liegen, dass der Panik-Betroffene das Fehlen von Panik-Symptomen auf das Medikament zurückführt statt auf innere Veränderungen, die sich infolge der Therapie vollzogen haben.

Wie können Sie also all diese Informationen deuten und die beste Entscheidung für Ihre persönlichen Umstände treffen? Vielleicht ist es an dieser Stelle der beste Rat, dass Sie sich für den Ansatz entscheiden, der am ehesten mit Ihren Gefühlen und Präferenzen, den Empfehlungen Ihres Behandlers und den Ergebnissen früher gemachter Therapieerfahrungen in Einklang zu bringen ist. Sollten Sie sich entscheiden, Ihre Therapie durch Medikamente zu ergänzen, und sich nach einiger Zeit bereit fühlen, das Medikament wieder abzusetzen, sollten Sie das langsam tun, wie es auf Seite 204 f. beschrieben und auf Seite 210 noch einmal wiederholt wurde. Außerdem sollten Sie die kognitiv-verhaltenstherapeutischen Techniken, die Sie in diesem Buch kennengelernt haben, fortsetzen, bis Sie sich Ihrer panikfreien Befindlichkeit wirklich sicher sind. Aber vor allem sollten Sie weder die emotionale Arbeit, die Sie begonnen haben, noch die in der nächsten Sitzung beschriebenen Strategien zur Vorbeugung gegen Rückfälle, die Ihre Widerstandsfähigkeit gegen zukünftige Schwierigkeiten festigen werden, vernachlässigen.

Was sollten Sie also tun?

So stellt sich also erneut die Frage: Sollten Sie Medikamente nehmen oder nicht? Inzwischen haben Sie einen großen Teil der Informationen, die Sie benötigen, um eine fundierte Entscheidung zu treffen:

- Sie verstehen die Komplikationen einer Panikstörung, die Sie dazu bewegen könnten, sich für Medikamente zu entscheiden – womöglich Depressionen oder eine andere Angststörung, vielleicht unerträgliche Beschwerden, vielleicht Frustrationen über die zeitliche Verzögerung oder unbefriedigende Ergebnisse, wenn Sie ausschließlich eine der anderen Methoden einsetzen.
- Ihnen sind die positiven Wirkungen bewusst, die eine Medikation Ihnen bringen kann: Medikamente können Ihr Leiden erträglicher machen und helfen, Ihre Panik wirkungsvoll unter Kontrolle zu bringen, während Sie daran arbeiten, umfassendere und nachhaltigere Strategien zur Überwindung Ihrer Panik umzusetzen.
- Ihnen sind auch die potenziellen Nachteile einer Medikation bewusst, und Sie wissen, wie wichtig es ist, eng mit Ihrem Arzt zusammenzuarbeiten, um solche Probleme in geeigneter Weise in den Griff zu bekommen.
- Ihnen ist bewusst, dass Medikamente manchen Betroffenen enorm helfen können, während andere ihre Panik erfolgreich ohne Medikation überwinden, und Sie wissen, dass beide Entscheidungen völlig in Ordnung sind und von Ihren individuellen Umständen abhängen.

- Ihnen ist bewusst, dass keine Entscheidung in Stein gemeißelt ist: Falls Sie es mit verhaltenstherapeutischen Methoden *ohne* Medikation versuchen und damit nicht so erfolgreich sind, wie Sie es sich wünschen, können Sie später entscheiden, Ihr Behandlungsprogramm um eine Medikation zu ergänzen. Falls Sie eine Medikation in Kombination mit den anderen Strategien erproben und feststellen, dass Sie Ihnen nicht bekommt, können Sie die Medikation absetzen und die anderen Strategien zur Beherrschung Ihrer Symptome fortsetzen.
- Ihnen ist bewusst, dass es *absolut notwendig* ist, in Verbindung mit einer Medikation auch nichtmedikamentöse Methoden einzusetzen, und dass diese nichtmedikamentösen Methoden (also zum Beispiel kognitiv-verhaltenstherapeutische Methoden wie in diesem Buch beschrieben) *weiter praktiziert* werden müssen, nachdem Sie die Medikation abgesetzt haben.
- Am wichtigsten ist jedoch, dass Ihnen stets bewusst ist, dass es Ihr Leben und Ihre Entscheidung ist – eine Entscheidung, die Sie und nur Sie treffen können.

Hinweise für den vernünftigen Umgang mit Medikamenten

Falls Sie und Ihr Arzt entscheiden, dass Sie es mit Medikamenten versuchen wollen, was können Sie dann tun, um deren Beitrag zu Ihrer Gesamtbehandlung zu maximieren? Eigentlich sind dabei nur zwei wichtige Grundsätze zu beachten.

1. Erstens ist es Ihnen bewusst, dass es *sehr wichtig ist, die Verwendung von Medikamenten mit anderen, nichtmedikamentösen Ansätzen zu kombinieren,* um Ihre Panik unter Kontrolle zu bringen. Viele Betroffene wollen oder müssen über sehr lange Zeit oder sogar unbegrenzt lang Ihre Medikation nehmen. Etwas typischer sind vielleicht jene, die es vorziehen, Medikamente einzunehmen, während sie andere Strategien zur Reduktion ihrer Panik entwickeln und festigen, dann aber die Medikation absetzen, sobald ihre Panik zuverlässig unter Kontrolle ist.
Wenn Sie auf diese Weise genutzt werden, lässt sich der Einsatz von Medikamenten zum Beispiel mit der Verwendung eines Gipsverbands bei einem gebrochenen Bein vergleichen. Ein solcher Verband wird als Stütze getragen – sozusagen, um „Symptome zu beherrschen" –, während sich die innere Heilung vollzieht. Wenn diese innere Heilung abgeschlossen ist, wird der Gipsverband nicht mehr gebraucht und entfernt; die körpereigenen Ressourcen des Patienten übernehmen die Aufgabe, das vorher gebrochene Bein zu stützen. Ganz ähnlich können Medikamente bei einer Panikstörung die erforderliche Unterstützung leisten, um dann „entfernt" zu werden, wenn die „innere Heilung" weit genug vorangeschritten ist und sie nicht mehr gebraucht werden.

2. Der zweite wichtige Grundsatz bei der Verwendung von Medikamenten ist, dass Sie über die gesamte Dauer des Prozesses *eng mit Ihrem Arzt zusammenarbeiten sollten*:

- *Informieren Sie Ihren Arzt* über alle medizinisch relevanten Umstände, die Einfluss auf Ihre Medikation haben könnten, und zwar ungeachtet dessen, ob sie schon vor Beginn der Behandlung vorliegen oder erst währenddessen entstehen. Dazu zählen auch andere gesundheitliche Beschwerden, die Möglichkeit einer Schwangerschaft sowie alle anderen Medikamente, die Sie unter Umständen nehmen.

- *Befolgen Sie die Anweisungen Ihres Arztes* im Hinblick darauf, wie Sie Ihre Medikamente einnehmen sollten, was Sie von ihnen erwarten können, angemessene Dosierungen, zu beachtende Veränderungen und vor allem Sicherheitshinweise. So können zum Beispiel manche SSRIs die Resorption anderer Medikamente beeinflussen, wodurch unter Umständen deren Dosierung verändert werden muss oder sie sich sogar in ihrem Organismus akkumulieren können.
  Wenn Sie einen MAO-Hemmer einnehmen, müssen Sie *unbedingt* bestimmte Einschränkungen Ihrer Ernährung befolgen und gleichzeitig sehr strikte Verbote in Bezug auf andere Medikamente beachten (die sich sowohl auf verschreibungspflichtige als auch rezeptfreie Mittel beziehen können). Falls Sie diese Vorschriften nicht einhalten, kann das sehr riskant werden.

- *Setzen Sie ein Medikament auf keinen Fall abrupt ab.* Auch diese Verhaltensregel muss besonders betont werden. Wenn Sie zum Beispiel ein Benzodiazepin abrupt absetzen, können dadurch gravierende körperliche Reaktionen heraufbeschworen werden. Wenn Sie Ihre Medikation absetzen wollen, sollten Sie diese Entscheidung mit Ihrem Arzt besprechen und einen Zeitplan ausarbeiten, um sie graduell umzusetzen. Gehen Sie noch einmal Ihre Strategien zur Beherrschung Ihrer Panik durch und üben Sie sie täglich, damit nicht durch eventuelle Entzugserscheinungen alte Schwierigkeiten erneut auftauchen. Vielleicht werden Sie sich manchmal etwas „seltsam" fühlen, aber inzwischen können Sie mit solchen Empfindungsschwankungen fertigwerden, ohne zuzulassen, dass daraus wieder Panik entsteht.
  Also: *Bleiben Sie im Gespräch* mit Ihrem Arzt und besprechen Sie mit ihm alle Sorgen, Fragen oder Probleme, die auftauchen könnten. Ihr Arzt hat das gleiche Ziel wie Sie, nämlich, es Ihnen zu ermöglichen, das Leben zu leben, das Sie sich wünschen – ohne durch die Einschränkungen von Panikattacken behindert zu werden.

ÜBUNG

Übungen für Sitzung elf

Für diese Sitzung gibt es keine neuen Übungen. Die wichtigste Strategie, die Sie üben sollten, um panikfrei zu werden und zu bleiben, ist Exposition. Setzen Sie sich auch weiterhin externen Situationen aus – nach Möglichkeit zweimal pro Woche – sowie internen Empfindungen, falls Sie sich entschieden haben, solche Übungen in ihr Programm aufzunehmen. Darüber hinaus sollten Sie Ihre Selbstaussagen analysieren und entkräften, wann immer Ängste entstehen, und auch bei anderen Gelegenheiten, wann immer Sie das Gefühl haben, dass es notwendig ist.

12. | Sitzung zwölf: Woher kommen Sie? Wohin gehen Sie?

Da Sie nun dem Ende Ihres systematischen Selbsthilfeprogramms gegen Panik entgegensehen und auf dem Weg sind, sich Ihr Leben zurückzuerobern, ist es nützlich, noch einmal zu betrachten, wie weit Sie in den vergangenen zwölf Wochen gekommen sind und was Sie bis jetzt schon alles erreicht haben.

Die folgende, nach Sitzungen nummerierte Liste ist eine Zusammenfassung des Programms, das Sie bis jetzt absolviert haben.

1. Sie haben erfahren, dass Ihre Panikstörung ein *klar definiertes Syndrom* mit zahlreichen Merkmalen ist, die Sie mit anderen Panik-Betroffenen gemein haben. Ihr Problem ist real und wissenschaftlich anerkannt, und Sie haben inzwischen nicht mehr das Gefühl, damit völlig allein zu sein.

2. Mittlerweile verstehen Sie die *möglichen Ursachen* Ihrer Schwierigkeiten, ob sie nun auf Ihrer biologischen Ausstattung, Ihrem angeborenen Temperament oder vielleicht auf frühen Erfahrungen beruhen – Erfahrungen, die Sie gelehrt haben mögen, die Welt als gefährlich und unberechenbar zu sehen; körperliche Empfindungen als Warnsignal für drohende Katastrophen zu fürchten; und womöglich zu befürchten, dass es niemanden auf der Welt gibt, auf den Sie sich verlassen können, schon gar nicht Sie selbst.

   Falls Ihre Kindheitserfahrungen zu einem angsterfüllten Leben im Erwachsenenalter führten, haben Sie vielleicht inzwischen begonnen, die Unterschiede zwischen Ihrem damaligen und Ihrem jetzigen Leben zu erkennen, und einige der alten Ängste losgelassen. Und idealerweise haben Sie aufgehört, sich selbst Vorwürfe zu machen, weil Sie eine Panikstörung entwickelt haben, und zwar aufgrund der Erkenntnis, dass diese Entwicklung angesichts Ihrer Erfahrungen durchaus verständlich ist. Oder vielleicht haben Sie bei einer Umschau unter Ihren Blutsverwandten erkannt, dass Sie erblich vorbelastet sind und auf ganz natürlichem Wege zu Ihrer Panikstörung gekommen sind.

3. Sie haben über Ihre eigenen *Persönlichkeitseigenschaften* nachgedacht, die etwas mit Ihrer Panik zu tun haben könnten. Das hat zu mehr Akzeptanz geführt (da viele dieser Eigenschaften eine Folge Ihrer Störung sind oder durch sie verstärkt werden), zu mehr Bewusstheit (die Ihnen freiere Entscheidungen und mehr Kontrolle über Ihr Leben ermöglicht) und vielleicht zu einer neu gewonnenen Entschiedenheit, die Tendenzen, die Ihre Panik-Probleme verschlimmern könnten, zu zügeln.

4. Sie haben das *zeitliche Auftreten* Ihrer Panikattacken analysiert, sowohl auf lange Sicht (in welcher Phase im Verlauf Ihres *Lebens*) als auch kurzfristig (zu welchen Zeiten im *Wochen*- oder *Tages*verlauf Panik entsteht). Das Wissen, zu welchen Anlässen Sie besonders anfällig sind, hat Ihnen geholfen, drohende Panikattacken früher im Panik-Zyklus zu erkennen und zu stoppen. Und es hat Ihnen geholfen, die emotionalen Probleme, die Ihrer Panik zugrunde liegen, anzugehen – ganz gleich, worum es sich dabei handeln mag (Gefühle der Unzulänglichkeit im Vergleich zu anderen, Überempfindlichkeit gegenüber Verlusten oder Trennungen von nahestehenden Menschen, Unbehagen über Gefühle von Wut oder Ärger oder eine der vielen anderen Möglichkeiten, die sich aus Ihrer individuellen Persönlichkeit ergeben).

5. Sie haben erfahren, wie eng Atmung und Angstausbrüche zusammenhängen können, und Sie haben gelernt, *kontrolliertes Atmen* einzusetzen, nicht nur als eine täglich anzuwendende Technik, durch die Sie weniger anfällig für Panikattacken werden, sondern auch als Element einer systematischen Methode, um Panikattacken zu stoppen, bevor sie sich voll entfalten können.

6. Sie haben SRA beherrschen gelernt – die Stoppen-Refokussieren-Atmen-Methode, mit der Sie Angstsymptome stoppen können, bevor sie sich in einer Angstspirale zur handfesten Panik auswachsen. Sie setzen diese Technik nicht nur ein, wenn es notwendig ist, sondern Sie üben sie außerdem jeden Tag zu Hause. Insofern sind Sie bestens darauf vorbereitet, sie wirkungsvoll anzuwenden, wenn es am dringendsten ist. Letzten Endes ist zu erwarten, dass Ihre Panikattacken durch wiederholte Expositionen gegenüber angsterzeugenden Situationen (und Empfindungen) gänzlich aufgehört haben werden. Vielleicht haben Sie dieses Ziel schon erreicht – aber dennoch gibt es Ihnen zusätzliche Sicherheit, diese Taktik zur Verfügung zu haben, falls Sie sie jemals brauchen sollten.

7. Sie können inzwischen *frühe Hinweise* auf Ängste, die in eine Angstspirale münden könnten, sehr gut erkennen, wodurch Sie rechtzeitig intervenieren können, um den Panik-Zyklus zu durchbrechen oder gar von vornherein zu unterbinden. Sie haben erkannt, dass selbst körperliche Empfindungen, die nicht als eigentliche Ängste zu bezeichnen sind, diesen Zyklus auslösen können, und Sie haben gelernt, auch in solchen Fällen effektiv zu reagieren, indem Sie Ihre Methoden zum Stoppen von Panik anwenden.

Sie haben analysiert, wie unerkannter, zunehmender Stress, andere Emotionen, leichtes Unbehagen und scheinbar harmlose Ereignisse, die eine besondere Bedeutung für Sie haben, in manchen Fällen Panik auslösen können. Attacken aus heiterem Himmel, die Ihnen früher unerklärlich waren, ergeben inzwischen Sinn – wodurch Sie die Chance haben, früh zu intervenieren.

8. Sie haben gelernt, sich auf zugrunde liegende Überzeugungen und Selbstgespräche „einzustimmen", die Ihre Panikschwelle absenken, Ihre Ängste verstärken und eine entscheidende Rolle in Ihrem Panik-Zyklus spielen können. Sie haben gelernt, wie Sie *katastrophische Selbstaussagen* analysieren und *entkräften* und durch rationalere und adaptivere Aussagen ersetzen können. Insbesondere erkennen Sie immer klarer die zentrale Rolle, die Ihre Überzeugungen spielen, dass körperliche Empfindungen Katastrophen ankündigen und unmittelbar drohende Gefahr bedeuten. Sie lernen, solche Überzeugungen zu widerlegen und allmählich ihre destruktive Macht über Sie zu brechen.

9. Sie haben Ihr eigenes Programm entwickelt, sich *erneut in Situationen zu begeben,* die zu meiden Sie begonnen hatten, indem Sie sich wiederholt solchen Situationen (Örtlichkeiten, Aktivitäten) aussetzten. Daraufhin haben Sie beobachtet, dass dadurch Ihre Ängste abnahmen.

10. Sie haben die Fähigkeit entwickelt, *körperliche Empfindungen zu tolerieren,* ohne dabei das Zunehmen Ihrer Ängste zu erleben, die solche Empfindungen früher auslösten. Sie haben diese Fähigkeit durch direkte, *explizite* Exposition gegenüber diesen Empfindungen entwickelt oder durch die Exposition gegenüber Empfindungen, die *implizit* geschieht, wenn Sie sich vormals gemiedenen Situationen erneut aussetzen. (Denn schließlich können Sie sich nicht einer angsterzeugenden Situation aussetzen, ohne dabei die körperlichen Symptome zu erleben, die mit Ihren Ängsten verknüpft sind.) Wie immer dem auch sei – Sie lernen nach und nach, dass Sie vor diesen Empfindungen keine Angst zu haben brauchen: Sie sind nicht von sich aus gefährlich, sie sind kein Signal für eine unmittelbar bevorstehende Katastrophe, und sie müssen nicht unbedingt einen Angstausbruch ankündigen.

11. Sie haben gelesen, wie *Medikamente* gegen Panik eingesetzt werden können – wie sie Ihnen helfen können, wenn es notwendig ist. Für den Fall, dass Sie sich entschließen, Medikamente zu nehmen, haben Sie erfahren, wie Sie das so tun können, dass Sie damit beste Ergebnisse erzielen.

Nachdem wir jetzt zusammengefasst haben, wo Sie herkommen, lassen Sie uns eine Bestandsaufnahme machen und sehen, wo Sie jetzt stehen.

Genießen Sie Ihre Erfolge

Wenn Sie diesen Punkt in Ihrem Selbsthilfeprogramm erreicht haben, wird all Ihre harte Arbeit wahrscheinlich inzwischen substanzielle Ergebnisse erbracht haben. Dies ist ein guter Zeitpunkt, um einmal innezuhalten und sich in Erinnerung zu rufen, was Sie bis jetzt erreicht haben. Wahrscheinlich können Sie an mehreren Fronten deutliche Verbesserungen erkennen:

- weniger häufiges Auftreten Ihrer Panikattacken;
- geringere Heftigkeit jetzt noch auftretender Attacken;
- Sie sind mittlerweile in der Lage, eine herannahende Attacke besser „einzufangen" und zu stoppen;
- Sie gehen wieder an Orte und erfreuen sich an Aktivitäten, die Sie vorher gemieden haben;
- Sie können stärkere körperliche Empfindungen tolerieren, die Sie früher alarmiert hätten (so können Sie vielleicht inzwischen den beschleunigten Puls, die Kurzatmigkeit und die Wärmegefühle tolerieren, die bei moderaten Fitnessübungen auftreten).
- Sie sind wesentlich besser in der Lage, angsterzeugende Selbstgespräche zu erkennen, die ihnen zugrunde liegenden Überzeugungen rational zu analysieren und sie energisch zu widerlegen.
- Sie sind wesentlich besser in der Lage, auch auf einer emotionalen Ebene zu erkennen, dass körperliche Empfindungen Ihnen nicht schaden werden und keineswegs Vorboten herannahender Gefahren sind, vor denen man Angst haben müsste; und
- Ihr generelles Angstniveau bei alltäglichen Aktivitäten ist niedriger.

Sie werden auch ganz individuelle Erfolge verzeichnen können, Veränderungen, die auf der emotionalen Arbeit beruhen, die Sie im Rahmen dieses Programms geleistet haben. Vielleicht haben Sie sich zum ersten Mal gegen Ihre Mutter durchgesetzt oder Ihrem Mann gesagt, dass gewisse Veränderungen im Alltag der Familie notwendig sind, oder Sie haben aufgehört, Ihren heranwachsenden Sohn zu bedienen und zu verhätscheln. Vielleicht haben Sie einen Angehörigen im Krankenhaus besucht und sich zum ersten Mal gestattet, darüber zu weinen, oder Sie haben mit einem Therapeuten über Ihre Kindheitstraumata gesprochen. Vielleicht sind Sie zu einem Kongress in eine andere Stadt gereist oder sind zum ersten Mal seit Jahren allein zu Haus geblieben, oder Sie haben angefangen, wieder mit potenziellen Partnern auszugehen, obwohl Sie noch vor Kurzem entsetzliche Angst davor hatten. Sie sollten diese ebenso wichtigen Erfolge keinesfalls unterschätzen – sie sind wichtig in ihren letztendlichen Auswirkungen auf Ihre Panikstörung und Ihr allgemeines emotionales und körperliches Wohlbefinden.

Auf jeden Fall sollten Sie die wichtigen Schritte anerkennen, die Sie schon geleistet haben, auch wenn Sie noch nicht das Gefühl haben, dass Ihre Arbeit vollständig erledigt ist. Wenn Sie ein bestimmtes Thema als emotional stark belastet *erkennen*, nachdem Sie ein Leben lang nicht einmal zugelassen haben, auch nur darüber nachzudenken, ist das eine wichtige Veränderung. Wenn Sie inzwischen bei Ihren alltäglichen Interaktionen Umstände *erkennen*, die Sie anfälliger für Panik machen und dieser Zusammenhang Ihnen vorher überhaupt nicht bewusst war, bedeutet das, dass Sie Fortschritte machen. Und wenn Sie jetzt mit einem Problem anders umgehen, obwohl es Ihnen *innerlich* vielleicht nach wie vor sehr zu schaffen macht, dann haben Sie es beinahe geschafft.

Akzeptieren und Loslassen

Wenn Sie über Ihre Fortschritte nachdenken, kann es sein, dass Sie Veränderungen in Ihren tiefsten Überzeugungen und Einstellungen über sich selbst und die Welt feststellen. Wie diese Änderungen genau aussehen, hängt von Ihrer individuellen Persönlichkeit ab (und es kann gut sein, dass sie für Sie persönlich erst noch kommen werden), aber normalerweise haben sie etwas mit der immer besser werdenden Fähigkeit zu tun, *akzeptieren* und *loslassen* zu können.

Das Akzeptieren könnte bedeuten, dass Sie sich selbst und Ihre Lebensgeschichte, Ihre Empfindungen, Emotionen oder die fundamentalen Unwägbarkeiten des Lebens bereitwilliger akzeptieren. Vielleicht bezieht sich das Loslassen auf Ihre übertriebene Wachsamkeit (Hypervigilanz), auf alte Kümmernisse und Verletzungen, die nie verheilt sind, oder vielleicht auf all Ihre Bemühungen, ein absolut risikofreies Leben zu garantieren. Vielleicht haben Sie dabei mehr Zuversicht und Vertrauen gewonnen – Vertrauen in sich selbst und Ihre Fähigkeit, Ihr Leben zu bewältigen, Vertrauen in die Wahrscheinlichkeit, dass sich alles zum Besten wenden wird und vielleicht auch in Ihren spirituellen Glauben.

Es ist wichtig, sich klarzumachen, dass solche fundamentalen Veränderungen keine Veränderungen der Art sind, die Sie durch Anleitung und Üben lernen – so wie Sie zum Beispiel SRA oder *Expositionstechniken* gelernt haben. Vielmehr entstehen solche Veränderungen durch Ihre *Erfahrungen* beim Anwenden der verschiedenen Techniken. Sie führen Expositionen durch und stellen fest, dass Sie durchaus diverse, früher als bedrohlich wahrgenommene Empfindungen haben können, *ohne* dass eine Katastrophe passiert. Sie werden *nicht* sterben. In vielen Fällen werden Sie nicht einmal eine Panikattacke erleben. Oder Sie bekommen eine und stellen fest, dass die Menschen in Ihrem Umfeld Sie dennoch respektieren und dass Sie ihnen etwas bedeuten. Sie lernen, dass Ihre Symptome kommen und wieder gehen – ebenso wie die Ereignisse des Lebens kommen und gehen.

Vielleicht können Sie sogar etwas *aus* Ihrer Panik lernen – zum Beispiel, wie Sie sich am besten auf die wichtigen Fragen in Ihrem Leben einstimmen können und welche Fragen das eigentlich sind; oder wie Sie sich den Gefühlen öffnen können, die das Leben mit sich bringt. All diese Veränderungen sind wichtig und verdienen Ihre Beachtung.

Achten Sie auf Ihre Fortschritte

Es steht Ihnen völlig frei, wie Sie sich Ihre Fortschritte bewusst machen wollen. Manche Betroffenen erreichen das zum Beispiel, indem sie sich eine schwierige, sechs Monate zurückliegende Phase in Erinnerung rufen und einfach über die Unterschiede nachdenken, die sie bei sich selbst zwischen damals und jetzt feststellen. Manche ziehen es vor, frühe Tagebucheintragungen durchzublättern und sie mit jüngeren zu vergleichen. Andere legen Tabellen oder Grafiken mit ihren Panikattacken an, oder sie machen Listen mit den Orten, wo sie im vergangenen Monat gewesen sind, und den Aktivitäten, die sie unternommen haben. Wie auch immer Sie Ihre Fortschritte festhalten wollen, sei es in Gedanken oder auf dem Papier – das Ziel dabei ist, Ihre Fortschritte sichtbar zu machen und sich selbst für all die bereits erreichten positiven Veränderungen Anerkennung zu zollen.

Feiern Sie!

Da Sie sich jetzt Ihre Leistungen vor Augen geführt haben, wird es Zeit, sie zu feiern, und zwar so, wie es Ihnen am meisten Freude macht. Rufen Sie eine Freundin an und erzählen Sie ihr von Ihren Erfolgen. Schreiben Sie in Ihr Tagebuch und genießen Sie das schöne Gefühl, das sich einstellt, wenn Sie Ihre Leistungen anerkennen. Schreiben Sie sich selbst einen Gratulationsbrief – einen Brief, den Sie aufbewahren und hin und wieder noch einmal durchlesen können. Belohnen Sie sich mit einem Geschenk, einem Gegenstand, den Sie kaufen können und der Sie daran erinnern wird, wie weit Sie schon gekommen sind, wann immer Sie ihn benutzen oder tragen oder sehen. Oder feiern Sie Ihre Erfolge, indem Sie etwas tun, was Sie nicht mehr tun konnten, bevor Sie sich Ihr Leben zurückerobert hatten – gehen Sie ins Kino, essen Sie in einem schicken Restaurant, machen Sie eine Spritztour mit dem Auto oder einen Einkaufsbummel.

Überlegen Sie, wie Sie feiern können, auf irgendeine Art, die Ihnen entspricht, aber lassen Sie das Feiern nicht unter den Tisch fallen – Sie verdienen es.

Problemlösungen und Ausbauen Ihrer Erfolge

Sie sind Ihrem Ziel, Ihre Panik in den Griff zu bekommen, schon ein gutes Stück näher gekommen – aber was ist zu tun, wenn Sie noch nicht den Erfolg erreicht haben, den Sie sich wünschen? Vielleicht haben Sie gewissenhaft das Selbsthilfeprogramm durchgearbeitet, aber immer noch erhebliche Schwierigkeiten durch Panik oder damit zusammenhängende Symptome. Oder vielleicht sehen Sie durchaus Erfolge, wollen aber noch weitere Fortschritte machen. Und selbst, wenn Sie zufrieden sind mit Ihren Fortschritten im Rahmen dieses Programms, sollten Sie den folgenden Abschnitt lesen. Die darin enthaltenen Leitlinien sind ebenso wichtig, um Ihre schwer errungenen Erfolge zu *bewahren*:

1. Üben Sie weiter. Dies ist vielleicht der wichtigste Punkt überhaupt – für Anfangserfolge, für fortgesetzte *Verbesserungen* und für nachhaltiges *Bewahren* dieser Erfolge. Letztlich läuft es darauf hinaus, dass Sie dieses Selbsthilfeprogramm auch *weiterhin zu einem Bestandteil Ihres alltäglichen Tagesablaufs machen*. Daher sollten Sie jeden Tag:
- zu Hause kontrolliertes Atmen und SRA üben;
- auch weiterhin Expositionen gegenüber internen Empfindungen üben;
- auch weiterhin die Orte aufsuchen, sich den Situationen aussetzen und die Aktivitäten ausüben, die Sie zuvor wegen Ihres Unbehagens gemieden hatten;
- auch weiterhin die SRA-Methode anwenden, sobald Sie auch nur die geringsten Anzeichen zunehmender Ängste bemerken oder eine körperliche Empfindung spüren, die zu Ängsten führen könnte;
- Ihre Selbstgespräche analysieren, wann immer Sie sich unwohl fühlen, und die angsterzeugenden Selbstaussagen entkräften, die Sie identifizieren; und
- Ihre Übungssitzungen protokollieren, Ihre täglichen Erfahrungen im Laufe des Tages sowie eventuell auftretende Panik-Episoden in Ihrem Tagebuch oder einem Kalender festhalten. (Das bedeutet natürlich, dass Sie auch panik*freie* Tage notieren sollten.)

Es kann natürlich schwierig sein, sämtliche Elemente Ihres Selbsthilfeprogramms fortzuführen. Aber es lohnt sich auf jeden Fall: So können Sie Ihre Panik sehr effektiv unter Kontrolle halten. Falls Sie Schwierigkeiten haben, alle neuen Fertigkeiten regelmäßig in die Tat umzusetzen, können folgende Strategien Ihnen helfen:

a. Rekrutieren Sie die Hilfe einer befreundeten Person, mit der Sie vielleicht eine Partnerschaft eingehen können, und vereinbaren Sie, zusammen an Ihren gemeinsamen Zielen zu arbeiten. („Du berichtest mir jeden Tag, wie es mit deiner Diät gelaufen ist; ich erzähle dir, wie gut ich es geschafft habe, meine Strategien zur Panik-Kontrolle umzusetzen.")

b. Setzen Sie sich für jeden Tag ein erreichbares Ziel – zum Beispiel, kontrolliertes Atmen zu üben und eine Übungssitzung zur „Exposition gegenüber internen Empfindungen" durchzuführen. Setzen Sie sich dieses Ziel als Erstes am Morgen, und versuchen Sie, es möglichst früh am Tag in die Tat umzusetzen, bevor Sie durch andere Aktivitäten abgelenkt werden.

c. Protokollieren Sie Ihre täglichen Übungssitzungen in Ihrem Kalender (Atemübungen, Expositionen und alles andere, was mit Ihrem Angstmanagement zu tun hat).

d. Nehmen Sie sich vor, etwas *zusammen mit einer anderen Person* zu unternehmen (etwa eine Expositionsübung außer Haus). Es ist viel schwieriger, eine Verabredung mit einer anderen Person abzusagen, als einen Vorsatz zu missachten, den Sie nur für sich selbst getroffen haben.

e. Entwickeln Sie ein Belohnungsprogramm, um die Verhaltensweisen zu verstärken, die Sie beibehalten wollen. Als Belohnungen eignen sich zum Beispiel Sternchen auf einem Kalender, eine Viertelstunde einer Aktivität, an der Sie Spaß haben, oder sogar gezieltes Selbstlob in der einen oder anderen Form. Im Rahmen dieses Belohnungsprogramms sollten Sie sich für die Aktivität an sich belohnen (also zum Beispiel die Exposition oder die durchgeführte Übung) und nicht etwa abhängig davon, ob Sie deren *Ergebnis* für erfolgreich halten oder nicht (zum Beispiel, ob Sie während der Übung ängstlich oder panisch waren).

f. Lassen Sie die Menschen in Ihrem Umfeld wissen, wie sie Ihnen helfen können. Die Menschen, die Ihnen wichtig sind, müssen nicht unbedingt alles über Panik *verstehen*, um Ihre harte Arbeit zu würdigen und Sie dabei unterstützen zu können. Sie können ihnen sogar ganz direkt sagen: „Vielleicht verstehst du nicht genau, wie ich diesen Prozess empfinde, aber du kannst mir dabei helfen, indem du _____."

g. Erinnern Sie sich ausdrücklich daran, dass Ihre Fortschritte beim Angstmanagement sich ungleichmäßig einstellen werden – zum Beispiel bei verschiedenen Menschen unterschiedlich schnell – und dass Sie auch den Einfluss von äußeren Ereignissen reflektieren werden, über die Sie kaum Kontrolle haben, nicht nur die Auswirkungen Ihrer Übungen zum Angstmanagement. Das ist einer der Gründe, warum es wichtig ist, Ihre *Aktivitäten* zu belohnen (die Sie sehr wohl unter Kontrolle haben) und nicht das *Ergebnis* dieser Aktivitäten bei einer bestimmten Gelegenheit. Denken Sie aber auch daran, dass Ihre Ängste *insgesamt* umso mehr abnehmen werden, je intensiver Sie Ihre Strategien zur Panik-Kontrolle üben. Fassen Sie sich also ein Herz und bleiben Sie am Ball.

2. Erweitern Sie Ihre Grenzen. Erweitern Sie die Grenzen Ihrer Übungen, wann immer und wo immer es Ihnen möglich ist. Gehen Sie mit Ihren Expositionsübungen über das reine Minimum hinaus, von normalen, alltäglichen Situationen zu solchen, die kaum einmal oder gar nicht vorkommen. Wenn Sie auch mit *Ausnahmesituationen* fertigwerden, wird es Ihnen umso leichter fallen, auch alltägliche Situationen entspannt zu bewältigen.

Üben Sie kontrolliertes Atmen unter verschiedenen Umständen, nicht nur entspannt im Sessel sitzend, bequem gekleidet und das Telefon ausgestellt. Das ist zwar ein guter *Anfang*, aber sobald Sie kontrolliertes Atmen in dieser Situation beherrschen, sollten Sie daran denken, die zweite Übung des Tages in verschiedenen Körperhaltungen, an verschiedenen Orten, bei unterschiedlichen Aktivitäten durchzuführen, bis Sie ganz sicher sind, die gewünschten Ergebnisse *unabhängig* von den äußeren Umständen erzielen zu können.

Wenn Sie die SRA-Methode zu Hause üben – indem Sie mithilfe Ihrer Vorstellungskraft Ängste erzeugen und Sie dadurch wieder verschwinden lassen, dass Sie Ihr Katastrophendenken stoppen, Ihre Aufmerksamkeit refokussieren und sie dann einfach „wegatmen" –, sollten Sie sich nicht jedes Mal die gleiche Szene vorstellen, um Angst zu erzeugen. Arbeiten Sie mit vielen verschiedenen Szenarien, um sich in möglichst vielen verschiedenen Situationen besser entspannen zu können.

3. Analysieren Sie neu auftauchende Probleme. Falls Sie bei Ihrer Arbeit auf Hindernisse stoßen, versuchen Sie zuerst herauszufinden, wo das Problem zu liegen scheint. Falls Sie Schwierigkeiten mit einer bestimmten Technik haben – etwa beim Entkräften Ihrer katastrophischen Selbstaussagen –, sollten Sie die relevanten Abschnitte in diesem Buch und auch in den Anhängen mit entsprechenden Problemlösungen noch einmal nachlesen.

Falls Ihre Ergebnisse partout nicht zufriedenstellend sind, obwohl Sie das Selbsthilfeprogramm gewissenhaft befolgt haben – wenn Sie also nach wie vor häufig Panikattacken bekommen oder beunruhigende körperliche Empfindungen haben oder ständig ein bisschen ängstlich sind –, kann Anhang IV helfen. Darin werden die verschiedenen am häufigsten auftretenden Probleme beschrieben und entsprechende Problemlösungen aufgezeigt. Und wie bereits erwähnt, können Sie durchaus davon profitieren, diesen Anhang zu lesen, weil darin auch allgemeine Prinzipien und Ideen präsentiert werden, die Ihren Erfolg verbessern können.

Sie könnten auch Ihre Tagebucheinträge auf Hinweise prüfen, wo die Ursachen Ihrer Schwierigkeiten liegen mögen. Vielleicht tauchen ja immer wieder dieselben Stressfaktoren auf, oder vielleicht haben Sie ein bestimmtes emotionales Problem nicht gelöst – Trauer über einen Verlust oder anhaltende Eheprobleme oder Wut auf ein Familienmitglied. In einem solchen Fall sollten Sie überlegen, bei einem Therapeuten Hilfe zu suchen. Ein emotionales Problem muss nicht unbedingt gelöst werden, um Panik zu überwinden; wenn Sie aber versuchen, Ihre Gefühle zu verstehen und anzunehmen, kann Ihnen das helfen, die zugrunde liegenden Spannungen abzubauen, die Panik am Leben erhalten können.

Falls milde, aber ständige Ängste ein Problem sind – und vielleicht Ihre Panikschwelle absenken –, sollten Sie auf jeden Fall den Nachtrag zum Thema „Alltägliche Ängste" im Anschluss an Sitzung zwölf lesen. Er zeigt Strategien zum allgemeinen Stressmanagement auf, die eine ausgesprochen positive Wirkung auf Ihr generelles Niveau an Spannungen und Ängsten erbringen können.

Und schließlich sollten Sie die Möglichkeit in Betracht ziehen, dass Sie depressiv sein könnten. Immerhin leidet bis zu einem Drittel aller Panik-Betroffenen schon unter schweren Depressionen, *bevor* sie eine Panikstörung entwickeln, und bei einem weiteren Drittel entstehen Depressionen *nach* dem Einsetzen von Panik. Anhaltende Depressionen können es wesentlich erschweren, eine Panikstörung zu überwinden. Zu den typischen Symptomen einer Depression zählen Schlafstörungen, Veränderungen des Appetits oder des Körpergewichts, Konzentrationsschwäche, Entschlussschwäche, Antriebslosigkeit, Rückzug von Freunden, Gefühle, nichts wert zu sein, Weinkrämpfe und Suizidgedanken. Falls Sie den Verdacht haben, dass Sie depressiv sein könnten, sollten Sie sich an einen Psychologen oder Therapeuten wenden, der Ihre Probleme diagnostizieren und Sie über geeignete Therapieverfahren beraten kann. Ihre Depressionen können parallel zu Ihrem Selbsthilfeprogramm gegen Panik behandelt werden (wie Sie wissen, gibt es Medikamente, die gegen beide Störungen wirken). Wenn Depressionen gelöst werden, kann das in vielen Fällen helfen, Ihre Panik erfolgreicher unter Kontrolle zu bringen.

4. Seien Sie fair gegenüber sich selbst. Falls Sie mit dem Erfolg Ihrer Bemühungen, Ihre Panik unter Kontrolle zu bringen, nicht ganz zufrieden sind, können die genannten Strategien helfen. Aber Sie müssen auch überlegen, ob Sie sich selbst gegenüber fair sind, ob Ihr Erfolgsanspruch wirklich realistisch ist. Sobald sich Verbesserungen zeigen – vor allem, wenn Sie so hart darauf hingearbeitet haben –, stellt sich leicht das Gefühl ein, dass Sie schnellere Fortschritte machen sollten. Aber denken Sie daran, wo Sie noch vor einem halben Jahr standen. Denken Sie daran, wie viele Monate oder gar Jahre Sie mit Panik gekämpft haben. Es ist verständlich, dass Sie ungeduldig sind, aber *Sie müssen sich etwas Zeit geben*.

Denken Sie auch daran, dass Ihre abnehmenden Panik-Symptome nicht nur das Ergebnis Ihrer neuen Fertigkeit ist, Ihre Ängste unter Kontrolle zu bringen; sie unterliegen auch dem alltäglichen Auf und Ab des Lebens. Falls Sie anfänglich gewisse Erfolge beim Überwinden Ihrer Panik erzielt haben, aber inzwischen einige dieser Symptome wieder aufgetaucht sind, müssen Sie überlegen, *was außerdem noch in Ihrem Leben vor sich geht.* Es kann gut sein, dass Sie echte Verbesserungen erreicht haben, dass aber von außen kommende Belastungen diese Erfolge konterkarieren oder überdecken.

Rufen Sie sich außerdem in Erinnerung, dass *Erfolg sich in vielen Fällen ungleichmäßig einstellt,* in Schüben, auf die ein Plateau folgt und dann wieder ein Schub. Es kann sehr gut sein, dass Sie zurzeit ganz einfach auf einem solchen Plateau sind, das Sie letztlich aber auch wieder hinter sich lassen werden, wenn Sie die Methoden, die Sie im Rahmen dieses Programms kennengelernt haben, weiterhin anwenden.

Unterschätzen Sie nicht versehentlich echte Erfolge, weil Sie unfaire Maßstäbe anlegen. Toni kam in eine Klinik, um sich behandeln zu lassen, nachdem sie jahrelang durch ihre Panik und Agoraphobie ans Haus gefesselt war. Sie hatte es aus eigener Kraft und mit großem Mut geschafft, ihr schlimmstes Vermeidungsverhalten zu überwinden und suchte dann zusätzliche Hilfe. Ihre Therapeutin war der Meinung, dass Toni in der Therapie gut vorankam, aber Toni selbst war häufig unzufrieden mit ihren Fortschritten.

Eines Tages, als sie und ihre Therapeutin über ihre unterschiedlichen Wahrnehmungen sprachen, wurde Toni klar, dass sie es als Versagen ansah, wann immer sie versuchte, sich einer gefürchteten Situation auszusetzen und ihr das auch *gelang,* sie sich dabei aber *innerlich* ängstlich fühlte. Für ihre Therapeutin waren das dagegen glänzende Erfolge; denn immerhin erfordert es den größten Mut, das zu tun, wovor man sich am meisten fürchtet. Nach diesem Gespräch begann Toni, es zu honorieren, wann immer sie eine schwierige Aufgabe *in Angriff nahm und sie bewältigte –* ganz gleich, ob sie dabei nun Angst empfand oder nicht. Sie fing an, sich selbst mit anderen Augen zu sehen, und nach einiger Zeit nahmen auch ihre Ängste ab.

Falls Sie hin und wieder der Mut verlässt, gehen Sie einfach einen Schritt zurück und wiederholen Sie eine Übung, die Ihnen *früher* schwerfiel, inzwischen aber leichtfällt. Erinnern Sie sich selbst an Ihre Erfolge. Hängen Sie eine Liste mit Ihren Erfolgen an die Kühlschranktür. Rechnen Sie sich auch die kleinen Schritte an, denn sie sind wichtig. Und im Laufe der Zeit werden sie sich zu großen kumulieren.

Was bringt die Zukunft?

Schon jetzt, während Sie die letzten Schritte tun, um Ihre Probleme mit Panik zu überwinden, während Sie das Erreichte konsolidieren und Ihre Erfolge feiern, fragen Sie sich wahrscheinlich, wie die Aussichten für jemanden sind, der seine Panik-Symptome in den Griff bekommen hat. Vielleicht werden Sie sich fragen: „Kann ich eine Panikstörung wirklich ein für alle Mal hinter mir lassen? Oder werde ich für den Rest meines Lebens damit zu tun haben?"

Ist Panik eine chronische Störung? Diese Frage lässt sich nicht mit einem einfachen „Ja" oder „Nein" beantworten. Unter den Betroffenen *gibt* es viele, die ihre Panik-Symptome mithilfe einer kognitiven Verhaltenstherapie (mit oder ohne Medikation) überwinden und bei Nachfolgeuntersuchungen über einen Zeitraum von bis zu zwei Jahren oder länger von keinen weiteren Schwierigkeiten berichten. Tatsächlich wurden bei einer Studie in Italien 100 Betroffene über einen Zeitraum von *sieben Jahren* beobachtet, und dabei zeigte sich, dass über zwei Drittel der Probanden, die eine kognitive Verhaltenstherapie absolviert hatten, anschließend immer noch frei von Panik waren. Natürlich zeigen diese Zahlen auch, dass manche Betroffenen *keinen* Erfolg haben mit ihren Anstrengungen.

Das Problem ist, dass keine wissenschaftliche Studie, kein Therapeut, ja eigentlich *niemand* Ihnen sagen kann, was Sie *wirklich* wissen wollen: „Wird es *mir* gelingen, *meine* Panik zu beherrschen?" Auch dieses Buch kann Ihnen diese Frage nicht beantworten. Wenn wir aber noch einmal zu dem Konzept von Anfälligkeit zurückkehren, wird Ihnen das vielleicht helfen können, Ihre jetzige Situation – und Ihre Zukunft – in nützlicher Weise zu beurteilen.

Anfälligkeit für Panik

Das Konzept der Anfälligkeit zieht sich wie ein roter Faden durch dieses Buch, sowohl explizit als auch implizit. Es bietet eine nützliche Perspektive, mit der wir zurückblicken und Ihre Panikstörung von ihren allerersten Ursprüngen an, über den Verlauf ihrer Entwicklung hinweg und bis hin zu ihrem aktuellen Status verstehen können. Vielleicht kann es sogar Informationen über die Zukunft offenbaren und was sie Ihnen bringen mag.

Wie Sie gelesen haben, können etliche Faktoren zu Ihrer persönlichen Anfälligkeit beigetragen haben, früher oder später in Ihrem Leben eine Panikstörung zu entwickeln. Erstens haben Sie sehr wahrscheinlich eine *Prädisposition* für diese Störung geerbt. Darüber hinaus mögen auch verhängnisvolle Ereignisse in Ihrem frühen Leben dazu beigetragen haben – möglicherweise ein früher Verlust oder eine traumatische Trennung, oder vielleicht sind Sie in einem chaotischen, unberechenbaren oder sogar von Misshandlungen geprägten Elternhaus aufgewachsen. Solche Erfahrungen mögen zu dem Gefühl geführt haben, dass Sie ständig auf der Hut sein mussten – in ständiger Alarmbereitschaft, wenn man so will. Vielleicht hat Ihr Gehirn die Neigung entwickelt, gewisse Situationen eher als bedrohlich zu interpretieren, und Ihr Körper die Tendenz, entsprechend zu reagieren – nämlich mit einer Panikattacke. (Es kann sogar sein, dass einige wenige Leserinnen und Leser mit einem Elternteil aufwuchsen, den Sie als übermäßig kritisch und kontrollierend empfanden, wodurch Sie sich unsicher fühlten und ständig auf der Hut sein mussten.)

Entsprechend kann es auch sehr gut sein, dass Sie häufig auf der *kognitiven* Ebene bestimmte Ereignisse – vor allem körperliche Empfindungen – als Gefahr interpretierten oder als Zeichen einer unmittelbar bevorstehenden Katastrophe, möglicherweise infolge einer frühen Lebensgeschichte, in der Sie tatsächlich Katastrophen „aus heiterem Himmel" erlebten. Oder vielleicht ist solches Verhalten – bei anderen Lesern – das Ergebnis eines Bewältigungsstils, den Sie von einem überängstlichen Elternteil erlernt haben.

Auf der *körperlichen* Ebene hatten Sie wahrscheinlich mit anderen von Angststörungen Betroffenen die Tendenz gemein, „ängstlich" zu atmen, also schnell und flach. Dadurch erhöhte sich Ihr körperliches Erregungsniveau, was Sie näher an die Schwelle zur Panik heranbrachte. Es bewirkte auch – durch Veränderungen Ihres Blutstoffwechsels –, dass Sie auf jede geringfügige Zunahme Ihrer Ängste stärker reagierten, wodurch Sie noch näher an die Schwelle zur Panik gerieten.

Und vielleicht haben Sie die Tendenz entwickelt, *Gefühle zu vermeiden,* und zwar in der Überzeugung, das sei in Ihrer Familie sicherer oder akzeptabler (oder vielleicht, weil Gefühle in Ihrer Kindheit häufig quälend waren). Ironischerweise könnten solche unbewussten Gefühle stattdessen als vermehrte Ängste zutage getreten sein (siehe Sitzung sieben). Und Ihr Vermeidungsverhalten könnte auf Konfliktsituationen, unbekannte Situationen und solche Situationen übergegriffen haben, in denen vorher schon einmal Panik entstanden war, was Ihnen kaum noch die Möglichkeit ließ, Ihre Ängste zu überwinden oder sich selbst als unabhängigen und kompetenten Menschen wahrzunehmen.

Das heißt, dass Ihre Lebensgeschichte und Ihre Gewohnheiten auf emotionaler, körperlicher und kognitiver Ebene allesamt zu einer erhöhten Anfälligkeit für Panik beigetragen haben könnten, bevor Sie überhaupt zum ersten Mal von einer Panikattacke heimgesucht wurden.

Als Ergebnis Ihrer Arbeit in den vergangenen Wochen ist es allerdings wahrscheinlich, dass Sie sich auf der körperlichen Ebene angewöhnt haben, entspannter zu atmen, und dadurch weiter unterhalb Ihrer Panikschwelle agieren. Auf der kognitiven Ebene haben Sie gelernt, auftretende Situationen realistischer zu beurteilen, und sind dadurch weniger anfällig dafür, automatisch eine Katastrophe auf sich zukommen zu sehen. Und da Sie inzwischen Ihre frühe Lebensgeschichte und deren Auswirkungen auf Ihre Persönlichkeit besser verstehen, sind Sie für diese Auswirkungen vielleicht weniger anfällig. Sie haben erkannt, dass Ihre Lebenssituation sich verändert hat und dass es nicht mehr notwendig ist, ständig auf der Hut zu sein. Trennungen und Verluste sind nach wie vor schwierig, durchaus, aber inzwischen nehmen Sie solche Gefühle an, wodurch es unwahrscheinlicher wird, dass Sie darauf mit Panik reagieren. Und vielleicht sind Sie jetzt eher bereit, sich Situationen, Gefühlen, sogar Konflikten, „frontal" zu stellen, anstatt zu versuchen, ihnen aus dem Weg zu gehen.

Sollte sich in Zukunft tatsächlich einmal Panik ankündigen, werden Sie das schon früh als das erkennen, was es ist, und darauf rasch und effektiv reagieren (da Sie ja inzwischen wissen, wie!). Sehr wahrscheinlich werden Sie verhindern können, dass daraus ein handfester Rückfall wird. Das heißt, dass Sie zwar Ihr Erbgut nicht verändern können, aber sehr wahrscheinlich in jeder anderen Hinsicht weniger anfällig für Panik sind.

Demnach bietet das Konzept von Anfälligkeit Ihnen eine Perspektive, um sowohl die ursprünglichen Ursachen Ihrer Panikattacken als auch Ihre bessere Resilienz (Widerstandsfähigkeit) gegen zukünftige Attacken zu verstehen. Gibt es Möglichkeiten, diese Resilienz zu stärken oder gar sicherzustellen? Jawohl, die gibt es zweifellos.

Vorbeugende Maßnahmen gegen Rückfälle

Sie wissen bereits, dass eine wichtige Maßnahme, um Panik auch weiterhin aus Ihrem Leben zu verbannen, darin besteht, Ihre Strategien zur Kontrolle von Panik intensiv und regelmäßig zu üben. Außerdem gibt es vier zusätzliche Anregungen, die Ihnen helfen können, einem erneuten Auftreten von Symptomen vorzubeugen:

Reagieren Sie frühzeitig auf Anzeichen von Schwierigkeiten. Seien Sie vorbereitet auf Phasen, in denen Sie anfällig sein könnten für ein erneutes Auftreten von Ängsten. Antizipieren Sie mögliche Probleme und ergreifen Sie Maßnahmen, um sie zu verhindern, bevor sie zutage treten; warten Sie nicht auf eine Panikattacke, bevor Sie aktiv werden. Erwarten Sie eine berufliche Veränderung? Einen kranken Vater, eine hinfällige Mutter? Finanzielle Rückschläge? Probleme mit einem Sprössling im

Teenageralter? Eheliche Spannungen? Sie sollten sich darüber im Klaren sein, dass zusätzliche Belastungen Ihre „Schwelle absenken" können, und entsprechende *vorbeugende Maßnahmen* ergreifen.

Kümmern Sie sich um sich selbst. Reservieren Sie etwas Zeit für Ihre eigenen Bedürfnisse, Zeit für stille Meditation, um sich zu entspannen und zu regenerieren, oder Zeit zum Spielen, in denen Sie Spaß haben und die „Seele baumeln lassen" können. Suchen Sie zusätzliche emotionale Unterstützung von Familienmitgliedern, Freunden, in einer Selbsthilfegruppe oder bei einem geistlichen Ratgeber. Finden Sie Möglichkeiten, Ihre Gefühle zu äußern – bei einem nahestehenden Menschen, in Ihrem Tagebuch, vielleicht auch bei Menschen, die sich in einer belastenden Situation befinden, falls das angebracht ist. Überlegen Sie, ob Veränderungen Ihres Lebensstils geboten sind, um Stress zu reduzieren, und leiten Sie gegebenenfalls geeignete Schritte in die Wege, um solche Veränderungen herbeizuführen; der folgende Nachtrag zum Thema „Alltägliche Ängste" kann Ihnen dabei helfen. Denken Sie über Ihre Werte und Prioritäten nach und versuchen Sie, Ihr Leben an diesen Leitlinien auszurichten. Und: Lachen Sie öfter!

Stellen Sie sich der Möglichkeit, dass Ihre Symptome erneut auftreten könnten. Lesen Sie dieses Buch noch einmal durch und intensivieren Sie Ihre Übungen, falls es notwendig ist. Machen Sie einen Termin bei Ihrem Therapeuten für eine zusätzliche „Auffrischsitzung" oder zwei. Tatsächlich ist es so, dass viele Betroffene sich von einem Therapeuten gegen Panik behandeln lassen, und wenn sie dann „auf dem richtigen Weg" sind, entschließen sie sich, mit einer wie auch immer gearteten „Erhaltungstherapie" weiterzumachen – sich vielleicht alle paar Wochen mit dem Therapeuten treffen, um Behandlungserfolge zu besprechen und zu konsolidieren, sich auf eventuell am Horizont auftauchende Probleme einzustimmen und einem „Schleifenlassen" beim Befolgen des Therapieprogramms vorzubeugen. Eine solche Erhaltungstherapie kann ein wichtiger Bestandteil Ihrer Strategie sein, um Rückfällen vorzubeugen – ein bisschen wie regelmäßiges Wiegen bei jemandem, der sich eine bereits erreichte Gewichtsabnahme erhalten will.

Analysieren Sie jegliches Wiederauftreten von Panik. Falls Panik erneut aufzutreten droht, obwohl Sie sich große Mühe gegeben haben, das zu verhindern, *sollten Sie sich fragen, was das bedeuten könnte.* Welche emotionalen Turbulenzen könnten unter der Oberfläche brodeln? Ja, verstärken Sie auf jeden Fall Ihre Anstrengungen, Ihre Panik in den Griff zu bekommen – aber versuchen Sie auch, die zugrunde liegenden Ursachen zu finden. Denn gerade so, wie Schmerz ein Signal ist, dass körperlich etwas nicht stimmt und das Sie darauf hinweist, geeignete Bedingungen für eine körperliche Heilung zu schaffen (den Finger verbinden, die Infektion behandeln), so kann Panik ein Signal sein, dass emotional etwas nicht stimmt und das Sie auf die Notwendigkeit aufmerksam macht, geeignete Bedingungen für eine *emotionale* Heilung zu schaffen. Sie sollten solche Signale Ihres Körpers nicht ignorieren.

Der Nachtrag zum Thema „Alltägliche Ängste" auf Seite 235 enthält eine Liste geeigneter Strategien zum Vorbeugen gegen Rückfälle. Lesen Sie diese Liste, befestigen Sie sie an einer gut sichtbaren Stelle und befolgen Sie die darin enthaltenen Empfehlungen gewissenhaft, um zu verhindern, dass Panik erneut in Ihr Leben tritt.

Absetzen von Medikation

Wie setzt man eine Medikation richtig ab? Sie sollten zusammen mit Ihrem Arzt entscheiden, wann das geschehen sollte.

Nehmen wir an, Sie haben dieses Selbsthilfeprogramm absolviert und all die verschiedenen Elemente Ihrer Panik in Angriff genommen – die Symptome selbst, die Vermeidung, die angsterzeugenden Selbstgespräche und auch die emotionalen Probleme, die Sie erkannt haben. Sie haben Ihre Ziele erreicht, sich generell wieder entspannter zu fühlen, wieder Ihren normalen Aktivitäten nachgehen zu können und körperliche Empfindungen leichter tolerieren zu können. Natürlich empfinden Sie nach wie vor normale Ängste, aber Ihnen ist bewusst, dass das normal und harmlos ist, und Sie sind zuversichtlich, dass Sie damit angemessen umgehen können. Außerdem wollen wir annehmen, dass Sie, falls Sie ein Antidepressivum nehmen, dieses Medikament mindestens 18 Monate lang eingenommen haben (oder zumindest darüber nachgedacht haben, dass Sie durch eine solche Medikation den Therapieerfolg möglicherweise nachhaltiger bewahren könnten).

Sie und Ihr Arzt kommen dann zu dem Ergebnis, dass Sie bereit sind, die Medikation abzusetzen. Wie sollte das in die Tat umgesetzt werden? Idealerweise würden Sie mit Ihrem Arzt abstimmen, die Medikation allmählich zurückzufahren, *während Sie auch weiterhin die Strategien zur Kontrolle Ihrer Panik praktizieren,* die Sie aus diesem Buch kennen. Sie und Ihr Arzt – und Ihr Therapeut, falls Sie einen haben – werden Ihre Fortschritte beobachten und bei Bedarf eventuell auftretende Probleme lösen. Zunächst ist aufgrund der Veränderung eine gewisse vorübergehende Zunahme Ihrer Ängste zu erwarten, aber Sie wissen, wie Sie damit fertigwerden können, so wie Sie auch Ängste bewältigen können, die andere Ursachen haben.

Rückfall-Vorbeugestrategien bei Panik und Ängsten

1. *Praktizieren Sie die neuen Angewohnheiten auch weiterhin,* die Ihnen überhaupt erst geholfen haben, mit Ihren Ängsten und Panikattacken fertigzuwerden: Üben Sie auch weiterhin täglich kontrolliertes Atmen oder machen Sie Entspannungsübungen; gehen Sie auch weiterhin Ihren normalen Aktivitäten nach, ungeachtet gelegentlichen Unwohlseins; führen Sie auch weiterhin gesunde Selbstgespräche; und achten Sie auch weiterhin darauf, einen Lebensstil zu führen, der Ihrer Gesundheit zuträglich ist.

2. Versuchen Sie, mögliche Probleme zu *antizipieren* und planen Sie entsprechend: Reservieren Sie zusätzliche Zeit für sich selbst. Üben Sie die Fertigkeiten, die Sie wahrscheinlich brauchen werden, um bevorstehende Herausforderungen zu bewältigen. Ziehen Sie Ihre Tagebucheinträge und die Kapitel in diesem Buch zu Rat, die sich möglichst direkt mit Ihrer Situation befassen.

3. Falls Sie Panik-Symptome bemerken, *sollten Sie versuchen, nicht übertrieben darauf zu reagieren:* Jeder Mensch hat in Phasen erhöhter Anfälligkeit vermehrt mit seinen individuellen Reaktionen auf Stress zu kämpfen; Ihre Reaktionen zeigen sich eben in Form verstärkter Ängste. Falls Ihre Ängste erneut mit voller Wucht auftreten, sollten Sie daran denken, dass Sie dieses Mal das Wissen und die Fertigkeiten besitzen, damit sehr viel rascher fertigzuwerden und dabei wesentlich weniger zu leiden.

4. *Fragen Sie sich,* was Ihre neuen Ängste bedeuten könnten: Welche Entwicklungen gehen vor sich – vielleicht außerhalb Ihres Bewusstseins –, denen Sie auf den Grund gehen sollten? Denken Sie über den zeitlichen Ablauf und die möglichen Auslöser Ihrer vermehrten Schwierigkeiten nach. Stellen Sie sich die Frage: „Was ist die wichtige ‚Botschaft' hinter meinen Ängsten?" Falls Sie zu dem Ergebnis kommen, dass es eine solche Botschaft *gibt,* dann sollten Sie sie *beachten.*

5. Denken Sie auch daran, dass ein gewisses Maß an *körperlichen Empfindungen normal ist.* Nehmen Sie sie nicht allzu wichtig und denken Sie daran, dass solche Empfindungen Sie keineswegs in eine Panikattacke treiben müssen; es ist nur Ihr Katastrophendenken als *Reaktion* darauf, was dazu führen kann.

6. Versuchen Sie weiterhin, sich gegen zukünftige Ängste zu *„immunisieren":* Erzeugen Sie absichtlich und immer wieder die körperlichen Empfindungen, die früher Panikattacken bei Ihnen ausgelöst hatten. Lassen Sie diese Empfindungen so alltäglich werden, dass Sie wirklich ihre Macht über Sie verlieren.

7. *Hinterfragen Sie regelmäßig Ihren Lebensstil* auf Ausgeglichenheit: Erfüllen Sie Ihre Bedürfnisse nach körperlicher Entspannung und Freude? Nach intellektuellen Anregungen? Nach spiritueller Erneuerung? Falls nicht, sollten Sie überlegen, wie Sie diese „Lücken" füllen können.

8. Da Sie inzwischen weniger Zeit damit zubringen müssen, gegen Ihre Panik anzukämpfen, sollten Sie die frei gewordenen Ressourcen nutzen, um Ihr Leben zu verbessern und zu bereichern: *Haben Sie Spaß!* Sie verdienen es.

(Mit freundlicher Genehmigung übernommen aus Master Your Panic © 2004 von Denise F. Beckfield, Ph.D. Impact Publishers, Inc., Atascadero, Kalifornien, USA.)

Wenn die Veränderungen trotz Ihrer Anstrengungen nicht glattgehen und Sie zu dem Schluss kommen, dass Sie nach wie vor Medikamente brauchen, dann können Sie wieder anfangen, sie einzunehmen, und planen, sie später wieder abzusetzen – vielleicht, nachdem Sie ein bestimmtes Ziel erreicht haben, dass Sie sich gesetzt haben (zum Beispiel, „nachdem ich zwölf aufeinanderfolgende Wochen ohne Panik-Symptome hinter mir habe").

Optimieren Ihres Erfolgs

Inzwischen haben Sie das Selbsthilfeprogramm beendet, die Erfolge erzielt, die Sie erreichen wollten, und arbeiten energisch daran, Rückfällen vorzubeugen. War's das? Vielleicht.

Aber vielleicht werden Sie auch finden, dass der ganze Prozess, Ihre Panik zu verstehen und unter Kontrolle zu bringen, Ihnen neue Möglichkeiten eröffnet und neue Ziele aufgezeigt hat – Ziele, die darüber hinausgehen, lediglich Panik zu eliminieren. Vielleicht hat die vollbrachte Arbeit Sie dazu bewegt, einen spezifischen Plan zu fassen – wieder zur Schule zu gehen, sich einen neuen Job zu suchen, eine zerbrochene Beziehung wieder zu kitten. Oder Sie haben womöglich, da Ihre Panik jetzt hinter Ihnen liegt, ganz einfach den neu entstandenen Drang und das neu gewonnene Selbstvertrauen, sich höhere Ziele zu setzen – ein erfüllteres Leben, bessere emotionale Gesundheit und gesteigertes Wohlbefinden anzustreben. Aber wie können Sie solche Vorsätze in die Tat umsetzen?

Vielleicht könnten Sie als Erstes über die geistige Vorstellung des Lebens nachdenken, das Sie gern führen würden – wie könnte es sich von Ihrem jetzigen Leben unterscheiden? Was könnte notwendig sein, um es in diese Richtung neu auszurichten? Denken Sie über Elemente Ihres Lebens nach, auf die Sie früher großen Wert legten, die aber irgendwann auf der Strecke geblieben sind. Erkunden Sie Wege, sie wieder aufleben zu lassen. Sind Sie früher gern Fahrrad gefahren, haben das dann aber aufgegeben, als Sie immer häufiger Angstzustände bekamen? Bringen Sie Ihr altes Fahrrad auf Vordermann. Treten Sie in einen Fahrradclub ein. Nehmen Sie an Wettfahrten teil.

Überlegen Sie, welche Veränderungen Ihres Lebensstils Ihnen mehr freie Zeit für sich und Ihre Bedürfnisse lassen könnten, mehr Ruhe in Ihr Leben bringen könnten. Engagieren Sie jemanden, der den Rasen für Sie mäht; verkürzen Sie Ihre Arbeitszeiten im Büro; sagen Sie „Nein", wenn man mehr von Ihrer Zeit in Anspruch nehmen will. Oder vielleicht ersetzen Sie eine neutrale Aktivität durch eine erfüllendere: Treten Sie als Mitglied eines langweiligen Ausschusses zurück und engagieren Sie sich stattdessen ehrenamtlich für eine begeisternde und wichtige Aufgabe. Lernen Sie meditieren, um sich besser entspannen zu können oder zu einer neuen Innerlichkeit zu finden.

Suchen Sie nach Möglichkeiten, um Ihren Lebenshorizont zu erweitern und positive Aktivitäten neu aufzunehmen. Erlernen Sie eine neue Fertigkeit. Besuchen Sie einen Kurs. Vertiefen Sie Ihre Kenntnisse auf einem Gebiet, das Sie schon lange interessiert hat. Machen Sie einen Fitnesskurs; dort können Sie sich nicht nur fit halten, sondern eventuell auch neue Freundschaften schließen. Denken Sie über sämtliche Möglichkeiten nach, wie Sie mehr Freude in Ihr Leben bringen können, mehr Leidenschaft, mehr Spannung – und leiten Sie dann die ersten entsprechenden Schritte in die Wege.

Vor allem sollten Sie keine Angst davor haben, zu träumen, sich allerlei Möglichkeiten auszumalen, sich das Leben vorzustellen, das Sie sich wünschen – und sich dann daranzumachen, Ihre Träume zu verwirklichen. Es ist ganz allein Ihre Entscheidung, welchen Weg Sie einschlagen wollen. Und wohin das führen kann? Wer weiß – Ihrer Fantasie sind keine Grenzen gesetzt.

ÜBUNG

Übungen für Sitzung zwölf

I. Beurteilen Ihrer Fortschritte

A. Blättern Sie zurück zu der zusammenfassenden Liste auf den Seiten 213 bis 215. Lesen Sie sich diese Liste noch einmal durch und bewerten Sie diesmal Ihre Fortschritte in jedem einzelnen Bereich anhand der folgenden Skala.

Bewertungsskala

1	Ich glaube, dass ich diesen Bereich ziemlich gut beherrsche und dass hier wenig oder gar keine Arbeit mehr für mich zu tun bleibt, abgesehen von sehr einfacher Erhaltung der erreichten Erfolge.
2	Ich glaube, dass ich in diesem Bereich gute Fortschritte gemacht habe. Es wird ständige Aufmerksamkeit, Anstrengung und Übung erfordern, diese Fortschritte zu erhalten, aber ich glaube, dass es nicht allzu schwierig für mich sein wird.
3	Ich glaube, dass ich die Probleme in diesem Bereich gut verstehe und ein paar Veränderungen erreicht habe, aber ich muss noch weiter daran arbeiten. Ich hoffe, dass sich weitere Fortschritte in meinem Alltagsleben einstellen werden.
4	Ich habe nach wie vor Schwierigkeiten in diesem Bereich. Ich sehe einige sehr kleine Hinweise auf Verbesserungen, aber ich muss weiter sehr hart daran arbeiten, um voranzukommen, und es wird große Aufmerksamkeit und Anstrengungen erfordern, weitere Fortschritte zu machen.
5	In diesem Bereich habe ich eine Menge Schwierigkeiten. Es ist mir nicht wirklich gelungen, aus eigener Kraft Fortschritte zu machen, und ich glaube, dass ich dafür möglicherweise Hilfe von außen brauchen werde.

Vergeben Sie Ihre Bewertungen danach, wie Sie Ihre Fortschritte jetzt einschätzen, sowohl in Bezug darauf, wo Sie angefangen haben, als auch darauf, wo Sie hinkommen wollen. Sie können Ihre Bewertungen einfach mit Bleistift am Rand der Liste notieren, oder Sie schreiben sie zusammen mit eventuellen Anmerkungen in Ihr Tagebuch.

Sie sehen, dass eine „1" durchaus möglich ist und hier als Referenzpunkt mit aufgeführt wurde, dass aber auch eine „2" ein wunderbarer Erfolg ist.

B. Ihre Bewertungen zeigen Ihnen ein Profil Ihres aktuellen Status in den verschiedenen Bereichen der Fertigkeiten, die Sie im Rahmen dieses Selbsthilfeprogramms erlernt haben. Falls es Bereiche gibt, in denen Sie Schwierigkeiten haben, notieren Sie die denkbaren Erklärungen in Ihrem Tagebuch, auf der Grundlage dessen, was Sie gelesen haben.

Schreiben Sie mindestens drei Vorsätze auf, die Sie gefasst haben, um eventuelle Probleme zu lösen und/oder weitere Fortschritte zu machen in den verschiedenen Bereichen Ihrer Panik-Kontrolle.

II. Anerkennen von Erfolgen

A. Schreiben Sie die drei Erfolge bei der Panik-Kontrolle in Ihr Tagebuch, auf die Sie besonders stolz sind. Dazu könnten neue Anstrengungen zählen, die Sie unternommen haben, neue Angewohnheiten (zum Beispiel, dass Sie jeden Tag kontrolliertes Atmen üben) oder positive Ergebnisse, die Sie erzielt haben.

B. Suchen Sie sich jetzt einen Erfolg aus den vergangenen paar Wochen aus, der sich auf einen beliebigen Bereich Ihres Lebens beziehen kann – er muss nicht unbedingt direkt etwas mit Panik zu tun haben.

Vielleicht sind Sie positiv mit einer zwischenmenschlichen Situation umgegangen. Vielleicht haben Sie einen Aspekt Ihres Lebens in Angriff genommen, der Ihnen Schwierigkeiten machte. Vielleicht haben Sie eine neue Aktivität zum ersten Mal in Ihrem Leben ausprobiert. Oder vielleicht haben Sie auf Ihre innere Stimme gehört und sind Ihren Gefühlen gefolgt, anstatt um des lieben Friedens willen jemandem anders zu Willen zu sein, wie Sie es früher vielleicht getan hätten. Tragen Sie diesen Erfolg in Ihr Tagebuch ein.

III. Selbsterkundung und Selbstfürsorge

A. Nehmen Sie Ihr Tagebuch zur Hand und schreiben Sie eine Liste mit allen Ihren Pflichten. Zuerst können Sie schreiben, was Ihnen gerade einfällt; versuchen Sie dann, mental Ihren Tagesablauf durchzugehen, sodass Sie nichts übersehen. Lesen Sie sich dann die fertige Liste durch und fragen Sie sich, ob Sie darin Probleme durch eine „Überlastung mit Verantwortlichkeiten" sehen. Falls Sie das bejahen müssen, stellen Sie sich die nächste Frage: „Was müsste – mal ganz abgesehen von Panik-Problemen – geschehen, damit ich mich weniger gehetzt fühlen würde und mehr Ruhe und Frieden in meinem Leben hätte?"

Schreiben Sie jetzt eine Liste mit allen Erfolgen und Freuden in Ihrem Leben. Einige davon werden eher abstrakter Art sein (die enge Beziehung zu meiner Freundin Amy), andere dagegen sehr konkret (meine ungestorte Stunde in der Bibliothek). Sehen Sie sich die Liste an und fragen Sie sich, ob sie Ihnen zu kurz erscheint. Was würden Sie gern auf dieser Liste sehen, was noch *nicht* darauf steht?

Notieren Sie sämtliche Ideen, die Ihnen anhand dieser Liste einfallen und Ihnen vielleicht helfen können, Ihr Leben so zu verändern, dass Sie zufriedener werden. Ziehen Sie einige der Ideen in Betracht, die hier präsentiert werden, um zu beschreiben, wie Sie Veränderungen in Ihrem Leben in die Tat umsetzen können. Lesen Sie den Nachtrag, der auf diese Sitzung folgt, vor allem dessen Teil II, in dem Stressmanagementtechniken beschrieben werden. Sehen Sie sich einmal in der Selbsthilfeabteilung Ihres Lieblingsbuchladens nach Ideen um, die bei dieser Initiative hilfreich sein könnten.

B. Legen Sie eine dreiteilige Übersicht an, in der Sie alle nur denkbaren Arten aufführen, wie Sie eine Pause machen können, wenn Sie dafür fünf Minuten, eine halbe Stunde oder den ganzen Tag zur Verfügung haben. Darauf könnten Sie Aktivitäten eintragen wie Tagträumen, sich das Gesicht waschen, sich von Kopf bis Fuß ausgiebig strecken, ein Lied singen, ein Kreuzworträtsel lösen, eine Tasse Tee trinken, ein Fotoalbum durchblättern, Musik hören, eine Freundin anrufen, mit hochgelegten Füßen ein Kapitel in einem Ihrer Lieblingsbücher lesen, ein heißes Bad nehmen, im Park joggen, einen Brief schreiben, fernsehen. Denken Sie über zusätzliche Ideen nach, während Sie Wäsche waschen oder zur Arbeit fahren – und seien Sie dabei möglichst kreativ. Machen Sie eine Brainstorming-Sitzung mit Ihren Freundinnen. Des einen Freud ist des anderen Leid – achten Sie also darauf, dass Sie diese Aufstellung zu *Ihrer* Liste machen und nicht zu der einer anderen Person.

Versuchen Sie, wenn Sie nächstes Mal eine Pause brauchen, an Ihre Liste zu denken und eine Möglichkeit zu finden, eine zu machen – auch wenn es vielleicht nur eine fünfminütige „Minipause" ist.

IV. Feiern

Nehmen Sie sich in den kommenden Wochen unbedingt die Zeit, um Ihre Arbeit, Ihre Leistungen und Erfolge zu feiern – Ihr Leben und sich selbst. *Sie haben es sich verdient.*

13. | Nachtrag: Alltägliche Ängste

Manche Leserinnen und Leser werden vielleicht nicht direkt von einer Panikstörung betroffen sein, aber dennoch in vielen Fällen ab und zu – oder sogar jeden Tag – mit Ängsten zu kämpfen haben. Vielleicht werden solche Ängste von einem bevorstehenden Zahnarzttermin ausgelöst oder durch beruflichen Stress; oder vielleicht ist ihr Angstniveau immer ein bisschen höher, als es ihnen eigentlich lieb wäre.

Die gute Nachricht ist, dass all die Strategien und Fertigkeiten, die Sie in diesem Buch kennengelernt haben, problemlos auch auf das übertragbar sind, was man als „alltägliche Ängste" bezeichnen könnte. Durch kontrolliertes Atmen (siehe Sitzung fünf) lassen sich die körperlichen Symptome reduzieren, die jede Art von Angst begleiten. Die kognitiven Techniken (siehe Sitzung acht) können Ihnen helfen, Selbstgespräche zu bremsen, die zu Ihren Ängsten beitragen. Und falls Sie immer wieder in einer bestimmten Situation Angst bekommen, können Ihnen die in Sitzung neun beschriebenen Expositionstechniken wertvolle Hilfe bieten.

Außerdem wird der in diesem Buch vorgeschlagene Ansatz – Vorrang haben dabei die sorgfältige Analyse von Quellen und Auslösern Ihrer Ängste und der Art und Weise, wie tiefer gehende emotionale Probleme zu Ihren Ängsten beitragen können, und die Notwendigkeit, sich Ihren Gefühlen frontal zu stellen – ebenfalls wichtig sein, um Ihre „alltäglichen Ängste" in den Griff zu bekommen.

In diesem Nachtrag geht es darum, wie Sie zwei Arten von Ängsten unter Kontrolle bringen können. Erstens werden wir untersuchen, was man tun kann, um Ängste zu beherrschen, die nur in *bestimmten Situationen* auftreten, und zwar unabhängig davon, ob sie vorhersehbar sind oder ohne Warnung auftauchen. Zweitens werden wir uns ansehen, wie alltägliche, *chronische* Ängste und Belastungen abgebaut werden können.

Falls Sie bereits die vorigen Kapitel gelesen haben und systematisch die verschiedenen Techniken geübt haben, sind Sie bereits auf einem guten Weg.

Teil I: Überwinden von Ängsten in bestimmten Situationen

Um einen Anfang zu machen, wollen wir annehmen, dass Sie Angstzustände bekommen, wenn Sie vor Publikum sprechen müssen, sei es nun in Form einer „offiziellen" Rede oder im Rahmen weniger formaler Zusammenkünfte, wie etwa dem monatlichen Elternabend in der Schule Ihrer Kinder.

Das war Susans Problem. Susan arbeitete als Programmiererin für ein großes Einzel- und Versandhandelsunternehmen; sie mochte ihre Arbeit und hatte das Gefühl, ziemlich gut darin zu sein. Das war ein großes Plus für Susan, da sie ein bisschen schüchtern war und manchmal zu wenig Selbstvertrauen hatte. Hätte man sie direkt gefragt, hätte sie wohl eingestanden, Angst davor zu haben, in einer Gruppe zu sprechen, aber weder in ihrem Job noch in ihrem privaten Leben wurde das allzu oft von ihr verlangt, sodass dadurch eigentlich keine Probleme für sie entstanden.

Dann wurde Susan unerwartet zur Leiterin der Abteilung befördert, in der sie arbeitete. Die gute Nachricht war, dass ihr Gehalt dadurch einen ansehnlichen Sprung nach oben machte. Die schlechte Nachricht war dagegen aus ihrer Sicht, dass die neue Position von ihr verlangte, ziemlich oft vor Publikum zu sprechen. Man würde von ihr erwarten, dass sie wöchentliche Meetings in ihrer eigenen Abteilung leitete, Fortbildungen durchführte, sich regelmäßig mit den anderen Abteilungsleitern traf, um sie auf den aktuellen Stand der Dinge zu bringen, und – und das war das Schlimmste für sie – regelmäßig im Rahmen eines formalen Vortrags dem Management der Firma die aktuellen Zahlen und Entwicklungen zu präsentieren. Susan war entsetzt. Sie befürchtete, dass sie nicht in der Lage sein würde, ihre neuen beruflichen Aufgaben zu erfüllen, dass sie sich blamieren könnte und man daraufhin ihre Beförderung widerrufen würde. Sie machte noch am selben Tag einen Termin bei einer Psychologin, die auf die Behandlung von Angststörungen spezialisiert war.

Susan und ihre Therapeutin nahmen Susans Ängste von verschiedenen Seiten in Angriff. Als Erstes konzentrierte Susan sich auf ihre Selbstgespräche, die zum großen Teil aus Selbstaussagen wie dieser bestanden: „Im Vergleich zu allen anderen Anwesenden bin ich völlig unfähig – und das wird auch jeder sofort merken, sowie ich den Mund aufmache." Sie lernte, solche Aussagen rationaler zu betrachten und passende Gegenargumente dagegen zu entwickeln. („Ich wäre nicht befördert worden, wenn mein Boss nicht davon überzeugt wäre, dass ich mit dem Job klarkomme; also ist er entweder ein Idiot – was er nicht ist – oder ich *werde* mit dem Job klarkommen." Oder: „Ja, die anderen Abteilungsleiter kennen *ihre eigenen* Abteilungen ganz gut, aber sie wissen ja nicht, was in *meiner* vor sich geht – deswegen treffe ich mich ja überhaupt erst mit ihnen." Oder: „Auch Manager sind nur Menschen wie du und ich.

Sie erwarten nicht Perfektion, sondern Information. Und wenn ich gut vorbereitet zu den Meetings komme, kann ich ihnen die liefern.")

Neben ihrer Arbeit an den Selbstgesprächen, die ihre Ängste herbeiführten und verstärkten, lernte Susan, kontrolliertes Atmen und SRA (siehe Sitzung sechs) anzuwenden, wann immer sie ängstlich wurde. Sie übte diese Methoden jeden Tag, um sie wirkungsvoller einsetzen zu können und ihre generelle Widerstandsfähigkeit gegen Ängste zu stärken.

Und schließlich entwickelte Susan mit der Hilfe ihrer Therapeutin ein modifiziertes Programm von Expositionsübungen, die sie zwischen den Therapiesitzungen selbstständig durchführen konnte. Im Rahmen dieses Programms führte sie jeden Tag mindestens eine Expositionsaufgabe durch. Zuerst übte sie allein zu Haus, indem sie Informationen so präsentierte, wie es bei den Meetings im Büro erwartet wurde. Sie sorgte einfach dafür, dass niemand zu Hause war, der sie hören konnte (was ihre Ängste enorm verstärkt hätte), sie stellte sich an den Küchentisch und hielt laut einen Vortrag, als ob sie in einem echten Arbeitsmeeting wäre. Wenn Ängste sie plagten, wendete sie SRA an, um sich körperlich zu entspannen und ihre Aufmerksamkeit erneut auf die anstehende Aufgabe zu fokussieren.

Als Susan bei solchen Übungen nicht mehr so ängstlich war, hielt sie erst ihre Vorträge vor einem Smartphone und nahm sie auf; dann vor ihrem Mann als „Publikum". Und schließlich blieb sie einige Abende vor dem festgelegten Termin eines Meetings länger im Büro, um in demselben Umfeld Ihren Vortrag zu üben, in dem sie dann tatsächlich ihre Präsentation halten würde. Mit anderen Worten: Susan übte wiederholt in Situationen, die der „echten" Situation, vor der sie sich fürchtete, immer ähnlicher waren.

Wie man es nach der Beschreibung in Sitzung neun erwarten würde, halfen Susans wiederholte Expositionen, ihre Angst vor Situationen, in denen sie vor Publikum sprechen sollte, allmählich abzubauen. Und da ihre Expositionen es notwendig machten, dass sie genau die Fertigkeiten übte, deren sie sich nicht sicher war, verbesserte sie bei ihren Übungen genau diese Fertigkeiten und stärkte ihre Selbstsicherheit – was ihr wiederum half, ihre Ängste noch weiter zu reduzieren.

Susan nahm sich auch die Zeit, im Voraus über die Eigenschaften des Konferenzraums nachzudenken, die sich auf ihr Wohlbefinden auswirken konnten. Ihr wurde klar, dass sie weniger nervös sein würde, wenn sie ein kleines Pult hatte, auf das sie sich stützen konnte, und wenn die Stühle der Zuhörer im Halbkreis statt in geraden Reihen aufgestellt waren. Sie bat darum, den Raum entsprechend vorzubereiten.

Kurz gesagt bestand Susans Strategie darin, *immer wieder* in Situationen *zu üben*, die immer mehr jenen Situationen ähnelten, die ihre Ängste tatsächlich verursachten. Bei diesen Übungen *wendete sie auch SRA an,* um sich körperlich zu beruhigen, und sie konzentrierte sich laufend darauf, *ihre negativen Selbstaussagen* zu entkräften und sie *zu ändern.* Und sie tat, was sie konnte, um sich *im Voraus auf die Situation vorzubereiten* und um *verschiedene Aspekte der Situation so zu gestalten,* dass sie entspannter damit umgehen konnte.

Als zusätzliche Strategie setzte Susan bei ihren Übungen *visuelle Vorstellungen* ein, so ähnlich wie David in Sitzung neun. Während sie zur Arbeit fuhr, versuchte sie, sich vorzustellen, wie sie bei einem Meeting im Büro den Zuhörern einen Bericht präsentierte und dabei unter Ängsten litt. Sie stellte sich „Pannen" vor, die unter Umständen passieren konnten (Fragen, auf die sie nicht vorbereitet war, unaufmerksame Zuhörer oder dass sie den Faden verlor), wurde daraufhin noch ängstlicher und *stellte sich dann vor, wie sie ruhig wurde* und gefasst auf die Situation reagierte. Diese Strategie bot Susan zusätzliche Gelegenheiten für Expositionen, sie half ihr, genau zu planen, wie sie mit unvorhergesehenen Herausforderungen in den bevorstehenden Meetings fertigwerden konnte, und sie erlaubte ihr, immer wieder ihre neuen Fertigkeiten zu üben, wodurch sie außerdem ihr neues, souveräneres Selbstgefühl noch weiter stärkte.

Susans erste Präsentation sollte schon eine Woche nach dem ersten Termin mit der Therapeutin stattfinden. Sie bereitete sich möglichst gut darauf vor, wandte sich aber auch an ihren Arzt und bat ihn um eine einmalige Verschreibung eines Medikaments, dass sie vor ihrem Vortrag nehmen konnte, falls es notwendig sein sollte. Der Arzt stellte ihr gern das Rezept aus (in diesem Fall über Propranolol, ein Medikament, dass sich bei der Behandlung von Lampenfieber als sehr effektiv erwiesen hat), aber nachdem sie das erste Meeting hinter sich gebracht hatte, fühlte sie sich imstande, fortan auch ohne das Mittel in die Meetings zu gehen.

Susan beobachtete, dass ihre Ängste nach genau dem Muster abnahmen, das zu erwarten gewesen war. Zuerst war sie während des ganzen Meetings ziemlich ängstlich, konnte sich aber zugestehen, dass sie aus Sicht eines Außenstehenden ihren Job wohl ganz gut gemacht hatte. Bald stellte sie fest, dass sie zwar vor einem Meeting nach wie vor ängstlich war, aber sobald es begonnen hatte, ihre Ängste vergaß und sich ganz in die Aufgabe vertiefte. Und schon nach drei Monaten konnte Susan verkünden, dass sie sich nicht nur in den meisten Meetings ziemlich entspannt fühlte, sondern manchmal sogar *Spaß* daran hatte!

Entwickeln Ihrer eigenen Strategien gegen situationsbedingte Ängste

Was können Sie also tun, um mit Ihren Ängsten in bestimmten Situationen umzugehen? Sie können genau das tun, was Susan getan hat (vgl. S. 236 ff.).

Setzen Sie als Soforthilfemaßnahme kontrolliertes Atmen und SRA ein, um Ihre Reaktionen unter Kontrolle zu bekommen. Diese Techniken bieten eine schnelle, effektive Strategie, die rasch erlernt werden kann, die aber auch – wie Sie bereits wissen – wesentlich *effektiver* sein können, wenn sie täglich geübt werden. Alternativ können Sie auch eine umfassendere Entspannungsstrategie einsetzen, wie sie in Anhang II beschrieben ist.

Ändern Sie Ihre Selbstgespräche. Unterbinden Sie jene automatischen, angstfördernden Aussagen, die Sie sich selbst gegenüber machen, und ersetzen Sie sie durch rationalere und ermutigendere Aussagen. Auch diese Methode sollten Sie nicht nur einsetzen, wenn Sie akute Ängste empfinden, sondern auch regelmäßig üben, um ihr mehr Macht zu verleihen. Dabei ist es besonders wichtig, dass Sie jeden Tag etwas Zeit darauf verwenden, Ihre Selbstaussagen zu analysieren und positive, zutreffende Gegenargumente gegen sie zu entwickeln, die Sie in *jeder Art von Situation* und möglichst häufig zur Geltung bringen können.

Setzen Sie sich nach und nach der gefürchteten Situation aus oder Varianten davon, und zwar möglichst häufig. Das wird Ihnen ganz einfach helfen, sich „immer mehr daran zu gewöhnen" – eine bewährte Strategie, um Ihre Ängste abzubauen. Sie werden sich vielleicht erinnern, dass in Sitzung neun die Prinzipien von Exposition ausführlich erklärt und zahlreiche Beispiele gegeben wurden, um aufzuzeigen, welche Art von Aufgaben Sie für verschiedene Situationen entwickeln können. Denken Sie daran, dass *visuelle Vorstellungen* eine nützliche Methode sind, um für Expositionsübungen verschiedene Varianten gefürchteter Situationen zu erzeugen   vor allem zu Anfang, wenn Sie sich den realen Umständen noch nicht ganz gewachsen fühlen. Susans Vorgehen ist ein gutes Beispiel dafür, wie Sie das umsetzen können, falls Ihre persönliche Angst das Sprechen vor Publikum ist.

Analysieren Sie sorgfältig alle Aspekte der Situation, die zu Ihren Ängsten beitragen, und überlegen Sie, ob Sie irgendwelche davon *verändern* können, um Ihr Unbehagen zu lindern.

Bereiten Sie sich vor, möglichst gut und im Voraus. Falls Sie, wie Susan, einen Vortrag halten müssen, dann sorgen Sie dafür, dass Sie gut vorbereitet sind und Ihre Präsentation mehrfach geprobt haben, bevor Sie tatsächlich stattfinden soll. Üben Sie zu Hause, zeichnen Sie Ihren Vortrag auf, halten Sie ihn vor einem Freund oder einer Gruppe von Freunden, vielleicht sogar in dem tatsächlich dafür vorgesehenen Raum. Das Üben wird Ihnen durch den „automatischen" Abbau von Ängsten helfen, der sich durch wiederholte Expositionen einstellt, und durch die Verbesserung Ihrer tatsächlichen Fähigkeiten (nämlich in diesem Fall Ihrer Fähigkeit, vor Publikum zu sprechen).

Und *verändern Sie auch weiterhin Ihre Selbstgespräche,* indem Sie alte, automatische negative Aussagen durch neuere, realistischere und ermutigendere ersetzen – Aussagen, die unter anderem reflektieren sollten, dass Sie sich Ihrer neu gewonnenen Fertigkeiten bewusst sind.

Situationsbedingte Ängste: noch ein Beispiel

Gerade haben Sie also gesehen, wie die verschiedenen Prinzipien und Techniken zum Abbau von Ängsten, die Sie in diesem Buch kennengelernt haben, auf die sehr häufig vorkommende Angst, vor Publikum zu sprechen, angewendet werden können. Noch ein Beispiel kann vielleicht veranschaulichen, wie genau diese Prinzipien und Techniken eingesetzt werden können, um *jegliche* Situation anzupacken, die Angst erzeugt – und zwar auch solche, die *Ihnen* zu schaffen machen.

Mary ist einer jener glücklichen Menschen, die im Alltag tatsächlich sehr wenig Angst erleben. Ihr macht es rein gar nichts aus, vor Publikum zu sprechen! Aber, wie viele andere Menschen auch, hatte sie früher entsetzliche Angst davor, zum Zahnarzt zu gehen. Mary hatte keine Ahnung, wie ihre Ängste entstanden waren; sie wusste nur, dass sie schon seit ihrer Kindheit jeden Zahnarzttermin als reine Folter empfunden hatte.

Mary schaffte es, jahrelang irgendwie durchzukommen. Sie ging möglichst selten zum Zahnarzt, und wenn es sich gar nicht mehr vermeiden ließ, litt sie schon Tage vorher sehr intensiv. Als jedoch ihr vierzigster Geburtstag näher rückte, fing sie an, ihren Lebensstil in mancherlei Hinsicht zu ändern – sie ernährte sich gesünder, trieb regelmäßig Sport und gewöhnte sich das Fernsehen ab. Sie begann, sich so positiv zu fühlen und so viel Selbstvertrauen zu haben, dass sie eines Tages, mitgerissen von einer Welle der Begeisterung über all die wunderbaren Veränderungen, die sie in die Tat umgesetzt hatte, beschloss, dass es höchste Zeit war, ihre Angst vorm Zahnarzt in Angriff zu nehmen.

Marys erster Schritt zu diesem Zweck bestand darin, kontrolliertes Atmen und SRA zu lernen. Sie stellte fest, dass schon diese Fertigkeiten die Zahnarztbesuche zumindest erträglich für sie machten. Sie hätte es dabei bewenden lassen können, aber sie war entschlossen, ihre Ängste vollständig zu überwinden – also über ein reines *Ertragen* hinaus echte *Entspanntheit* zu erreichen. Sie beschloss, sich auf ein umfassendes Programm zum Abbau von Ängsten einzulassen, und zwar unter Anwendung der Prinzipien und Methoden zum Angstmanagement, die sie über ein Selbsthilfebuch kennengelernt hatte.

Anfänglich rätselte Mary darüber, welche Aspekte ihrer Zahnarztbesuche ihr am meisten Angst machten. Sie ließ ihren letzten Besuch vor ihrem geistigen Auge Revue passieren und versuchte, sich genau in Erinnerung zu rufen, wie sie jede Phase der Behandlung erlebt hatte. Ihr wurde klar, dass für sie der Geruch in der Zahnarztpraxis, das Geräusch des Bohrers und vor allem das Stillsitzen im Behandlungsstuhl die nervtötendsten Elemente waren, während sie sich die grauenerregenden, schmerzhaften Behandlungsschritte plastisch ausmalte, die ihr bevorstanden. Tatsächlich wurde Mary nach dieser Übung klar, dass sie einen Großteil ihrer Ängste durch ihre lebhaften Fantasien *selbst erzeugt* hatte.

Nach dieser Erkenntnis schwor Mary sich, fortan ihre Fantasie besser einzusetzen – nämlich, um *Entspannung* zu erzeugen statt Angst, um sich zu *helfen,* statt zu schaden. Sie beschloss, sich ein beruhigendes mentales Szenario auszumalen, auf das sie sich bei künftigen Behandlungen würde konzentrieren können – ein Bild, das sie ablenken konnte und ihr helfen würde, sich zu entspannen. Mary kam auf die Idee, sich vorzustellen, wie sie eine Wellnessoase besuchte und sich dort verwöhnen ließ. Sie malte sich aus, wie sie ausgestreckt auf einer komfortablen Liege lag, während Heerscharen von Bediensteten ihr jeden Wunsch von den Augen ablasen – ihr die Füße massierten, die Fingernägel manikürten und ihr exotisch duftende Kräuterpackungen darboten. Sie nutzte alle ihre Sinne, um die eigentliche Szene weiter auszuschmücken, und fantasierte nicht nur über die Düfte, Anblicke, Geräusche, geschmacklichen und körperlichen Empfindungen, die damit verbunden waren, sondern auch über ihre inneren Gefühle von Entspanntheit und Frieden.

Vor ihrem nächsten Zahnarzttermin übte Mary mehrmals zu Hause ihre visuelle Strategie, um sicher zu sein, dass sie sich die Szene würde vorstellen können, wenn sie intensive Ängste empfand. Sie setzte und entspannte sich und stellte sich dann vor, beim Zahnarzt zu sein. Sie malte sich aus, wie sie auf dem Behandlungsstuhl saß und Angst bekam. *Dann, sobald ihre Ängste einsetzten, schaltete sie um auf die beruhigende Szene im Spa,* setzte dabei kontrolliertes Atmen ein und spürte, wie sie wieder entspannter wurde. Wenn sie abgelenkt wurde, konzentrierte sie sich einfach wieder auf die beruhigende Szene und schmückte sie um weitere Details aus, um erneut ihr Interesse zu fesseln.

Mary war nicht gerade überrascht, wie leicht sie Ängste heraufbeschwören konnte, indem sie sich einfach vorstellte, beim Zahnarzt zu sein – immerhin hatte sie das jahrelang immer wieder so erlebt! Aber sie war erstaunt und erfreut, als sie merkte, dass sie ihre Ängste rasch unter Kontrolle bringen konnte, indem sie sich intensiv auf ihre beruhigenden visuellen Vorstellungen konzentrierte. Allerdings musste sich erst noch zeigen, wie gut diese Strategie bei einem realen Zahnarztbesuch funktionieren würde.

Mary bereitete sich außerdem auf den Termin vor, indem sie ihre „prädentalen" Selbstgespräche analysierte und modifizierte. Sie stellte sich realistisch vor, wie die Behandlung wahrscheinlich ablaufen würde, ging noch einmal ihre Bewältigungsstrategien durch und sprach sich Mut zu, dass sie die Situation bestens bewältigen konnte. Sie durfte nur nicht anfangen, sich durch lebhafte Vorstellungen von furchtbaren Schmerzen selbst zu ängstigen – Schmerzen, die sie allerdings, und daran musste sie sich immer wieder erinnern, noch nie tatsächlich erlebt hatte.

Zu guter Letzt berichtete Mary ihrem Zahnarzt von ihren Schwierigkeiten und befolgte gern seine Empfehlung, ihren MP3-Player mitzubringen, damit sie während der Behandlung ihre Lieblingsmusik hören konnte.

Natürlich war Mary nervös, als der Tag der Behandlung näher rückte. Aber trotzdem arbeitete sie konzentriert an ihren Selbstgesprächen, machte ein paar entspannende Spaziergänge mit einer Freundin, bei der sie all ihre Ängste „abladen" konnte, und legte noch ein paar Übungssitzungen ein, um an ihren visuellen Vorstellungen zu arbeiten. Als die Zahnbehandlung schließlich stattfand, lief es viel besser, als sie erwartet hatte. Tatsächlich stufte Mary anschließend ihr Angstniveau während der Behandlung als eine „4" ein, auf einer Skala von 1 bis 10 – also viel niedriger als die Werte von „9" oder „10", die es bei früheren Zahnarztterminen gewesen waren.

Auch jetzt noch sind Marys Zahnarzttermine keineswegs ihre *liebsten* Aktivitäten, aber sie sind sehr viel erträglicher, als sie es vorher waren. Nach wie vor bereitet sie sich auf jeden Termin vor, indem sie *beruhigende, realistische Selbstgespräche* führt (in denen sie sich jedes Mal auch an die zunehmende Anzahl ihrer erfolgreichen, also entspannten Besuche dort erinnert), kontrolliertes Atmen übt und alle nur denkbaren *objektiven Schritte* ergreift, um die *negativen Aspekte eines solchen Termins* zu minimieren (indem sie zum Beispiel ihre Lieblingsmusik zu dem Termin mitbringt und danach mit einer Freundin ausgeht). Außerdem übt sie *positive visuelle Vorstellungen,* die sie dann – in Verbindung mit kontrolliertem Atmen – während der Behandlung einsetzt. Zur Abwechslung hat sie sich sogar ein paar neue beruhigende Szenen ausgedacht, aber der Besuch in der Wellnessoase bleibt mit Abstand ihr Favorit.

Man beachte, dass Marys visuelle Vorstellungen eine Technik waren, die sie an Ort und Stelle einsetzte, um ihre Ängste während der Zahnbehandlung abzubauen. Aber sie waren auch eine Art Exposition: Jedes Mal, wenn sie diese Vorstellungen zu Hause übte, *stellte sie sich zuerst vor, wie sie auf dem Behandlungsstuhl saß und Angst bekam* – und setzte dann ihre Vorstellungskraft ein, um sich wieder zu beruhigen. Sie wurde immer besser darin, ihre Aufmerksamkeit auf eine beruhigende bildliche Vorstellung zu lenken, wenn sie Angst bekam, und sie profitierte von der Angstreduktion, die solche wiederholten Expositionen bewirken (in ihrem Fall waren es Expositionen in ihrer Vorstellungswelt).

Wenn Mary stärker durch ihre Ängste behindert worden wäre, hätte sie überlegen können, ein weiteres Element in ihre vorbereitenden Übungen mit aufzunehmen. So hätte sie sich zum Beispiel durch *In-vivo-Expositionen* allmählich der realen Situation und allen damit verbundenen Auslösereizen aussetzen können – dem Wartezimmer, den Gerüchen in der Zahnarztpraxis, dem Geräusch des Bohrers und dem Anblick der Dentalwerkzeuge. Sie hätte damit anfangen können, alle paar Tage in die Zahnarztpraxis zu gehen, um dort einfach eine halbe Stunde im Wartezimmer zu sitzen – eine Strategie, die (wie Sie aus Sitzung neun wissen) allmählich dazu geführt hätte, dass ihre Ängste in diesem Umfeld abnehmen. Die meisten Zahnärzte kennen die Ängste ihrer Patienten nur zu gut und helfen ihnen gerne, sie zu überwinden – denn letztlich ist es zu ihrem eigenen Vorteil, wenn ihnen die Patienten nicht die Wände hochgehen!

Mary hätte auch überlegen können, eine der in Anhang II beschriebenen Strategien zu erlernen, um ihr allgemeines Niveau körperlicher Anspannung abzusenken, zum Beispiel durch Meditation oder eine Entspannungstechnik, wie sie in Stressmanagementkursen vermittelt wird. Der Wert solcher Methoden liegt in ihrem täglichen Nutzen für das körperliche und seelische Wohlbefinden und für den Angstabbau in bestimmten Situationen. Zunächst erfordert es einen gewissen Einsatz und regelmäßiges Üben, um sie beherrschen zu lernen, aber wenn Sie sich entschließen, diese anfängliche Investition zu machen, werden Sie feststellen, dass Ihre eingesetzte Zeit und Anstrengung sich hundertfach auszahlen.

Vergessen Sie nicht „Die Großen Drei"

Anhand der Beispiele von Susan und Mary und durch sorgfältiges Reflektieren Ihrer eigenen Situation sollten Sie in der Lage sein, Ihre neu erlernten Fertigkeiten zur Beherrschung und Überwindung Ihrer Ängste in allen Situationen einzusetzen, die Ihnen Schwierigkeiten bereiten. Denken Sie stets an „Die Großen Drei" – die drei primären Ansatzpunkte, die Bestandteil so gut wie aller wirkungsvollen Therapieprogramme zum Überwinden situationsbedingter Ängste sind:

1. Versuchen Sie, den körperlichen Elementen Ihrer Angstzustände entgegenzuwirken, indem Sie eine wie auch immer geartete Form von *kontrolliertem Atmen oder einer anderen körperlichen Entspannungstechnik einsetzen.*
2. Praktizieren Sie eine Form von *gradueller, wiederholter Exposition gegenüber der betreffenden Situation,* sei es in Ihrer Vorstellung oder im realen Leben.
3. Machen Sie sich bewusst, auf welche Weise Ihre Gedanken Ihre Ängste verstärken können, und versuchen Sie, *positivere Selbstgespräche* zu führen.

Übrigens kann es durchaus sein, dass eine dieser Strategien allein – sei es nun kontrolliertes Atmen, wiederholte Exposition oder veränderte Selbstgespräche – genügt, um Ihre Ängste unter Kontrolle zu bringen, vor allem dann, wenn Sie die Strategie wählen, die am besten zu dem hinderlichsten Aspekt Ihrer Ängste passt. Aber der beste Ansatz ist zweifellos, alle drei Strategien einzusetzen. Wenn Sie diese Methoden jeden Tag einsetzen, werden sie einen größeren langfristigen Nutzen erbringen und auch – da Sie durch Übung lernen werden, sie effektiver einzusetzen – eine bessere Wirkung an Ort und Stelle. Und denken Sie daran, an Ihre Grenzen zu gehen, also diese Methoden einzusetzen, um über ein reines *Ertragen* hinaus eine echte *Entspanntheit* zu erreichen – vielleicht sogar so weit, dass Ihre Ängste ein für alle Mal aufhören werden, Ihr Leben zu beeinträchtigen!

Ein Sonderfall: Angst vor Blut und Injektionen

Es gibt einen Sonderfall von situationsbedingten Ängsten, der separat besprochen werden muss, da er eine Bewältigungsstrategie erfordert, die sich erheblich von denen unterscheidet, die Sie in Bezug auf andere Ängste kennengelernt haben. Falls Sie eine intensive Angst vor Blut oder Injektionen haben und plötzlich mit dem einen oder anderen konfrontiert werden, könnten Sie in Ohnmacht fallen (und zwar, weil dann der Blutdruck plötzlich abfällt). Die *Angst* davor, in Ohnmacht zu fallen, kommt bei Panik relativ häufig vor, aber nur bei Blut- und Injektionsphobien ist es auch wahrscheinlich, dass der Betreffende tatsächlich das Bewusstsein verliert.

Falls Sie schon einmal als Reaktion auf eine Injektion oder auf den Anblick von Blut in Ohnmacht gefallen sind und nach wie vor bei solchen Gelegenheiten Angst bekommen, ist die nützlichste Bewältigungsstrategie für ähnliche Situationen, die in Zukunft auftreten könnten, mit aller Kraft die Fäuste zu ballen. Das lässt den Blutdruck steigen und sollte solche Probleme verhindern.

Außerdem ist es sehr effektiv, sich hinzulegen und dabei die Füße hochzulegen (zum Beispiel, bevor Sie eine Injektion bekommen); wenn das jedoch nicht praktikabel ist, sollte es genügen, die Fäuste zu ballen.

Wenn situationsbedingte Ängste nicht ohne Weiteres vorhersehbar sind

Was tun, wenn Sie in diversen Situationen Angst bekommen, aber die beängstigenden Situationen von Mal zu Mal *verschieden* sind? Sie sind nicht ständig ängstlich, nur ab und zu, aber wenn eine Situation Sie nervös macht, würden Sie sich wünschen, damit besser umgehen zu können.

Es gibt drei generelle Kategorien von Situationen, die nicht ohne Weiteres vorhersehbar sind und Sie in Schwierigkeiten bringen können: Erstens gibt es Situationen, die sich durch eine wie auch immer geartete Vorwarnung ankündigen, die aber dennoch irgendwie „außer der Reihe" sind (im Gegensatz zu Zahnarztbesuchen, beruflichen Meetings oder andere Ereignissen, die immer mal wieder stattfinden). Zweitens gibt es Situationen, von denen Sie überrascht werden. Und drittens gibt es Situationen, die Stress verursachen, sobald das Ereignis vorbei ist. Wir wollen uns jede dieser Kategorien etwas genauer ansehen.

Wenn es Vorwarnungen gibt. Manchmal werden Sie mit schwierigen Situationen konfrontiert, von denen Sie im Voraus wissen, dass sie wahrscheinlich belastend für Sie sein werden – eine unvertraute Situation (etwa, eine neue Gemeinschaft zu besuchen), eine Aufgabe, durch die Sie bis an die Grenzen Ihrer Fähigkeiten gehen müssen (etwa ein neues berufliches Projekt) oder eine Situation, mit der Sie früher schon einmal Schwierigkeiten hatten (zum Beispiel, mit einem „ungeliebten" Verwandten umgehen zu müssen). In solchen Fällen, in denen Sie schon vorher wissen, dass eine potenziell belastende Situation auf Sie zukommt, ist *sorgfältige Vorbereitung* eine gute Taktik, um Ihre Ängste zu reduzieren.

Susan demonstrierte diesen Ansatz, als sie ihre Ängste überwand, vor Publikum zu sprechen, aber er ist ebenso gut auf einmalige Situationen anwendbar. Wenn Sie sich vorbereiten können, indem Sie Informationen sammeln, gut planen und in geeigneter Weise üben, werden Sie selbstsicherer in die Situation hineingehen, und zwar ganz einfach durch das Wissen, dass Sie gut darauf vorbereitet sind. Und dadurch, dass Sie vorbereitet sind, werden Sie wahrscheinlich auch mehr Erfolg haben, was Ihre Selbstsicherheit noch zusätzlich stärken und Ihre Ängste abbauen wird.

Wahrscheinlich sind Sie sich dieser Angstabbau-Strategie schon jetzt intuitiv bewusst. Falls zum Beispiel Ihr Sohn im vergangenen Herbst zu studieren begonnen hat, haben Sie ihm vielleicht geholfen, seine Ängste abzubauen, indem Sie schon vor Semesterbeginn zusammen mit ihm den Campus besuchten, damit er sich mit den dortigen Gegebenheiten vertraut machen konnte. Wahrscheinlich haben Sie ihn ermutigt, sich vor seinem Auszug möglichst umfassend über das Studentenleben zu informieren. Vielleicht haben Sie ihm sogar geraten, schon vorher über die Herausforderungen nachzudenken, die ihn dort womöglich erwarteten, um besser planen zu können, wie sie am besten zu bewältigen wären. Und das war ein guter Rat – gut für Ihren Sohn in seiner Situation und gut für Sie in der Ihrigen.

Vielleicht sind Sie nervös, weil Sie gebeten wurden, in die Schule Ihrer Zweitklässlerin zu kommen, um bei einem Projekt in ihrem Klassenzimmer mitzuhelfen. Versuchen Sie, auch in diesem Fall wieder alles nur Denkbare zu tun, um sich schon im Voraus mit den verschiedenen Aspekten der Situation vertraut zu machen. Fahren Sie schon vorher in die Schule und suchen Sie das richtige Klassenzimmer. Sprechen Sie mit Ihrer Tochter, der Klassenlehrerin oder einer anderen Mutter, falls Sie Fragen über das Projekt, das Klassenzimmer oder die Erwartungen der Lehrerin haben. Falls Sie der Klasse etwas vorführen sollen, üben Sie es am Vorabend ein- oder zweimal. Jede Einzelheit, die Sie herausfinden, in Ihren Plänen berücksichtigen und vorher üben können, ist ein Aspekt weniger, um den Sie sich Sorgen machen müssten, wenn Sie sich tatsächlich in der „echten" Situation befinden.

Ihre Vorbereitungen auf eine schwierige Situation können nicht nur aus *objektiven* Maßnahmen bestehen – also zum Beispiel, Ihr Wissen zu erweitern und Ihre Fertigkeiten, mit den tatsächlichen Anforderungen der Situation umzugehen, zu verbessern –, sondern Sie sollten auch *vorab an Ihren Selbstgesprächen arbeiten*. So haben Sie zum Beispiel in Sitzung acht gelesen, dass Sie versuchen sollten, Ihre Ängste abzubauen, bevor Sie sich einer Situation aussetzen, in der Sie eine Panikattacke befürchten. Dasselbe Konzept können Sie anwenden, um sich auf eine beliebige bevorstehende Situation vorzubereiten, von der Sie erwarten, dass sie Ihre Ängste verstärken wird. Und außerdem ist es natürlich immer hilfreich, sich noch einmal die Abschnitte über kontrolliertes Atmen (siehe Sitzung fünf) und SRA (siehe Sitzung sechs) durchzulesen, die Sie wahrscheinlich einsetzen wollen, sobald Sie in die betreffende Situation kommen.

Wenn Sie von einer beängstigenden Situation überrascht werden. Wie steht es mit den angsterzeugenden Situationen, die ohne Vorwarnung entstehen oder auf die man sich anscheinend nicht wirklich vorbereiten kann? Vielleicht bekommen Sie in diversen Situationen Angst, deren Umfeld aber nicht das gleiche ist – was die Strategien auszuschließen scheint, die Susan und Mary so hervorragend einsetzten –, und Sie sehen einfach keine Möglichkeit, sich auf *alle* diese verschiedenen Situationen vorzubereiten.

Aber auch in einem solchen Fall können Sie Ihre Schwierigkeiten besser lösen, als Sie vielleicht erwarten würden. *Analysieren Sie zuerst die Umstände* Ihrer verstärkten Ängste in mehreren der fraglichen Situationen, um herauszufinden, ob es zwischen ihnen Gemeinsamkeiten gibt, die für diese Ängste verantwortlich sein könnten. Versuchen Sie gegebenenfalls, *etwas gegen diese Faktoren zu tun* (mehr dazu im folgenden Abschnitt).

Versuchen Sie, *Ihre Selbstgespräche zu analysieren* und Schritte in die Wege zu leiten, um sie in geeigneter Weise zu verändern. Zuerst werden Sie das vielleicht nachträglich tun müssen – also nicht genau dann, wenn Sie starke Ängste haben. Wenn Sie aber erst einmal erkannt haben, welche Selbstaussagen Sie regelmäßig in Schwierigkeiten bringen (die meisten von uns haben ihre persönlichen „Favoriten") und ein paar Gegenargumente dagegen entwickelt und eingeübt haben, werden Sie auch in der Lage sein, diese Strategie effektiver als Soforthilfemaßnahme einzusetzen. Sie könnten überlegen, noch einmal Sitzung acht nachzulesen, da dieser Ansatz dort ausführlicher beschrieben wird.

Erlernen Sie kontrolliertes Atmen, üben Sie es regelmäßig, und *wenden Sie SRA an,* wenn Sie Angst bekommen. Und lesen Sie zu guter Letzt den nächsten Abschnitt und *machen Sie Gebrauch von einigen der Stressmanagementstrategien,* die Sie dort finden. Sie können Ihnen helfen, Ihr allgemeines Anspannungsniveau abzusenken und dadurch gegen solche vorübergehenden Angstzustände widerstandsfähiger zu werden.

Wenn situationsbedingte Ängste nach dem auslösenden Ereignis auftreten. Was tun, wenn Sie sich aufgrund einer Situation gestresst und ängstlich fühlen, die *bereits stattgefunden hat* – nach einem Streit mit einer Freundin oder einem stressigen Tag im Büro –, oder wegen einer schwierigen *fortbestehenden* Situation, aus der Sie jeden Abend nervös und aufgewühlt nach Hause kommen? Um in solchen Fällen ruhiger zu werden, können Sie es mit der folgenden zweistufigen Prozedur versuchen: Nehmen Sie sich *erstens* etwas Zeit abseits von der betreffenden Situation, um sie zu *analysieren.* Das können Sie auch „im Kopf" machen, indem Sie mit einer Person Ihres Vertrauens darüber sprechen oder darüber etwas in Ihr Tagebuch schreiben. Berücksichtigen Sie dabei die *objektiven Probleme,* Ihre *Selbstgespräche* und Ihre *Ziele* in der Situation, und planen Sie Ihre Reaktionen entsprechend.

Nehmen wir zum Beispiel an, Sie würden sich überfordert fühlen, weil Sie in Ihrem Job als Teamleiterin viel zu viel zu tun haben. Um diese Situation zu analysieren, könnten Sie sämtliche Aufgaben auflisten, die auf Sie zukommen, zusammen mit den Problemen, die Sie in Bezug auf jede davon sehen (zum Beispiel: *Diese* Aufgabe muss bis Dienstag erledigt sein und ich habe zu wenig Leute, um das zu schaffen; mir graut vor *dieser* Aufgabe, weil die Person, mit der ich daran arbeiten muss, so unangenehm ist; ich bin total angespannt und zögere, *diesen* Job anzugehen, weil ich sicher bin, dass alle meine Leute mich dafür hassen werden). Dann könnten Sie einen Zeitplan für diese Aufgaben ausarbeiten und sich überlegen, wie Sie mit jedem dieser Probleme umgehen werden; und bei Bedarf sollten Sie auch ein paar passende positive Selbstaussagen entwickeln.

Sobald Sie diesen „Klärungsprozess" erledigt haben, können Sie mit dem *zweiten Schritt* weitermachen: Hören Sie auf, sich geistig und körperlich mit der Situation zu beschäftigen. Akzeptieren Sie, dass Sie alles in Ihrer Macht Stehende getan haben; Sie haben Ihre Reaktionen geplant, sowohl die internen als auch die externen. Erlauben Sie sich nicht, weiter zu grübeln. Setzen Sie SRA ein, um das sich drehende Rad der Gedanken anzuhalten, und machen Sie stattdessen etwas Faszinierendes oder sehr Entspannendes, am besten etwas, das es Ihnen *unmöglich* macht, sich weiter Sorgen zu machen – ein Essen mit einer Freundin, ein anstrengendes Hallenfußballmatch mit Ihren Sprösslingen oder entspannende Musik hören, während Sie sich von Ihren visuellen Vorstellungen an einen paradiesischen, weit entfernten Ort davontragen lassen.

Falls Sie einfach versuchen, einer belastenden Situation zu entfliehen, ohne sich vorher über Ihre Gefühle klar geworden zu sein, werden Sie sich wahrscheinlich auch weiterhin gestresst und angespannt fühlen. Dann kann es Ihnen schwerfallen, sich auf irgendetwas richtig zu konzentrieren oder in der darauf folgenden Nacht ruhig zu schlafen. Ihre Sorgen werden Sie auch weiterhin beschäftigen und fordern, „gehört" zu werden. Aber sobald Sie diese Probleme geistig durchgearbeitet und einen Plan entwickelt haben, wie sie sich lösen lassen und wie Sie positiver mit Ihren Selbstgesprächen umgehen können, werden Sie freier sein, diese Sorgen hinter sich zu lassen. Sie werden sich nach wie vor entschlossen sagen müssen: „Nein, darüber werde ich nicht mehr nachdenken." Das wird Ihnen aber besser gelingen, da Sie an diesem Punkt wissen werden, alles Menschenmögliche getan zu haben, um das Dilemma zu lösen.

Teil II: Überwinden alltäglicher Ängste und Belastungen

Sie haben also inzwischen eine Reihe von Strategien, die Sie gegen Ängste einsetzen können, die *situationsbedingt* entstehen. Aber was ist, wenn Sie sich *immer* angespannt und ängstlich fühlen, ganz unabhängig von der Situation? In diesem Abschnitt werden Techniken zusammengefasst, die Sie einsetzen können, um das *ständig* in Ihrem Leben vorherrschende Stress- und Angstniveau zu reduzieren – ganz gleich, ob Stress nur hin und wieder in einer anstrengenden Woche ein Problem für Sie ist oder in jeder Woche des Jahres. Wo fangen Sie an? Mit einem Schritt, der häufig übersehen wird, aber sehr wichtig ist, weil er Ihnen helfen kann, sich direkt auf die Faktoren zu konzentrieren, die in Ihrem Angstprofil am wichtigsten sind: dem Analysieren Ihrer Situation.

Analysieren Ihrer Situation

Wieder einmal ist der allererste, entscheidende Schritt, dass Sie sorgfältig und gründlich Ihre Situation analysieren, um die primären Quellen von Stress in Ihrem Leben zu ermitteln. Warum ist dieser Schritt so wichtig? Weil Sie am besten einen Weg aus Ihren Ängsten und Belastungen hinausfinden können, wenn Sie die Umstände, durch die Sie überhaupt erst dort hineingeraten sind, möglichst klar verstehen – das *Denken* („Ich weiß, dass ich es vermasseln werde und dass der gesamte Tag zu einer einzigen Katastrophe werden muss!"); die *Angewohnheiten* (sich völlig verspannt über den Schreibtisch krümmen, bis Sie furchtbare Kopfschmerzen haben; nicht „Nein" sagen zu können, wann immer jemand etwas von Ihnen will); die *praktischen Umstände* (mit einem Mann zusammenleben, der zu viel trinkt; kaum genug Geld haben, um jeden Monat die Rechnungen bezahlen zu können; in zwei Jobs arbeiten und keine Zeit für Freunde haben); und auch *die frühen emotionalen Erfahrungen* (mit übermäßig ängstlichen Eltern aufgewachsen zu sein, die sich ständig Sorgen machten; als junger Mensch eine Reihe von schmerzlichen Verlusten erlebt zu haben; misshandelt oder vernachlässigt worden zu sein), die zu Ihren andauernden Schwierigkeiten beitragen.

Sie könnten Ihre Analyse damit beginnen, dass Sie mit einer Freundin / einem Freund, einem Familienmitglied oder Ihrem Therapeuten ausführlich über Ihre Gefühle sprechen – oder dass Sie sich allein hinsetzen und in aller Ruhe über Ihre Situation nachdenken. Noch besser wäre es allerdings, wenn Sie mit Ihrer Analyse anfangen, indem Sie für ein paar Wochen Tagebuch führen und darin jeden Tag notieren, wie Sie sich zu verschiedenen Tageszeiten *gefühlt haben* und mit welchen *Aktivitäten* Sie sich hauptsächlich beschäftigt haben – einschließlich Interaktionen mit Menschen, die Ihnen wichtig sind, und allem anderen, was Sie im Hinblick darauf *beobachtet oder gedacht* haben, was Ihr Stressniveau an diesem Tag beeinflusst haben könnte. Denken Sie daran, auch *körperliche Faktoren* zu berücksichtigen, die eine Rolle gespielt haben könnten – wenn es am Vorabend spät geworden war, übermäßige Erschöpfung, zu viel Alkohol, Ihre Periode oder jene schlimme Erkältung, die Sie sich an dem Tag eingefangen haben, als Sie sich so unerklärlich elend und gestresst fühlten.

Es kann sehr gut sein, dass schon nach zwei Wochen – oder gar noch früher – klar ist, welche Faktoren nun eigentlich für Ihre Anspannung weitgehend verantwortlich sind. Aber auch, wenn das nicht so klar sein sollte, werden Sie sicherlich durch systematisches Auswerten Ihres Tagebuchs ein paar gute Hinweise erhalten können; achten Sie dabei darauf, mit welchen Aktivitäten oder Interaktionen oder Gedanken Sie beschäftigt waren, als Sie sich am stärksten belastet fühlten.

Wenn Sie erkannt haben, welche Faktoren Ihre Ängste verstärken, sind Sie bereit, sie mit den verschiedenen Methoden, die Ihnen zur Verfügung stehen, in Angriff zu nehmen – und Sie können die Methoden, die Sie einsetzen wollen, an Ihre individuelle Situation anpassen, um die größtmögliche Wirkung zu erzielen.

Auf der Suche nach Lösungen für bestimmte Lebensprobleme

In vielen Fällen entstehen Ängste als Reaktion auf ein ganz bestimmtes Problem, und dann mag es die schnellste und effektivste „Heilung" von diesen Ängsten bewirken, auf eine Lösung dieses Problems hinzuarbeiten. Nehmen wir an, Sie hätten Angst, weil Sie mitten auf einer Straße stehen und ein großer Lastwagen auf Sie zurast – dann werden Sie wohl kaum versuchen, Ihre Angst durch kontrolliertes Atmen in den Griff zu bekommen, sondern schleunigst das Weite suchen! Sich einen neuen Job suchen, mit einem schwierigen Kind anders umgehen, sich anstrengen, um eine bröckelnde Beziehung zu stärken – das alles sind Beispiele für praktische Maßnahmen, die auf spezifische Probleme in Ihrem Leben gerichtet sind und die Ängste, die Sie deswegen ausgestanden haben, zumindest teilweise abbauen können.

Und selbst wenn es keine Möglichkeit gibt, ein von Ihnen erkanntes Problem zu „heilen", kann dennoch der effizienteste und wirkungsvollste Ansatz darin bestehen, nach Wegen zu suchen, um die spezifischen, von diesem Problem erzeugten Belastungen zu reduzieren. Gesetzt den Fall, Sie wären durch die Verantwortung für eine in ihrer Entwicklung behinderte Tochter starken Belastungen ausgesetzt – Sie machen sich Sorgen um sie und ihre Zukunft, grämen sich wegen ihrer Lebensumstände und versuchen, mit allen praktischen Folgen dieser Situation fertigzuwerden. Obwohl Sie die grundlegenden Fakten der Situation nicht ändern können, gibt es dennoch Mittel und Wege, um die daraus entstehenden Belastungen und Ängste zu reduzieren. So kann zum Beispiel eine Selbsthilfegruppe für Eltern von behinderten Kindern Ihnen große Erleichterung bieten, weil Sie dort offen über Ihre Gefühle und Reaktionen sprechen, praktische Informationen austauschen und gemeinsam überlegen können, wie sich diese auch objektiv sehr schwierige Situation am besten bewältigen lässt.

Das wirft einen wichtigen Punkt auf: In einer schwierigen Lebenssituation kann es leicht passieren, dass man das Gefühl bekommt, keine Optionen, keine Wahl, keinerlei Möglichkeiten zu haben, die Situation zu ändern oder zu beeinflussen. Es ist wichtig, solche Überzeugungen möglichst energisch infrage zu stellen, sie zu entkräften, zu widerlegen. *Fangen Sie damit an, dass Sie annehmen, durchaus eine Wahl zu haben.* So könnten Sie sich zum Beispiel in einer Ehe mit einem übermäßig kritischen und kontrollierenden Mann elend und einsam fühlen, aber dennoch das Gefühl haben, bei ihm bleiben zu müssen, weil es für Sie praktisch unmöglich wäre, Ihre beiden Söhne im Teenageralter allein zu erziehen. Paradoxerweise kann die Erkenntnis, dass Sie gehen *könnten*, sich aber aus zwingenden Gründen zum Bleiben entschieden haben, die durchs Bleiben verursachte Belastung etwas erleichtern. So belastend reines Elend auch sein mag – wenn man sich darin absolut und unentrinnbar gefangen fühlt, kann es noch belastender sein.

Und Sie sollten sich klarmachen, dass es in einer schwierigen Situation auch immer mehrere Optionen gibt, nicht nur ein „Entweder-oder" (gehen oder in der unveränderten Situation bleiben). Suchen Sie vor allem nach „Mittelwegen", nach Kompromissen. So mag vielleicht die eine oder andere betroffene Frau in einer unglücklichen Ehe bleiben, aber dabei nach anderen Quellen der Erfüllung suchen, etwa in Freundschaften oder Hobbys; andere könnten Hilfe bei einer Eheberatung suchen; und wieder andere könnten versuchen, die positiven Aspekte einer ansonsten schwierigen Ehe zu stärken. Wenn Sie das Spektrum der in Betracht gezogenen Möglichkeiten verbreitern, verbessern Sie Ihre Chancen, Wege zu finden, Ihre Lebensumstände zumindest etwas erträglicher zu machen.

Wenn es so aussieht, als ob Sie eine belastende Situation nicht ändern können (oder wenn solche Veränderungen in anderer Hinsicht zu katastrophal wären), *sollten Sie überlegen, ob Sie anders darauf reagieren können.* Wenn zum Beispiel Ihre Mutter ständig an Ihnen herumnörgelt, kann es gut sein, dass Sie nicht in der Lage sind, ihr Verhalten zu ändern. Tatsächlich könnten ständige Versuche in dieser Richtung – und ständige Frustrationen darüber, dass sie sich *nicht* ändert – eine Lektion sein, wie man dafür sorgt, dass Stress *nicht* abgebaut wird! Stattdessen sollten Sie versuchen, an Ihren *internen* Reaktionen auf das Verhalten der Mutter zu arbeiten, zum Beispiel, indem Sie Ihre Selbstgespräche dahingehend verändern, dass das ständige Genörgel die Streitlust Ihrer Mutter reflektiert – und nicht etwa irgendeine Unzulänglichkeit *Ihrer* Person.

Vielleicht können Sie auch einen Aspekt der *Umstände* in nützlicher Weise verändern, zum Beispiel, indem Sie weniger Zeit mit Ihrer Mutter verbringen oder versuchen, sie in Situationen zu treffen, in denen sie sich auf eine im Voraus geplante Aktivität konzentrieren kann. Sie könnten sich auch dazu entschließen, ihr zu sagen, wie Sie sich fühlen, aber wenn Sie das tun wollen, sollten Sie darauf achten, dass Ihr Ziel genau das ist – nämlich, ihr zu sagen, wie Sie sich fühlen; denken Sie immer daran, dass das Ziel, sie zu verändern, eine quälende, frustrierende Falle für Sie sein kann.

Und schließlich könnten Sie daran arbeiten, die *Auswirkungen* einer schwierigen Situation zu mildern, mit Strategien, die Ihnen allgemeine Unterstützung bieten oder

Ihnen helfen können, Ihre Widerstandsfähigkeit aufzubauen – so könnten Sie sich zum Beispiel einer Selbsthilfegruppe anschließen oder eine Form von Meditation erlernen.

Allgemeine Stressmanagementstrategien

Abgesehen davon, dass man bestimmten belastenden Situationen beizukommen sucht, gibt es etliche allgemeine Strategien, die nützlich sind, um Stress und Ängste abzubauen. Fangen Sie damit an, dass Sie die Strategien aussuchen, die am besten auf die Faktoren passen, welche die größte Rolle in Ihrem Stress spielen. Sie werden Ihre Ängste und Belastungen noch weiter abbauen können, wenn Sie nach und nach etliche dieser Strategien zu einem regulären Bestandteil Ihres Lebens machen – vielleicht sogar alle davon! Wie auch bei der Behandlung von eigentlicher Panik sind einige dieser Methoden „schnelle Lösungen", während andere langfristige Lösungen bieten. (Und viele davon – zum Beispiel Entspannungsübungen – können sowohl kurzfristigen Stressabbau als Soforthilfemaßnahme bewirken, als auch – bei regelmäßigem Üben – allmählich umfassendere und nachhaltigere Wirkungen entfalten.)

Da Stress und Ängste unweigerlich auch körperliche Auswirkungen nach sich ziehen, wollen wir mit körperlichen Stressmanagementmethoden anfangen.

Körperliche Stressmanagementmethoden

Inzwischen ist Ihnen sehr bewusst, dass Ängste sich auch körperlich äußern können und dass es erhebliche Auswirkungen auf solche Ängste haben kann, wenn Sie Wege finden, sich körperlich zu beruhigen – zum Beispiel durch kontrolliertes Atmen. In der Tat sollte es zu einem Bestandteil Ihres Stressmanagementprogramms werden, körperliche Methoden zu erlernen und zu üben, mit deren Hilfe Sie körperliche Entspannung finden können. (Wieder kann Ihnen Anhang II einige Anregungen dazu liefern.)

Bei chronischen Angstzuständen können Entspannungs- oder Meditationsstrategien besonders hilfreich sein. Für *welche* Strategie Sie sich letztlich entscheiden, ist wahrscheinlich weit weniger wichtig, als eine Methode tatsächlich zu erlernen, sie gut zu beherrschen und sie zu einem Bestandteil Ihrer täglichen Routine zu machen. Sie können sogar Ihre eigene Methode erfinden, falls Sie das möchten – so mag es zum Beispiel genügen, dass Sie einfach fünf oder zehn Minuten lang still sitzen, langsam und tief durchatmen, Ihre Muskeln entspannen und sich eine zutiefst friedliche Szene vorstellen.

Neben regelmäßigen Entspannungsübungen können auch andere gesundheitsfördernde Gewohnheiten dazu beitragen, Ihre Widerstandsfähigkeit gegen Stress und Ängste zu stärken. Ausreichend Ruhe, eine nährstoffreiche Ernährung und regelmäßige Fitnessübungen hören sich vielleicht langweilig an, sind aber wichtig. Ebenso wie Erschöpfung Ihre Anfälligkeit für Panikattacken erhöhen kann, so kann sie auch zu einer generell erhöhten Angstanfälligkeit führen – und Ihre Gefühle von Entmutigung oder Erregbarkeit verstärken, die den Stress in Ihrem Leben noch erhöhen können. Manche Betroffenen können ihre Ängste reduzieren, indem sie auf Koffein verzichten. Und Fitnessübungen verbessern nicht nur Ihre Gesundheit und Ausdauer, sondern sie lösen außerdem Spannungen und schaffen insgesamt ein positives Lebensgefühl, das Ihnen helfen wird, schwierige Phasen leichter durchzustehen.

Gehen ist eine Form von Fitnessübung, mit der sich Stress besonders wirkungsvoll abbauen lässt. Abgesehen davon, dass Gehen gesund ist, bietet es Ihnen die Gelegenheit, allein zu sein, Ihre Gedanken zu ordnen und eine Pause von den alltäglichen Störungen und Ablenkungen zu machen. Wenn Sie mit einer befreundeten Person spazieren gehen, kann das Ihre Stimmung aufhellen und Ihnen beiden die Gelegenheit bieten, sowohl etwas für Ihre Gesundheit als auch Ihre Freundschaft zu tun. Für manche Menschen ist es auch erholsam, ganz einfach draußen an der frischen Luft zu sein.

Natürlich ist nicht etwa wichtig, für welche Art von Fitnessübung Sie sich entscheiden, sondern vielmehr, dass Sie Ihr Bestes tun, diese Übungen zu einem regelmäßigen Bestandteil Ihres Alltags zu machen. Manchen Betroffenen hilft es, sich zu begeistern und zu motivieren, wenn sie eine der Gesundheits- oder Lifestyle-Zeitschriften abonnieren, die einen Schwerpunkt auf Gehen legen (so zum Beispiel die Zeitschrift *Nordic Walker* oder *Running*). Außerdem werden die Anregungen aus Sitzung zwölf Ihnen vielleicht helfen können, „auf dem richtigen Weg" zu bleiben.

Es gibt noch eine „körperliche" Strategie, die nützlich ist, um sich im Alltag ein angenehm niedriges Spannungsniveau zu bewahren. Suchen Sie sich eine Uhrzeit in Ihrem Tagesablauf aus – vielleicht um dessen Mitte herum – und nehmen Sie sich dann jeweils einen Moment Zeit, um Ihren Körper innerlich auf körperliche Spannungen „abzuhorchen". Diese schnell und einfach durchzuführende tägliche Strategie kann verhindern helfen, dass sich Spannungen und Ermüdungserscheinungen aufbauen, die sich bis zum *Ende* des Tages um einiges verfestigt haben können und dann vielleicht schwierig zu lösen sein würden.

Und schließlich sollten Sie, falls Sie vermuten oder wissen, dass Sie Probleme haben, Ihren Alkoholkonsum zu kontrollieren, Maßnahmen ergreifen, um dieses Problem in den Griff zu bekommen, bevor Sie irgendetwas anderes unternehmen. Andernfalls wird Ihr Trinken schneller neue Belastungen in Ihrem Leben schaffen, als Sie

sie beseitigen können, ganz gleich, mit welchen anderen Strategien Sie es auch versuchen mögen. Ein Gespräch mit einem auf Alkoholismus spezialisierten Berater ist ein guter Start, oder falls das nicht praktikabel ist, gibt es in fast jeder Gemeinde eine Ortsgruppe der Anonymen Alkoholiker, wo Sie Hilfe finden können.

Gefühle äußern und emotionale Unterstützung suchen

Da Sie nun die körperliche Seite Ihrer Spannungen und Ängste unter Kontrolle haben, wie steht es denn um deren emotionale Seite? Vielleicht ist es eine Binsenweisheit, dass es nicht gut für Sie ist, emotionale Probleme „in sich hineinzufressen", aber wie viele andere Binsenweisheiten auch – enthält sie eine wahren Kern! Wege zu finden, Ihre Gefühle zu äußern, ist ein wichtiger Teil Ihrer Anstrengungen, Stress und Ängste auf einem beherrschbaren Niveau zu halten.

Das bedeutet keineswegs, dass es eine gute Idee ist, wenn Sie wütend auf jemanden sind, dieser Person sofort Ihre Gefühle an den Kopf zu schleudern – obwohl das in manchen Fällen durchaus angebracht sein mag. Wie bei jeder Entscheidung müssen Sie die Folgen für sich und die betreffende Beziehung bedenken, wenn Sie überlegen, ob Sie den Mund aufmachen oder ihn halten wollen. Aber zumindest *eine* Person zu haben, bei der man „abladen" und sein Herz ausschütten kann, ist für jeden Menschen wichtig.

Mit „Abladen" kann gemeint sein, mit einem engen Freund oder Angehörigen zu sprechen oder mit jemandem in Ihrer Kirchengemeinde, oder sich einen Therapeuten zu suchen, oder sogar, einfach nur etwas in Ihr Tagebuch zu schreiben. Das „Wer" und „Wo" bleibt Ihnen überlassen, aber Sie sollten versuchen, einen Weg zu finden, um das zu äußern, was Sie beschäftigt – im Kopf und im Herzen.

Ärger und Wut können machtvolle Stressursachen sein, und sie sind ein komplexes, umfangreiches, eigenständiges Thema. Falls ständige Wut ein Problem für Sie ist, kann es deutliche Auswirkungen auf Ihr Stressniveau haben, wenn Sie das in Angriff nehmen. Zum Glück können Sie die Strategien, die Sie bereits ganz erfolgreich gemeistert haben, auf aktuell gärende Probleme anwenden. Versuchen Sie zu analysieren, was genau es an einer gegebenen Situation ist, das Sie am meisten aufbringt. Überlegen Sie, was Sie erreichen wollen, und setzen Sie Problemlösungsstrategien ein, um zu versuchen, dort hinzukommen. Analysieren Sie, ob Ihre Selbstgespräche im Hinblick auf dieses Problem rational und nützlich sind. Entkräften Sie Selbstaussagen, die womöglich das Problem für Sie verschlimmern und so zu noch mehr Frustration und Grübelei führen. Nutzen Sie körperliche Entspannung oder Fitnessübungen, um Ihre körperlichen Reaktionen zumindest teilweise zu dämpfen. Und sprechen Sie sich mit einer befreundeten Person über Ihre Gefühle aus.

In der Tat weiß man inzwischen ohne jeden Zweifel, dass – ganz unabhängig von der jeweiligen Situation – *sozialer Rückhalt* entscheidend für die seelische und sogar körperliche Gesundheit ist. Falls Sie das Gefühl haben sollten, dass es in Ihrem Leben an diesem überaus wichtigen Aspekt fehlt, sollten Sie unbedingt überlegen, Ihr soziales Netzwerk zu erweitern.

Grenzen setzen

Wann haben Sie sich zuletzt für einen ganzen Tag freigemacht von allen Ihren Verpflichtungen und Sorgen? Wenn es kein ganzer Tag war, dann vielleicht ein halber? Vielleicht eine Stunde? Oder auch nur für zehn Minuten? Es kann leicht passieren, dass man von den Anforderungen des Alltags – Beruf, Haushalt, Kinder, Partner und Freunde, Kirchengemeinde, soziale Gruppen – so sehr in Anspruch genommen wird, dass jegliche freie Zeit irgendwie auf der Strecke bleibt, aufgeschoben oder völlig vergessen wird. Wenn Sie aber nie ausspannen, kann es gut sein, dass Sie dafür über kurz oder lang einen hohen Preis werden zahlen müssen.

Das ist Ihnen wahrscheinlich alles nicht neu. Wenn Ihr Leben allzu hektisch geworden ist, um noch erfreulich sein zu können, ist Ihnen wahrscheinlich völlig klar, dass Sie „kürzertreten" sollten – vielleicht haben Sie aber auch das Gefühl, dass Sie das einfach nicht können.

Um ihren Stress zu reduzieren, ist es für viele Menschen das Wichtigste, die Tag für Tag an sie gestellten Anforderungen zu reduzieren. Natürlich erfordert es Entschlossenheit und Mut, die Entscheidungen zu treffen und die Grenzen zu setzen, die notwendig sind, um die täglichen Anforderungen zurückzufahren – aber überlegen Sie einmal, welche Alternativen es gibt. Ist es schlimmer, den Vorsitzenden des Elternvereins anzurufen und ihm zu sagen, dass Sie bei der nächsten Wohltätigkeitsveranstaltung nicht mithelfen können, oder drei Abende Ihrer freien (oder vielmehr *nicht*-so-freien) Zeit aufzugeben und alles, was Sie für *diese* Abende geplant hatten, in das ebenso vollgepackte Wochenende zu verlegen? Ist es schlimmer, die politische Versammlung zu verpassen, auf die Ihre beste Freundin Sie unbedingt mitnehmen will – oder am nächsten Tag erschöpft und gestresst zur Arbeit zu gehen, weil Sie nachts noch die liegen gebliebene Wäsche waschen mussten, die einzige Fernsehsendung, die Ihnen wirklich Spaß macht, verpasst haben und dann auch noch vergessen haben, sich Ihr Mittagessen einzupacken?

Um anzufangen, gewisse Fortschritte an dieser Front zu machen – und als lehrreiche, vielleicht sogar alarmierende Übung –, könnten Sie versuchen, eine Liste mit all den Verpflichtungen in Ihrem Leben aufzustellen und mit allen Aktivitäten, die Ihre Zeit in Anspruch nehmen, täglich, wöchentlich, monatlich und nach Jahreszeiten.

(Falls Sie für Übung III.B im Anschluss an Sitzung zwölf eine ähnliche Liste angelegt haben, können Sie diese Aufstellung als Arbeitsgrundlage verwenden.) Führen Sie die neue Liste möglichst spezifisch, detailliert und umfassend aus. Strukturieren Sie die einzelnen Einträge nach Kategorien – Arbeit, Familie, häusliches Leben, Aktivitäten außer Haus, persönliche Ziele – und nach dem System, das Ihren individuellen Umständen am besten gerecht wird. Dann ordnen Sie die Positionen innerhalb jeder Kategorie danach, wie wichtig sie Ihnen persönlich und wie „notwendig" sie sind. (Falls Sie zum Beispiel Ihren Job verlören, wenn Sie eine bestimmte Aktivität am Arbeitsplatz strichen, würde diese Aktivität wahrscheinlich ziemlich weit oben auf Ihrer Liste landen.)

Und jetzt kommt der schwierigste Teil – nämlich der Aspekt, der am wichtigsten ist, um Stress abzubauen: Fragen Sie sich, welche Aktivitäten eliminiert werden *könnten* – die also ersatzlos gestrichen, an jemanden anders delegiert oder auf eine spätere Phase in Ihrem Leben verschoben werden könnten. (Müssen Sie unbedingt *jetzt* die Babybücher der Kinder aufräumen – oder kann das warten, bis Jim und Susan in der Highschool sind und Sie mehr freie Zeit haben?) Denken Sie ein bisschen darüber nach, sprechen Sie mit Ihrem Partner oder einer Freundin darüber, versuchen Sie, flexibel zu sein in Ihren Überlegungen. Lesen Sie noch einmal die Hinweise zu Entscheidungen und Optionen auf den Seiten 250 ff. nach. Schließen Sie in diesem Stadium noch nichts aus. Fragen Sie sich: „Was würde passieren, wenn ich plötzlich und unerwartet ins Krankenhaus müsste und diese Aufgabe nicht erledigen *könnte*? Würde die Welt dann plötzlich stehen bleiben?"

Sobald Sie entschieden haben, wie Sie die Liste zusammenstreichen wollen und welche neuen Grenzen Sie gern setzen möchten, stellt sich die Herausforderung, diese Vorsätze dann auch tatsächlich in die Tat umzusetzen. Das könnte bedeuten, einfach etwas entspannter mit einigen unerledigten Aufgaben zu leben – zum Beispiel mit einer etwas weniger penibel geputzten Wohnung. Allerdings werden Sie wohl häufiger damit konfrontiert sein, von anderen ausgehende Ansprüche an Ihre Zeit abzulehnen – eine schwierige, aber lohnende Aufgabe.

Denken Sie daran, dass Sie, wenn Sie Grenzen setzen oder eine Bitte ablehnen – wenn Sie also eine Entscheidung treffen, die positiv für Sie selbst ist –, sich nicht erklären oder dafür entschuldigen müssen. Üben Sie folgenden Satz ein: „Ich würde dir ja gerne helfen, aber ich fürchte, es geht wirklich nicht – tut mir leid." Besonders schwierig kann es sein, mit unerwarteten Anforderungen umzugehen; probieren Sie es daher in solchen Fällen mit folgender Antwort: „Ich muss mal in meinem Terminkalender nachsehen (darüber nachdenken, mit meinem Ehepartner darüber sprechen); ich ruf dich nachher noch mal an und sag dir Bescheid." Diese Antwort verschafft Ihnen die Gelegenheit, darüber nachzudenken, was Sie wirklich tun wollen – und falls Sie zu dem Schluss kommen, dass Sie absagen wollen, können Sie auch den ersten Satz noch einmal üben, bis Sie ihn mit endgültiger Bestimmtheit aufsagen können.

Falls es Ihnen besonders schwerfällt, Grenzen zu setzen und Bitten abzuschlagen (was dann sicherlich auch zu Ihrem Stress und Ihren Ängsten beitragen würde), besorgen Sie sich das Buch *Your Perfect Right: Assertiveness and Equality in Your Life and Relationships* („Ihr gutes Recht: Durchsetzungswillen und Gleichberechtigung in Ihrem Leben und Ihren Beziehungen"; deutsche Ausgabe liegt nicht vor) von R. E. Alberti und M. L. Emmons, das Ihnen helfen kann, an Ihrem Durchsetzungsvermögen zu arbeiten. Grenzen zu setzen ist eine Fertigkeit, die auch weiterhin in Ihrem gesamten Leben wichtig sein wird; sie kann Ihnen helfen, die Art von Leben zu führen, die Sie sich wünschen. Und wie bei so vielen anderen Stressmanagementfertigkeiten wird sich auch hier die Investition, die Sie machen müssen, um jetzt unbefangener Grenzen setzen zu lernen, in Kürze *und* auch in den kommenden Jahren mehr als bezahlt machen.

Grenzen zu setzen, um die an Sie gestellten Anforderungen zu beschneiden, bringt uns wieder zu dem Problem mit Selbstgesprächen. (So wie alles andere auch, oder?) So ist es zum Beispiel schwieriger, eine Bitte abzuschlagen, in der Schule Ihrer Kinder auszuhelfen, obwohl Sie sich überfordert und angespannt fühlen und wirklich ablehnen *wollen*, wenn Sie unwillkürlich Ihre eigenen Anstrengungen hintertreiben, zum Beispiel durch Selbstgespräche wie: „Ich kann nicht ‚Nein' sagen; die Lehrerin würde denken, dass mir die Bildung meines Sohnes egal ist." Im folgenden Abschnitt werden wir noch einmal ausführlicher auf das Problem mit Selbstgesprächen eingehen.

Selbstgespräche – noch einmal unter die Lupe genommen

Inzwischen ist Ihnen mit Sicherheit bewusst, wie Selbstgespräche in einer gegebenen Situation Ihre Ängste verstärken können – aber haben Sie auch schon die Selbstgespräche erkannt, die möglicherweise *ständig* zusätzlichen Stress erzeugen? Wenn sie ihr Denken hinterfragen, stellen viele chronisch gestresste Menschen fest, dass sie gewohnheitsmäßig bestimmte Selbstaussagen machen, die ihren innerlich empfundenen Druck verstärken. So kommt zum Beispiel die Aussage „Ich muss das perfekt hinkriegen; ich darf keinen Fehler machen!" häufig vor. Hier ist noch eine: „Ich bin derjenige, der für diese Sache verantwortlich ist, und wenn ich es nicht richtig hinkriege, wäre das eine Katastrophe!" Und „Das Leben ist nicht gerecht!" ist noch eine Aussage, die Sie ständig wütend machen und „unter Strom" halten kann. Wahrscheinlich können Sie außerdem noch ein paar eigene aufzählen.

Tatsächlich werden Sie vielleicht, als Sie Ihre Lebensumstände auf Faktoren analysierten, die bei Ihrem täglichen Stress eine wichtige Rolle spielen, einige besonders schädliche Selbstaussagen identifiziert haben. Falls Sie mit unvorhersehbaren situationsbedingten Ängsten kämpfen, werden Sie vielleicht festgestellt haben, dass einige Ihrer Selbstaussagen sich in verschiedenen Situationen gleichen, obwohl Ihre Ängste durch unterschiedliche Situationen herbeigeführt werden. Oder es könnte Ihnen klar geworden sein, dass Sie ständig unter der Last besonders schädlicher Selbstaussagen agieren. Falls Ihnen noch keine Selbstaussagen als Faktor bei Ihrem anhaltenden Stress bewusst geworden sind, sollten Sie genau darüber nachdenken, ob Sie vielleicht einige davon übersehen haben. Es ist ungewöhnlich, dass ein stressgeplagter Mensch nicht auch mit kritischen, fordernden Selbstaussagen zu kämpfen hat. Und wenn Sie solche Selbstaussagen modifizieren, kann Ihnen das enorm helfen, Ihr Stressniveau zu vermindern.

Wenn Sie noch einmal Sitzung acht nachlesen, kann Ihnen das helfen, negative Selbstaussagen, die Druck und Anspannung in Ihrem Leben erzeugen, besser zu erkennen. Für viele Betroffene ist das Verändern ihrer Selbstaussagen die schwierigste, aber langfristig auch nützlichste einzelne Strategie, um ihren Stress besser unter Kontrolle zu bringen – denn sobald sie nicht mehr länger der Sklave jener kritischen, fordernden inneren Stimme sind, fügen sich oftmals auch die anderen Bereiche Ihres Lebens wie von selbst ein.

Pausen einlegen und Spaß haben

Zu guter Letzt wollen wir uns mit einer Strategie zum Stressabbau beschäftigen, über die nachzudenken regelrecht Spaß macht. Worum geht es dabei? Natürlich darum, Pausen einzulegen und Spaß zu haben! Eine Pause zu machen, kann als Soforthilfemaßnahme eingesetzt werden, um akut zunehmenden Stress zu stoppen, aber auch als reguläre Maßnahme, um das Stressniveau von vornherein niedriger zu halten.

Überlegen Sie einmal, wie Sie sich an Tagen fühlen, an denen Sie mit „voller Kraft voraus" agieren, ohne überhaupt dazu zu kommen, eine Pause zu machen. Versuchen Sie dann, sich nach Möglichkeit an eine Gelegenheit zu erinnern, bei der Sie Ihren Arbeitstag regelmäßig durch kurze Pausen aufgelockert haben. Wahrscheinlich haben Sie sich im letzteren Falle den ganzen Tag über besser gefühlt, waren am Abend weniger erschöpft, hatten mehr geschafft und darüber hinaus weniger Angst und Stress aufgebaut. Es liegt auf der Hand, dass Sie sich besser fühlen und besser funktionieren, wenn Sie hin und wieder eine Pause einlegen. Aber es ist schwieriger, daran zu denken – und entsprechend zu handeln –, wenn Sie mitten in Ihrem Tag drinstecken und mit einer endlosen Liste von Verpflichtungen konfrontiert sind.

Natürlich ist es wunderbar, wenn Sie sich einen ganzen Tag freinehmen und Spaß haben können – und wärmstens zu empfehlen. Aber eine Pause muss nicht einen ganzen Tag, einen halben Tag oder auch nur eine volle Stunde dauern, um einen Wert zu haben. Wenn Sie lernen, sich kurze Pausen zu gönnen, die kurzen Erholungen, die Sie schon nach ein paar Minuten erfrischen und regenerieren, kann das Ihr generelles Stressniveau merklich senken.

Sehen Sie sich noch einmal Übung II.B im Anschluss an Sitzung zwölf an, bei der Sie aufgefordert wurden, sich eine Liste denkbarer „Pausenaktivitäten" auszudenken und mehrere Beispiele sinnvoller Fünf-Minuten-Pausen präsentiert bekamen. Falls Sie diese Übung nicht gemacht haben, sollten Sie das jetzt tun. Dann befestigen Sie diese Liste an einer auffälligen Stelle zu Hause und setzen Sie diese Ideen in die Tat um, sobald Sie spüren, dass Ihr Stress zunimmt – oder am besten noch davor. Der Info-Kasten auf Seite 260 zeigt weitere Strategien auf, die Sie ausprobieren könnten.

Um auch nur eine kurze Pause in Ihren Tagesablauf integrieren zu können, müssen Sie manchmal sehr findig sein, aber Sie sollten am Ball bleiben und es versuchen. In gewisser Hinsicht ist es umso schwieriger, Zeit für eine Pause zu finden, je dringender Sie eine brauchen! Nehmen wir zum Beispiel an, Sie hätten sich im Büro einen Nachmittag freigenommen, um eine „Schicht" bei Ihrem kranken Vater zu Hause einzulegen und sich um ihn zu kümmern. Ihre vierjährigen Zwillinge sind bei Ihnen, weil Sie Gewissensbisse haben, sie beim Babysitter abzuliefern. Sie sind bereits seit zwei Stunden vor Ort, sind müde und aufgedreht zugleich, und Ihre Schwester soll erst in einer Stunde kommen, um Sie abzulösen. Wie um alles in der Welt können Sie unter diesen Umständen eine Pause machen – ganz egal, wie dringend Sie eine bräuchten?

Wie wäre es zum Beispiel mit einer Tasse Tee im Wohnzimmer für Sie und ein paar Keksen für die Kinder in der Küche? Oder zehn Minuten mit den Füßen hochgelegt auf dem gemütlichen Sessel, während der Vater ein Nickerchen macht und die Kinder fernsehen? Ein kurzer, schneller Spaziergang mit den Kindern um den Block könnte Sie wiederbeleben, falls Sie Ihren Vater so lang allein lassen können. Oder wie wäre es, wenn Sie im Garten einen Liegestuhl aufbauen und zehn Minuten in der Sonne tagträumen würden, während die Kinder auf dem Rasen spielen? Oder eine Freundin anrufen, um Dampf abzulassen und sich an Ihrem Mitleid zu laben? Oder fünf Minuten mit den Kindern herumspringen und sich albern aufführen? Alles, was auch nur für fünf Minuten die „Szene verändern" kann, könnte eine große Hilfe sein.

Sie können Pausen außerdem dazu nutzen, Ihr Stressniveau niedrig zu halten, indem Sie regelmäßig Auszeiten in Ihren Tagesablauf einbauen. Zu diesem Zweck kann es notwendig sein, eine bestimmte Tageszeit zu Ihrer „Pausenzeit" zu deklarieren und sie dann für das zu nutzen, was immer Ihnen an jenem Tag als attraktiv erscheinen mag. Gehen Sie Ihre Liste durch, falls Ihnen dazu nichts einfällt.

Angstvorbeugung und -abbau durch Strategien zur Selbstberuhigung

Strategien zur Selbstberuhigung können Ihnen helfen, nach einem unerfreulichen Austausch die Fassung wiederzugewinnen oder einfach am Ende eines stressigen Tages Ihre Lebensgeister zu regenerieren. Sie können Ihnen helfen, sich eine stabile, ruhige Grundstimmung zu bewahren und auf diesem Wege auch Ihre Widerstandsfähigkeit gegen Stress stärken.

Nutzen Sie die folgende Liste mit Ideen als Ausgangspunkt. Ziehen Sie sie alle in Betracht, probieren Sie einige davon aus und entwickeln Sie dann Ihre eigene, persönliche Liste, auf die Sie zurückgreifen können, wenn Sie am dringendsten Ruhe und Zufriedenheit in Ihr Leben bringen müssen.

1. Rufen Sie sich eine bestimmte Begebenheit aus Ihrer Vergangenheit in Erinnerung, bei der Sie sich geschätzt und beruhigt fühlten oder souverän und stark. Genießen Sie einfach diese Erinnerung, ohne dabei zu versuchen, ein bestimmtes Ziel zu erreichen.
2. Machen Sie eine Fahrradtour, gehen Sie joggen oder nehmen Sie an einem Fitnesskurs teil. Verausgaben Sie sich total, nehmen Sie eine heiße Dusche und lassen Sie sich dann aufs Bett fallen. Genießen Sie die Gefühle von Erschöpfung und Entspannung in Ihren Muskeln.
3. Nehmen Sie sich etwas Zeit, um ziellos herumzutrödeln – Zeit, die Sie verbringen, ohne irgendein Ziel vor Augen zu haben.
4. Kuscheln Sie sich an ein geliebtes Stofftier, oder stellen Sie auf irgendeine andere Weise eine Verbindung zu einem Gegenstand her, den Sie mit einer sicheren Zeit in Ihrem Leben assoziieren.
5. Richten Sie es ein, dass Sie eine Stunde – oder auch nur 15 Minuten – völlig allein sein können. Wenn Sie möchten, können Sie in dieser Zeit meditieren, nach einer Methode Ihrer Wahl, die Sie am beruhigendsten finden.
6. Töpfern Sie eine Schüssel, basteln Sie etwas oder kochen Sie ein köstliches Gericht, einfach nur aus Spaß an der Sache.
7. Machen Sie eine Spritztour mit dem Auto und versuchen Sie, Ihren Kopf total abzuschalten, bis auf die visuellen Eindrücke und Geräusche um Sie herum, oder genießen Sie die zufälligen Gedanken, die Ihnen durch den Kopf gehen.
8. Blättern Sie in einem Fotoalbum und schwelgen Sie in Erinnerungen an die lustigen, herzerwärmenden Zeiten, die Sie erlebt haben.
9. Zelebrieren Sie ein harmloses Ritual, das Ihnen Freude macht: Machen Sie eine Tasse Tee und genießen Sie sie, während Sie in Ihrem Lieblingssessel sitzen, mit Ihrer Lieblingsdecke über den Beinen. Lassen Sie sich von der Regelmäßigkeit und auch von den Inhalten dieses Rituals beruhigen.
10. Denken Sie sich einen schönen Tagtraum aus und genießen Sie ihn in vollen Zügen, von Anfang bis Ende.

(Mit freundlicher Genehmigung übernommen aus *Master Your Panic* © 2004 von Denise F. Beckfield, Ph. D. Impact Publishers, Inc., Atascadero, Kalifornien, USA.)

Oder Sie könnten überlegen, sich eine *ganz bestimmte,* unveränderliche Routine als regelmäßigen Bestandteil Ihres Tagesablaufs anzugewöhnen – morgens eine Viertelstunde die Zeitung lesen, wenn die anderen noch nicht aufgewacht sind, mittags einen kurzen Spaziergang machen, vielleicht jeden Abend die Sechs-Uhr-Nachrichten ansehen – entweder live um 18 Uhr, falls Ihnen das am besten passt, oder als Aufzeichnung, nachdem die Kinder im Bett sind. Bei solchen Gelegenheiten bewirkt die Aktivität an sich, dass Stress abgebaut wird, und außerdem kann auch der einfache Umstand der Regelmäßigkeit nach und nach zu der Entspannung und Beruhigung beitragen, die sie bewirkt. Wie bei den Einschlafritualen von Kindern ist es nicht nur das warme Bad, der Schlafanzug oder die Gute-Nacht-Geschichte, die beruhigend wirken; darüber hinaus verstärkt das Ritual selbst das Gefühl von Sicherheit und Ruhe. Behandeln Sie sich zur Abwechslung wie ein kleines Kind und denken Sie sich ein gemütliches Ritual für sich selbst aus. Tun Sie sich etwas Gutes.

Versuchen Sie, kurze Pausen einzulegen, sowohl regelmäßig als auch bei Bedarf. Hin und wieder sollten Sie aber auch versuchen, eine längere Pause zu machen. Zugegeben, es ist viel schwieriger, sich einen halben Tag freizunehmen als fünf Minuten, aber die Mühe lohnt sich auf jeden Fall. Versuchen Sie, möglichst kreativ zu sein. Falls Sie kleine Kinder haben und eine Pause brauchen, sich aber einen Babysitter nicht leisten können oder keinen gefunden haben, könnten Sie überlegen, sich mit einer Freundin abzuwechseln, die auch gestresst ist („Du passt diesen Samstag auf meine Kinder auf, nächsten Samstag kümmer ich mich um deine"). Falls Sie einen Babysitter gefunden haben, das Geld aber ein bisschen knapp ist, überlegen Sie, ob Sie den Betrag irgendwo anders abzweigen können, oder leihen Sie sich das Geld von einer Verwandten. Setzen Sie zur Abwechslung einmal die eigenen Bedürfnisse an die erste Stelle.

Die meisten Menschen stellen sich *Entspannung* als das Gegenteil von Anspannung vor, aber auch Lachen kann ein hervorragendes Mittel gegen Stress und Ängste sein. Sich einen lustigen Film anzusehen ist eine gute Art, um Stress abzubauen und Ihre Lebensgeister zu regenerieren.

Und falls Sie das Gefühl haben, dass der Spaß aus Ihrem Leben verschwunden ist – irgendwie ganz klammheimlich, als Sie gerade nicht aufpassten –, ist nun vielleicht die Zeit gekommen, das Problem zu analysieren und den Spaß wieder einzufangen. Andererseits kann es natürlich auch schwierig sein, Spaß zu haben, wenn Sie von schweren Lasten in Form von Panik und Ängsten niedergedrückt werden. Dadurch, dass Sie diese Probleme in Angriff nahmen, haben Sie vielleicht schon den wichtigsten Schritt auf dem Weg zu ihrer Lösung gemacht!

Zukunftsperspektiven

Inzwischen kennen Sie einige allgemeine Methoden, mit denen Sie Ihr generelles Niveau an Stress und Ängsten absenken können: Achten Sie auf Ihr körperliches Wohlbefinden und bauen Sie regelmäßige Fitnessübungen in Ihren Tagesablauf ein; horchen Sie täglich auf körperliche Anspannungen in sich hinein und machen Sie sich eine wie auch immer geartete Strategie zum Spannungsabbau zur regelmäßigen Gewohnheit; finden Sie Möglichkeiten, Ihre Gefühle zu äußern und emotionale Unterstützung zu bekommen; setzen Sie Grenzen und nehmen Sie Änderungen vor, um die Anzahl der an Sie gestellten Anforderungen zu reduzieren; arbeiten Sie auch weiterhin an Ihren Selbstgesprächen, sofern sie etwas mit Ihren Belastungen und Ängsten zu tun haben; und finden Sie Möglichkeiten, sowohl regelmäßig als auch „bei akutem Bedarf" Pausen einzulegen und „aus der täglichen Routine rauszukommen". Als Sie den Abschnitt über Pausen gelesen haben, sind Ihnen wahrscheinlich noch andere, eigene Strategien eingefallen.

Neben den allgemeinen Strategien kennen Sie auch solche, die Sie anwenden können, wenn Sie in bestimmten Situationen von Ängsten geplagt werden. Und Sie wissen, wie wichtig es ist, Ihre Strategien auch weiterhin jeden Tag anzuwenden und um Hilfe zu bitten, wenn Sie welche brauchen.

So einfach (!) ist das. Noch eine wichtige Erinnerung: Honorieren Sie Ihre Erfolge. Denn nach all der harten Arbeit, die Sie geleistet haben, nach all den neuen Erkenntnissen und Einsichten, nach all den Herausforderungen, die Sie gemeistert haben, und mit all Ihren wunderbaren Zukunftsplänen haben Sie bestimmt eine Menge zu feiern!

ANHANG

I. Problemlösungen: Kontrolliertes Atmen

Manche Betroffenen haben Schwierigkeiten, ihre körperlichen Symptome durch kontrolliertes Atmen abzubauen. In diesem Anhang werden häufig vorkommende Probleme beschrieben, auf die Sie stoßen könnten, und es werden entsprechende Problemlösungen vorgeschlagen. Auch wenn Sie mit Ihren Atemübungen gut zurechtkommen, lohnt es sich, die folgenden Beispiele zu lesen, weil Sie dadurch auf gute Ideen kommen können, wie sich Ihre eigenen Erfolge verbessern lassen.

Problem Nr. 1: „Irgendwie kriege ich kontrolliertes Atmen einfach nicht hin."

Manchmal haben Menschen, die chronisch hyperventilieren, Schwierigkeiten, Luft in das untere Viertel Ihrer Lungenflügel zu ziehen; für sie ist flaches Atmen zu einer so eingefahrenen Angewohnheit geworden, dass es ihnen schwerfällt, anders zu atmen. Falls das auch auf Sie zutrifft, gibt es verschiedene Möglichkeit, mit denen Sie versuchen können, Abhilfe zu schaffen.

Erstens sollten Sie einige Tage lang täglich für zehn Minuten kontrolliertes Atmen üben; legen Sie sich dabei auf den Fußboden, und zwar flach auf den Bauch, mit beiden Händen unter dem Gesicht. Schon diese Haltung führt bei den meisten Menschen automatisch zur Bauchatmung.

Versuchen Sie es als Nächstes mit kontrolliertem Atmen, während Sie flach auf dem Rücken liegen. Konzentrieren Sie sich dabei darauf, beim Einatmen den Bauch wie einen „Ballon aufzublasen" und verschränken Sie die Hände über dem Bauch, um zu kontrollieren, dass die eingeatmete Luft auch tatsächlich bis in den unteren Teil der Lungenflügel kommt.

Außerdem können Sie ausprobieren, ob Ihnen visuelle Vorstellungen dabei helfen können. Stellen Sie sich zum Beispiel vor, Ihr Körper sei hohl, und malen Sie sich aus, wie Sie die Luft langsam durch die Brust in den Bauch ziehen, dann weiter hinunter bis in die Beckenhöhle, noch weiter hinunter in die Schenkel und schließlich bis ganz nach unten in die Zehen. Oder stellen Sie sich vor, Sie wollten Ihren Bauch mit Helium aufblasen, bis er beinahe platzt und Sie fast vom Boden „abheben" und anfangen, in der Luft zu schweben. Experimentieren Sie mit bildlichen Vorstellungen, die Sie sich selbst ausgedacht haben und die Ihnen helfen können, die eingeatmete Luft bis tief in die Bauchhöhle hineinzuziehen. (Das kann eine lustige Übung für Ihre Vorstellungskraft sein!)

Während Sie sich bei den oben beschriebenen Strategien auf die *Art* des Atmens konzentrieren, dürfen Sie nicht vergessen, auch auf das *Timing* Ihrer Atemzüge zu achten – Sie sollten vier volle Sekunden lang einatmen und weitere vier Sekunden ausatmen. In seltenen Fällen stellen manche Betroffene fest, dass sie bei ihren Bemühungen, zur richtigen Bauchatmung zu finden, zwar große Atemzüge machen, aber nur im *oberen* Bereich des Brustkorbs – dabei handelt es sich um die sogenannte Brustatmung (oder thorakale Atmung). Wenn sie dabei unabsichtlich auch die *Schnelligkeit* des Atmens steigern, kann das dazu führen, dass sie große, schnelle, schwere Atemzüge machen und auf diese Weise noch stärker hyperventilieren als sonst – das genaue Gegenteil dessen, was mit dieser Übung erreicht werden soll. Denken Sie daran, dass es wichtig ist, *sowohl* langsam zu atmen *als auch* bis tief hinunter ins untere Ende der Lungenflügel, und dass Sie bei Ihren Übungen sowohl auf die Tiefe als auch auf das Timing Ihrer Atemzüge achten sollten.

Zahlreiche Studien mit Menschen, die gesundheitliche Probleme hatten, die sich auch auf ihre Lungen auswirkten, lassen vermuten, dass die Atmung durch Verlangsamen automatisch auch etwas tiefer wird. Wenn Sie also besonders auf „Entschleunigung" achten, während Sie kontrolliertes Atmen üben, mag dadurch das Problem der „Atemtiefe" automatisch und ohne zusätzliche Anstrengungen Ihrerseits gelöst werden.

Falls fortgesetztes Üben allein nicht zu helfen scheint, ist es ratsam, jemanden zu finden, der Ihnen helfen kann. Typischerweise sind Physiotherapeuten dazu qualifiziert, Atemtechniken zu vermitteln, ebenso wie Psychologen und Psychotherapeuten, die häufig Angststörungen behandeln. Sie können Ihren Hausarzt, in einem Krankenhaus oder einem psychotherapeutischen Zentrum anrufen, um in Erfahrung zu bringen, welche Ressourcen in Ihrer Nähe zur Verfügung stehen. Oder Sie können sich unter ↗ http://www.psychotherapiesuche.de an den Psychotherapie-Informations-Dienst wenden, um Therapeuten genannt zu bekommen, die in Ihrer Nähe praktizieren und auf die Behandlung von Ängsten spezialisiert sind.

Und schließlich könnten Sie sich entscheiden, eine alternative Strategie zur Reduzierung Ihres körperlichen Erregungsniveaus zu erlernen – eine Option, auf die in Anhang II ausführlich eingegangen wird.

Denken Sie vor allem daran, dass das Erlernen von kontrolliertem Atmen wie das Erlernen jeder anderen neuen Fertigkeit ist, sei es nun Fahrradfahren, Schwimmen oder Klavierspielen. Zunächst mag es sich fremd anfühlen und schwierig sein, aber mit etwas Übung kann es Ihnen in Fleisch und Blut übergehen. Also bleiben Sie am Ball und üben Sie weiter, versuchen Sie, sich nicht entmutigen zu lassen, und suchen Sie sich auf jeden Fall Hilfe von außen, falls Sie welche brauchen – die Ergebnisse werden Ihre Mühen mehr als wettmachen.

Problem Nr. 2: „Wenn ich mich auf meinen Körper konzentriere, macht mir das Angst."

Manchmal bekommen Betroffene Angst, wenn sie anfangen, kontrolliertes Atmen zu üben, weil innere Vorgänge durch das reduzierte „Hintergrundgeräusch" deutlicher wahrnehmbar werden, was dazu führt, dass ihr Angstniveau ansteigt. Joe konsultierte einen Therapeuten, um Hilfe beim Überwinden seiner Panikattacken zu finden, die ihn schon seit Langem plagten. Zusätzlich zu den eigentlichen Attacken hatte Joe, wie viele andere Panik-Betroffene auch, mit mehreren gesundheitlichen Problemen zu kämpfen – dem kombinierten Erbe einer nervösen, übermäßig schützenden Mutter, eines etwas sensiblen Temperaments, den Symptomen der Attacken selbst und einem schmerzlichen Verlust während seiner Kindheit. (Der plötzliche Tod eines geliebten Onkels hatte Joe gezeigt, wie verheerend die Folgen gravierender Gesundheitsprobleme sein können.)

Die ersten paar Versuche, die Joe unternahm, um kontrolliertes Atmen zu üben, waren schwierig für ihn. Das Problem: Wenn Joe sich in seinem Liegesessel ausstreckte und ruhig dalag, wurden ihm plötzlich „zusätzliche" Herzschläge bewusst (Mediziner bezeichnen solche Kontraktionen als ventrikuläre Extrasystolen – VES).

Joe war bei seiner Ärztin gewesen, sogar mehrmals. Sie hatte ihn untersucht und ihm versichert, dass er bei guter Gesundheit sei und sein Herz in Ordnung. Sie hatte ihm gesagt, dass seine gelegentlichen VES kein Grund zur Beunruhigung seien und dass sie unter Umständen etwas häufiger auftreten könnten, wenn er ruhig auf seinem Sessel lag, weil er dann einen niedrigeren Puls hatte oder wegen seiner vermehrten Ängste zu diesem Zeitpunkt. Aber aller Wahrscheinlichkeit nach, so fuhr sie fort, traten sie genauso häufig wie sonst bei Joe auf, waren für ihn aber deutlicher wahrnehmbar und fielen ihm auf, gerade *weil* er so ruhig dalag. Wäre er stattdessen aktiv und beschäftigt gewesen, hätte er womöglich gar nicht gemerkt, wann sie auftraten.

Es erforderte viel Mut und Beharrlichkeit, aber Joe zwang sich, seine Übungssitzungen fortzusetzen. Trotz seiner Ängste schaffte er es bald, die Technik des kontrollierten Atmens zu beherrschen, und über kurz oder lang fühlte er sich sogar wohl dabei. Letztendlich überwand er seine Panikattacken und wurde von Tag zu Tag ruhiger.

Joes VES sind nur ein Beispiel von körperlichen Vorgängen und Empfindungen, die sich ständig in unserem Körper vollziehen. Ein plötzlicher Schmerz schießt durch die Schläfe und verschwindet dann wieder; im Magen gurgelt es oder er zieht sich zusammen, mit einem plötzlichen, ruckartigen Gefühl; Sie spüren einen dumpfen Schmerz in der Brust; Sie erröten; Ihre Hände kribbeln für einen Moment. In der Regel kennen Sie den Grund für solche Vorgänge nicht, und vielleicht werden Sie sich auch nichts dabei denken – wenn Sie sie überhaupt bemerken.

Wenn Sie ruhiger sind und mehr auf Ihren Körper „eingestimmt", sind solche Vorgänge allerdings deutlicher wahrnehmbar. Sie erregen Ihre Aufmerksamkeit, weil es kaum etwas anderes gibt, was Sie ablenken könnte. Wenn Sie dann darauf reagieren, indem Sie alarmiert hochschrecken und in eine sich selbst verstärkende Spirale von Folgesymptomen abrutschen – wozu Panik-Betroffene neigen –, kann das leicht zu verstärkten Ängsten führen.

Tatsächlich ist eine solche Reaktion auf kontrolliertes Atmen, wenn auch nicht typisch, so doch ein perfektes Beispiel dafür, wie körperliche Empfindungen zu Panik führen können, wenn der Prozess nicht gestoppt wird. Kontrolliertes Atmen ist ein zentrales Element einer wirkungsvollen Abbruchstrategie.

Aber was machen Sie, wenn Sie – wie Joe – feststellen, dass die vermeintliche Kur die Beschwerden noch verschlimmert? Was tun, wenn kontrolliertes Atmen die Angstgefühle sogar *verstärkt*, weil innere Vorgänge stärker ins Bewusstsein dringen?

Erstens sollten Sie, falls Sie sich noch nicht ärztlich haben untersuchen lassen und sich spezifische Sorgen wegen körperlicher Symptome machen, unbedingt mit Ihrem Arzt sprechen. Wahrscheinlich kann man jedoch davon ausgehen, dass Sie das bereits getan haben, oder? Und er hat Ihnen versichert, bei guter Gesundheit zu sein? In diesem Fall ist *die beste Strategie, die Sie befolgen sollten, kontrolliertes Atmen beharrlich weiter zu üben* und sich klarzumachen, dass Sie die Prozedur schon bald sehr viel besser tolerieren und sich dann auch dabei wohlfühlen (und Nutzen daraus ziehen) werden.

Wie Sie in Sitzung neun und dann noch einmal in Sitzung zehn erfahren haben, ist es doppelt wichtig, jeden Tag zu üben, zweimal pro Tag und mindestens vier Minuten am Stück in jeder Sitzung. Nur hin und wieder mal zu üben oder die Übungen abzubrechen, weil Sie sich dabei nicht wohlfühlen, ist *nicht* hilfreich.

Überlegen Sie, ob es vielleicht kleine Änderungen geben mag, die Ihnen helfen könnten, sich beim Üben wohler zu fühlen. Vielleicht kann es Ihnen helfen, nur dann zu üben, wenn noch jemand anders im Haus ist, weil Sie sich dann keine Sorgen zu machen brauchen, echte gesundheitliche Schwierigkeiten zu erleben, während Sie allein sind. Sobald Sie sich in der Gegenwart einer anderen Person wohler fühlen, sollten

Sie den nächsten Schritt machen und auch dann üben, wenn Sie allein sind, bis Sie sich dabei ebenso wohlfühlen.

Eine andere hilfreiche Modifikation ist, sich während der Übungen ein bestimmtes, entspannendes Bild vorzustellen. Malen Sie sich dieses Bild möglichst detailliert und lebhaft aus, und zwar so, dass es alle Ihre Sinne anspricht. Zum Beispiel könnte zu einem Bild von Ihnen, wie Sie am Strand liegen, auch das Gefühl der wärmenden Sonne auf Ihrer Haut gehören, das Rauschen der Brandung im Hintergrund, der Duft des Meeres, ein Gefühl von Schwere in Ihrem Körper – einfach alles, was Sie sich ausdenken können.

Jedes Mal, wenn Sie kontrolliertes Atmen üben, können Sie dieses Bild vor Ihrem geistigen Auge fixieren. Wann immer Ihre Aufmerksamkeit zu einem körperlichen Symptom wandert, sollten Sie sie ganz entschieden wieder zurück auf dieses Bild lenken. Dieses Refokussieren Ihrer Aufmerksamkeit ist übrigens eine äußerst nützliche Fertigkeit, die in Sitzung sechs in direkterer Form angewendet wurde und Ihnen auch in Zukunft wird helfen können.

Falls Sie auch weiterhin während der Atemübungen Ängste empfinden und Zweifel haben, ob es klug ist, diese Übungen fortzusetzen, probieren Sie folgendes Experiment aus: Machen Sie zehn Tage lang gewissenhaft die Atemübungen, zweimal täglich. Protokollieren Sie die Übungen in Ihrem Tagebuch und stufen Sie am Ende jeder Übungssitzung Ihr generelles Angstniveau auf einer Skala von 1 bis 10 ein. Am Ende der zehn Tage sollten Sie sehen, dass Ihr Angstniveau zuverlässig abgenommen hat.

Es ist nicht leicht, sich zu zwingen, das ist wohl wahr. Aber denken Sie daran: Ihr Arzt hat Ihnen versichert, dass Sie gesund sind; die Ängste vor den körperlichen Symptomen sind ein integraler Bestandteil Ihrer Angststörung; und Sie wünschen sich sehnlichst, die Qualen Ihrer Panikattacken zu überwinden – auf diesem Wege können Sie es schaffen.

Und schließlich sollten Sie, falls Sie bei der Durchführung dieses Selbsthilfeprogramms auf unerwartete Schwierigkeiten stoßen, darüber nachdenken, sich an einen qualifizierten Arzt oder Therapeuten zu wenden, der Ihnen dabei helfen kann. Je mehr Sie das Gefühl haben, dass Ihre Fortschritte durch dieses Programm untypisch störanfällig sind, desto wertvoller kann solche Hilfe von außen sein.

Problem Nr. 3: „Ich muss die Kontrolle behalten!"

Manchmal haben Betroffene Angst, die „Kontrolle zu verlieren", wenn Sie sich entspannen, während sie kontrolliertes Atmen üben. Die Lösung ähnelt derjenigen für Problem Nr. 2: Im Wesentlichen besteht sie aus „nicht aufgeben" – das Gefühl zu ertragen und für sich selbst zu entdecken, dass es *nicht passieren wird*. In Sitzung acht haben Sie andere Strategien kennengelernt (Entkräften Ihrer Selbstaussagen), die Ihnen helfen können, solche Ängste zu dämpfen. Aber die beste Methode ist ganz einfach, die Übungen immer wieder zu wiederholen – Ihre Angst *wird* dadurch abnehmen.

Bei Menschen, die sexuell missbraucht wurden, kommt dieses Problem besonders häufig vor. Bei ihnen kann es beängstigende Gefühle von Anfälligkeit hervorrufen, wenn sie sich entspannen. Generell lässt sich sagen, dass kontrolliertes Atmen als Entspannungstechnik solche Gefühle seltener erzeugt als manch andere der eher meditationsartigen Methoden. In vielen Fällen reicht es aus, sich bei den Übungen mit geöffneten Augen aufrecht hinzusetzen, um die negativen Reaktionen auf ein Minimum zu reduzieren und – wie beabsichtigt – Ängste abzubauen.

Außerdem gibt es noch andere Strategien, die ebenfalls helfen können: Vergewissern Sie sich jedes Mal, *bevor* Sie mit den Übungen anfangen, dass die Umgebung sicher ist. Das können Sie auch verbal tun, indem Sie sich ausdrücklich daran erinnern, dass die Übungssitzung unter Ihrer Kontrolle ablaufen wird und dass Sie sich damit etwas Gutes tun. Sie können auch die äußeren Umstände verändern, wenn Ihnen das hilft, sich sicherer zu fühlen. (Manche Betroffenen fühlen sich in der Gegenwart anderer Menschen sicherer; andere fühlen sich dagegen sicherer, wenn sie allein sind; manche Frauen finden, dass sie sich sicherer fühlen, wenn sie die Tür des Übungsraums abschließen.)

Zu Anfang werden Sie es unter Umständen sehr schwierig finden, sich zu entspannen, aber Sie werden nach und nach merken, dass Sie sich durchaus entspannen können, *ohne* dass schlimme Dinge passieren. Und wenn es Ihnen gelingt, die Assoziation zwischen Entspannung und Verletzlichkeit zu durchbrechen, kann das sehr heilsam sein *und* Ihnen helfen, Ihr Endziel zu erreichen – nämlich, Ihre Panik zu überwinden.

Falls Ihre Lebensgeschichte besonders schwierig war und Sie viele Verletzungen erlitten haben, wird dringend empfohlen, das Selbsthilfeprogramm mit der Hilfe eines Therapeuten zu absolvieren, dem Sie vertrauen.

Problem Nr. 4: „Emotionen stehen mir im Weg."

Bei manchen Panik-Betroffenen nehmen ihre Ängste zu, wenn sie sich entspannen, ohne dass dadurch jedoch bestimmte Reaktionen ausgelöst würden, die sie benennen könnten – kein gesteigertes Bewusstsein beunruhigender körperlicher Empfindungen und keine bestimmten Ängste, etwa, die Kontrolle zu verlieren. Ihr subjektives Erleben könnte man als „Gefühlsaufwallung" bezeichnen, die sich häufig in Form von Traurigkeit äußert, wenn sie sich entspannen und ruhig werden. In vielen Fällen ist ihr Bewältigungsstil, um mit innerer Unzufriedenheit oder unangenehmen Gefühlen umzugehen, einfach immer extrem beschäftigt zu bleiben, um nicht über die Probleme, die sie stören, nachdenken zu müssen. Eine Pause einzulegen und sich zu entspannen, kann aufwühlend sein oder Ängste wachrufen, weil es all diesen unterdrückten Gefühlen erlaubt, plötzlich aufzuwallen.

Stellen Sie manchmal fest, dass Ihnen Tränen kommen, wenn Sie eine Pause machen, um sich zu entspannen? Kommt es manchmal vor, dass Sie in ruhigen Phasen unerklärliche Gefühlsaufwallungen erleben und daraufhin etwas ängstlich werden?

Falls Sie sich in dieser Beschreibung wiedererkennen, sollten Sie mehrere Dinge tun. Erstens sollten Sie auch weiterhin kontrolliertes Atmen üben und während der Übungssitzungen versuchen, sich auf eine bestimmte entspannende Vorstellung zu konzentrieren – in einem Heißluftballon schweben, gemütlich im Sessel vor dem Kamin sitzen, im Wald spazieren gehen. Für jede Person ist ein anderes Bild am entspannendsten – suchen Sie sich also *Ihr* Lieblingsbild aus. Je geübter Sie darin sind, desto besser werden Sie Ihre Aufmerksamkeit gezielt auf etwas Bestimmtes konzentrieren können.

Zweitens sollten Sie außerdem anfangen, Ihr Tagebuch folgendermaßen zu nutzen: Nehmen Sie sich nicht allzu lange nach jeder Übungssitzung 20 Minuten Zeit, um aufzuschreiben, welche Gefühle während der Sitzung auftraten und/oder die Gefühle, die beim Tagebuchschreiben zutage treten. Öffnen Sie Ihr Bewusstsein jeglichen Gedanken und Erinnerungen, die an die Oberfläche treiben, und halten Sie sie in Ihrem Tagebuch fest – ganz gleich, wie unwichtig sie Ihnen auch erscheinen mögen. Manchmal führt eine „unwichtige" Idee zu einer anderen und die wiederum zu noch einer anderen, und über kurz oder lang wird Ihnen etwas klar, was ganz und gar nicht unwichtig ist.

Sally stellte fest, dass sie tieftraurig wurde, wann immer sie versuchte, kontrolliertes Atmen anzuwenden. Zuerst verstand sie nicht, woher diese Traurigkeit kam. Als Sie jedoch begonnen hatte, ihren Bewusstseinsstrom in ihrem Tagebuch zu Papier zu bringen, erkannte Sie, dass Sie sich Sorgen machte über die anhaltenden Schwierigkeiten ihrer Schwester und deswegen traurig war – etwas, worüber sie versucht hatte nicht nachzudenken, eben *weil* es sie so traurig machte. Ihre Traurigkeit bewog sie, über die schwierige Kindheit ihrer Schwester nachzudenken, die eine Folge von schwerem Alkoholismus in der Familie war. Und diese Gedanken brachten sie schließlich zu den allertraurigsten ihrer eigenen Erinnerungen – zu den Schmerzen, die sie darüber empfand, wie sie *selbst* in ihrer Kindheit vernachlässigt und misshandelt worden war.

Sallys Erkenntnisse machten ihr das Leben etwas leichter, zumindest so weit, dass sie kontrolliertes Atmen üben und an ihren Panikattacken arbeiten konnte. Aber sie motivierten sie auch, sich gleichzeitig im Rahmen einer Psychotherapie darum zu bemühen, die frühen Schmerzen aufzuarbeiten, die nach wie vor ihr Leben beeinflussten. Letztlich bekam sie ihre Panik in den Griff *und* schloss ihren Frieden mit der Wahrheit über all das, was sie in ihrer Kindheit erlitten hatte.

Gefühle sind seltsam. Je intensiver man versucht, sie zu verdrängen – vielleicht, weil sie schmerzhaft oder beängstigend sind –, desto hartnäckiger hämmern sie an die Tür und begehren Einlass. Manchmal tarnen sie sich so geschickt, dass einem ihr wahres Wesen gar nicht richtig bewusst wird; Sie könnten glauben, dass es Ängste sind, obwohl es sich tatsächlich um Wut oder Traurigkeit handelt. (Und je beängstigender das Gefühl, desto raffinierter ist seine Tarnung.) Aber Sie können sich darauf verlassen, dass jegliches Gefühl, das Sie in Schach zu halten versuchen, Ihnen auch weiterhin das Leben auf subtile Weise schwermachen wird, *bis Sie sich diesem Gefühl frontal stellen und sich mit ihm auseinandersetzen.*

Es ist häufig eine gute Idee, nur eine bestimmte Zeit lang zu schreiben und dann Tagebuch und Stift zur Seite zu legen, da Sie ja wissen, dass Sie sich auch am nächsten Tag wieder die Zeit nehmen werden, etwas zu schreiben. Durch Begrenzen der Zeit können Sie auch über wichtige Probleme schreiben, ohne von ihnen überwältigt zu werden; denn immerhin müssen Sie ja *außerdem* weiterhin Ihr normales Leben führen. Und gleichzeitig hilft Ihnen das Schreiben, die Gefühle nicht mehr zu verdrängen, die Ihnen immer wieder Schwierigkeiten machen, solange Sie sie verleugnen.

Und noch einmal sei gesagt, dass Sie über irgendeine Form von Beratung oder Therapie nachdenken sollten, falls Sie nicht bereits eine begonnen haben; das ist ein guter Weg, um sich von Gefühlen zu befreien, die Ihr Leben beeinträchtigen, und eine gute Ergänzung Ihrer eigenen Arbeit gegen Panik im Rahmen dieses Selbsthilfeprogramms.

Problem Nr. 5: „Kontrolliertes Atmen hilft mir einfach nicht gegen meine Ängste, wenn ich es am dringendsten bräuchte."

Manche Betroffenen fühlen sich durchaus in der Lage, kontrolliertes Atmen in adäquater Form anzuwenden, aber es scheint sich kaum auf ihr Angstniveau auszuwirken. In manchen Fällen scheint es vorhandene Ängste sogar zu verstärken; dieser Schluss kann allerdings eine Fehldeutung sein. So war es zum Beispiel bei Lori.

Lori stellte fest, dass kontrolliertes Atmen, wann immer sie es einsetzte, ihr nicht etwa half, ihre Ängste in den Griff zu bekommen, sondern vielmehr Panik herbeizuführen schien – also ganz und gar nicht das Ergebnis, das sie anstrebte. Um diesem Problem auf den Grund zu gehen, führte sie eine Woche lang genau Buch über alle ihre Erfahrungen mit kontrolliertem Atmen; sie protokollierte ganz genau, wann sie die Methode geplant oder ungeplant eingesetzt hatte und deren Wirkungen auf ihre Befindlichkeit. Nach einer Woche wurde Lori klar, dass die Atemtechniken, wenn sie sie zu Hause übte, in der Tat ihr Spannungsniveau absenkten. Aber ihre Aufzeichnungen zeigten auch, dass sie kontrolliertes Atmen so selten geübt hatte, dass sie die Technik nicht sonderlich gut beherrschte. Sobald sie anfing, von Ängsten geplagt zu werden, konnte sie daher kontrolliertes Atmen nicht effektiv anwenden, obwohl sie es versuchte, und dann nahmen ihre Ängste immer weiter zu – wie Panik es nun einmal tut, wenn sie nicht gestoppt wird. Daraus zog sie den Trugschluss, das kontrollierte Atmen würde ihre verstärkten Ängste *verursachen*.

Nachdem sie die Situation analysiert hatte, konnte Lori von sich aus die Ursache ihrer Probleme erkennen. Sie schwor sich, kontrolliertes Atmen regelmäßig zu üben, und begann, es mehrmals jeden Tag in angstfreien Situationen anzuwenden, woraufhin sie die Technik bald sehr viel besser beherrschte. Wenn sie danach die Methode bei zunehmenden Ängsten einsetzte, wurden in der Tat ihre Symptome gedämpft.

Problem Nr. 6: „Ich habe immer wieder geübt, aber kontrolliertes Atmen kann mir anscheinend einfach nicht helfen."

Manche Betroffene versuchen es mit kontrolliertem Atmen, wenden die Methode auch richtig an (erzielen also tatsächlich eine langsame Bauchatmung) und üben gewissenhaft (zweimal täglich, jeweils mindestens vier Minuten lang), aber es will sich einfach nicht das Gefühl einstellen, dass die Methode eine nennenswerte Wirkung auf ihr Erregungsniveau erbringt. Vielleicht spielt Hyperventilieren bei solchen Betroffenen keine so wichtige Rolle in ihrem Angstprofil, wie es bei den meisten anderen Panik-Betroffenen der Fall ist. Wenn das Ihre Situation beschreibt, könnten Sie überlegen, Ihre Zeit und Energie eher dafür einzusetzen, die anderen Strategien in diesem Buch zu erlernen, die für Sie vielleicht einfach nützlicher sein können, um Ihre Panik zu überwinden.

Zusammenfassung

Falls Sie Schwierigkeiten haben, kontrolliertes Atmen effektiv einzusetzen, sollten Sie überlegen, mehr zu üben, zusätzlich visuelle Vorstellungen einzusetzen, möglicherweise störenden emotionalen Problemen mehr Beachtung zu schenken, die Umstände Ihrer Übungen zu ändern und / oder sich an einen Psychologen oder Therapeuten zu wenden. Sobald Sie mit kontrolliertem Atmen gewisse Erfolge erzielt haben, werden Sie bereit sein, es im Rahmen einer umfassenderen Strategie zur Bewältigung Ihrer Panik nutzbringend einzusetzen.

II. Alternativen zum kontrollierten Atmen

In Sitzung fünf haben Sie erfahren, dass für Menschen, die eine umfassendere Strategie suchen, um ihre körperlichen Belastungen und Spannungen abzubauen, *achtsame Meditation* besondere Vorteile für Menschen mit Panikstörung bieten kann (wenn sie auch beileibe nicht die einzige verfügbare Methode ist). Obwohl achtsame Meditation nicht direkt auf Entspannung abzielt, legt sie einen Schwerpunkt auf richtiges Atmen und hilft dadurch, das körperliche Erregungsniveau abzusenken; die meisten Anwender finden daher, dass sie eine entspannende Wirkung hat. Tatsächlich ist gezeigt worden, dass diese Methode bei diversen Problemen, die mit Stress und Ängsten zu tun haben, Verbesserungen erbringt (die in den unten angegebenen Büchern ausführlich beschrieben sind).

Vielleicht ist es in diesem Zusammenhang aber noch wichtiger, dass der Schwerpunkt, der bei der achtsamen Meditation auf den gegenwärtigen Moment gelegt wird, Ihnen enorm helfen kann, darauf hinzuarbeiten, sich Ihrer Emotionen und Gefühle besser bewusst zu werden, *während sie entstehen*. Wie Sie in Sitzung sieben erfahren haben, können solche Gefühle – die Sie vielleicht zu ignorieren gelernt haben – häufig als Panik-Auslöser wirken. Wenn Sie lernen, sich dieser Gefühle besser bewusst zu werden, sobald sie entstehen, können Sie dadurch die Wahrscheinlichkeit reduzieren, dass sie zum Entstehen von Panik führen.

Der Umstand, dass diese Methode sich auf die *Gegenwart* konzentriert, kann auch ein nützliches Mittel gegen die bei Panik-Betroffenen häufig zu beobachtende Tendenz sein, in katastrophisches Denken abzurutschen, das sich auf die *Zukunft* richtet. Und wenn Sie achtsame Meditation in einer Gruppensituation lernen und üben, wie es typischerweise der Fall ist, kann Ihnen das eine unterstützende Gruppenerfahrung bieten, in der es zwar nicht in erster Linie um Panik geht, aus der Sie aber trotzdem großen Nutzen ziehen können.

Entsprechende Kurse an Ihrem Wohnort können Sie finden, indem Sie im Internet danach suchen und sich an psychiatrische Einrichtungen und medizinische Programme wenden, die dafür bekannt sind, Vorbeugung und Wohlbefinden zu fördern (zum Beispiel Herz-Kreislauf-Rehabilitationsprogramme, vor allem solche, die an medizinischen Zentren von Universitäten angeboten werden).

* * *

Eine weitere Strategie, die erwähnt werden sollte und als *Relaxation Response* oder Benson-Meditation bezeichnet wird, ist ein Verfahren, das von Dr. Herbert Benson entwickelt und in seinen Büchern beschrieben wurde (einige davon sind unten angegeben). Zwar sollten Sie für eine ausführliche Beschreibung dieser Methode eines dieser Bücher zu Rate ziehen, aber in aller Kürze sei gesagt, dass es dabei darum geht, natürlich zu atmen und bei jeder Ausatmung (Exhalation) im Stillen (nach innen gerichtet) ein selbstgewähltes Wort oder eine einfache Phrase zu wiederholen, zum Beispiel eine Zeile aus einem Gedicht oder Gebet. Nach mehreren Zyklen von Einatmung (Inhalation) und Ausatmung wird ein Zustand verminderter körperlicher Erregung – manchmal ein beinahe tranceartiger Zustand – erreicht.

Wie Sie sehen, ist dieses Verfahren in etwa vergleichbar mit kontrolliertem Atmen, und zwar insofern, als es als Sofortmaßnahme eingesetzt werden und körperliche Erregung in relativ kurzer Zeit abbauen kann. Tatsächlich kann es im Rahmen der SRA-Methode anstelle von kontrolliertem Atmen eingesetzt werden, um Panik zu stoppen, wie es in Sitzung sechs beschrieben wurde. Und viele Panik-Betroffene finden diese Strategie besonders hilfreich, um Ihr generelles Stressniveau abzusenken – vielleicht, weil dabei eine Überzeugung integriert werden kann, die für den Betroffenen eine besondere Bedeutung hat.

* * *

Und zu guter Letzt werden natürlich in den meisten Gemeinden Stressmanagementkurse angeboten, bei denen zumeist eine wie auch immer geartete Form von körperlichem Spannungsabbau vermittelt wird. Solche Angebote lassen sich häufig über medizinische und psychiatrische Kliniken finden, über Fitnessclubs, allgemein zugängliche Kurse an Universitäten, Gemeindezentren oder über Anzeigen in Regionalzeitungen.

Weiterführende Literatur

BENSON, H. & KLIPPER, M.Z., 2000. *The Relaxation Response.* New York: Morrow-Avon. [Deutsche Ausgabe: *Gesund im Streß. Eine Anleitung zur Entspannungsreaktion,* Berlin: Ullstein, 1978.]

BENSON, H. & STARK, M., 1997. *Timeless Healing: The Power and Biology of Belief.* New York: Fireside. [Deutsche Ausgabe: *Heilung durch Glauben.* München: Heyne, 1997.]

KABAT-ZINN, J., 1994. *Wherever You Go, There You Are: Mindfulness Meditation in Everyday Life.* New York: Hyperion. [Deutsche Ausgabe: *Im Alltag Ruhe finden: Meditationen für ein gelassenes Leben.* Frankfurt a.M.: Fischer-Taschenbuch-Verlag, 2010.]

KABAT-ZINN, J., 1990. *Full Catastrophe Living: Using the Wisdom of Your Body and Mind to Face Stress, Pain and Illness.* New York: Dell. [Deutsche Ausgabe: *Gesund durch Meditation: das große Buch der Selbstheilung.* München, Knaur-Taschenbuch, 2011.]

KABAT-ZINN, J., 2004. *Coming to Our Senses: Mindfulness, Dharma, & Living Life as if it Really Mattered.* New York: Hyperion. [Deutsche Ausgabe: *Zur Besinnung kommen: die Weisheit der Sinne und der Sinn der Achtsamkeit in einer aus den Fugen geratenen Welt.* Freiburg i.Br.: Arbor-Verlag, 2011.]

III. | Problemlösungen: Exposition

In diesem Anhang werden verschiedene Probleme beschrieben, die beim Anwenden der Expositionsmethode auftreten können, sowie Strategien, um sie zu überwinden. Selbst wenn Ihr Expositionsprogramm gut läuft, ist es nützlich, diesen Anhang zu lesen, weil darin diverse Hinweise gegeben werden, die Ihren Erfolg beim Anwenden der Methode verbessern können.

Problem Nr. 1: „Meine Ängste nehmen von einer Exposition zur anderen nicht ab, wie sie es eigentlich sollten."

Was tun, wenn Sie dem zu Beginn dieser Sitzung festgelegten Plan folgen, aber auch nach mehreren Expositionen gegenüber einer Situation feststellen, dass Ihre Ängste nicht abnehmen, wie es eigentlich zu erwarten wäre? Dann kann es gut sein, dass Sie die gewählte Aufgabe weniger schwierig machen müssen, indem Sie sie in leichter zu bewältigende Schritte zerlegen.

Vielleicht haben Sie versucht, allein um den Block zu fahren, stufen aber nach sechs Anläufen das in dieser Situation empfundene Angstniveau immer noch als eine „9" oder „10" ein. Dann sollten Sie auf etwas wesentlich Leichteres „zurückfallen": Setzen Sie sich ins Auto, lassen Sie den Motor an und bleiben Sie einfach zehn Minuten hinter dem Lenkrad sitzen, während Sie in einer Zeitschrift blättern.

Auch wenn diese Aufgabe Ihnen als zu einfach erscheint, sollten Sie damit anfangen und sie mindestens *viermal wiederholen, wobei Ihr Angstniveau niedrig bleiben sollte*, bevor Sie mit der nächsten Aufgabe weitermachen – die zum Beispiel darin bestehen könnte, zusammen mit einer Begleitperson im Auto um den Block zu fahren.

Es kann auch sein, dass Sie Ihre Expositionsübungen nicht oft genug durchführen, um die gewünschte Wirkung zu erzielen. Machen Sie Ihre Expositionsübungen täglich oder fast jeden Tag, wie Sie es tun sollten? Denn wenn Sie zum Beispiel Angst davor haben, vor Publikum zu sprechen, das allerdings nur einmal im Jahr tun, dann würden Ihre Ängste nicht nur deswegen abnehmen, weil Sie einmal im Jahr üben. Wenn Sie aber einen Monat lang jeden Tag einen Vortrag halten, können Sie sicher sein, dass Sie am dreißigsten Tag in dieser Situation wesentlich weniger Angst haben. Um eine Wirkung zu zeigen, müssen Expositionen häufig und regelmäßig durchgeführt werden – nach Möglichkeit täglich.

Sie sollten außerdem darauf achten, dass Sie nach wie vor jeden Tag kontrolliertes Atmen und SRA üben, wie es in den Sitzungen fünf und sechs beschrieben wurde. Auch wenn Sie mit diesen Techniken zu Hause – unter *optimalen* Bedingungen – keine Schwierigkeiten haben, können Sie durch wiederholtes Üben sicherstellen, dass Sie diese Fertigkeiten *überlernen*, sodass sie dann mit größerer Wahrscheinlichkeit auch unter den *schwierigsten* Umständen Wirkung zeigen werden. Dadurch werden Sie das zusätzliche Selbstvertrauen gewinnen, das Sie brauchen, um Ihre Expositionsübungen auch weiterhin regelmäßig durchzuführen. Das ist die Voraussetzung dafür, dass eine *Habituation* eintritt – Ihre Ängste also abnehmen, wenn Sie sich der betreffenden Situation wiederholt aussetzen.

Denken Sie außerdem daran, bei Expositionsübungen SRA anzuwenden, wenn Sie irgendwelche Empfindungen spüren, die mit Ängsten zusammenhängen. Dadurch reduzieren Sie Ihre Ängste erheblich, *bevor Sie die Situation verlassen.* Sie sollten sogar die betreffende Aufgabe so modifizieren, dass Sie in der Situation bleiben *müssen*, bis Ihre Ängste abgenommen haben (ein Beispiel: „Ich werde in den Laden gehen und in der Nähe des Eingangs stehen bleiben, bis ich mich beruhigt habe.") Und denken Sie daran, dass Sie sich, während Sie in der betreffenden Situation sind, auf die Situation selbst konzentrieren sollten, damit angsterzeugende Auslösereize Ihnen bewusst werden und Sie deren Macht brechen können.

Kurzum: Wenn Sie bei aufeinanderfolgenden Expositionen kein Abnehmen Ihrer Ängste feststellen können, sollten Sie vier Dinge tun, um das Problem zu lösen:

1. Entwickeln Sie „leichtere" Aufgaben und bewältigen Sie diese zuerst, bevor Sie die Aufgabe, die Ihnen Schwierigkeiten bereitet, wieder in Angriff nehmen.
2. Üben Sie jeden Tag Ihre Fertigkeiten zum Angstabbau, nämlich kontrolliertes Atmen und SRA.
3. Machen Sie täglich – oder fast jeden Tag – Expositionsübungen.
4. Denken Sie daran, während der Exposition SRA anzuwenden, um sicherzustellen, dass Sie die Situation voll und ganz erleben und dass Ihre Ängste abnehmen, bevor Sie die Situation verlassen. Machen Sie dieses geforderte Abnehmen der Angst zu einem integralen Bestandteil der Aufgabe selbst.

Problem Nr. 2: „Eine der Aufgaben in meiner Hierarchie ist so beängstigend, dass ich Sie nicht in Angriff nehmen kann."

Was tun, wenn Sie mehrere Aufgaben in Ihrer Expositionshierarchie problemlos bewältigt haben, aber *dann* an eine kommen, die Ihnen als zu beängstigend erscheint, um sie in Angriff zu nehmen? Inzwischen wissen Sie wahrscheinlich genau, was in einem solchen Fall zu tun ist: Wenn ein zu großer Unterschied besteht zwischen der Aufgabe, die Sie gerade bewältigt haben, und der nächsten auf der Liste (oder wenn Sie an eine Aufgabe kommen, die Sie wiederholt in Angriff nehmen und sehen, dass Ihre Ängste nicht so abnehmen, wie sie sollten), müssen Sie diesen Unterschied verkleinern, indem Sie mehrere zusätzliche Aufgaben entwickeln, die zwischen die beiden fallen.

Vielleicht sind Sie problemlos mehrmals allein in den Supermarkt einkaufen gegangen und wollen jetzt allein in die Einkaufspassage gehen, aber das erscheint Ihnen als zu beängstigend. Dann könnten Sie mehrere Aufgaben dazwischenschieben, um den Unterschied „zu überbrücken": Gehen Sie allein in einen *viel volleren* Supermarkt; gehen Sie in Läden, die Sie nicht kennen, *außerhalb* der Passage; gehen Sie zuerst *mit einer Freundin* in die Passage, während die Läden *geschlossen* sind; nehmen Sie die Freundin auch die ersten paar Male mit, wenn Sie in die Einkaufspassage gehen, während die Läden *geöffnet* sind. Es gibt unzählige Wege, den Schwierigkeitsgrad einer Aufgabe zu verändern.

Jede der hier vorgeschlagenen Aufgaben kann auch in noch mehr untergeordnete Aufgaben mit noch feiner abgestuften Schwierigkeitsunterschieden unterteilt werden. Wenn Sie mit einer Freundin in die Passage gehen, kann das bedeuten, dass Sie einfach an den Schaufenstern vorbeischlendern, ohne in die Läden hineinzugehen; oder Sie können sich die Aufgabe stellen, in einzelne Geschäfte hineinzugehen, zuerst in Begleitung Ihrer Freundin und dann, während sie draußen auf Sie wartet. Die Aufgabe kann Ihnen unterschiedliche Tageszeiten vorgeben, verschiedene Wochentage, diverse Örtlichkeiten innerhalb der Einkaufspassage, verschiedene Erledigungen – Sie können jede der Dimensionen variieren, die beeinflussen, wie entspannt Sie sich in der jeweiligen Situation fühlen. Denken Sie daran: Es ist besser, „zu viele" Aufgaben in seiner Hierarchie zu haben als zu wenige; lieber ein paar zusätzliche Erfolge als unnötige Rückschläge, die Ihr Selbstvertrauen untergraben.

Hin und wieder könnten Sie an eine Aufgabe geraten, die Sie eigentlich für nicht allzu schwierig hielten, an der Sie aber irgendwie nicht vorbeikommen. Wenn das passiert, denken Sie kurz darüber nach, wie sich dieser unerwartet hohe Schwierigkeitsgrad erklären lässt. Sind andere Menschen beteiligt – vielleicht Personen, vor denen Sie sich blamiert fühlen könnten? Stellt die Situation viel höhere Erwartungen an

Sie, denen Sie sich vielleicht nicht gewachsen fühlen? Kann es sein, dass die Aufgabe eine besonders schwierige Zeit in Ihrem Leben symbolisiert oder Sie daran erinnert?

Falls es emotionale Gründe für die unerwartet hohe Schwierigkeit einer Aufgabe gibt, sollten Sie versuchen, diese Gründe zu erkennen – das kann Ihnen helfen, die zugrunde liegenden Probleme zu verstehen und sie direkt anzupacken. Von diesem Wissen können Sie sich auch leiten lassen, wenn Sie zusätzliche, leichter zu bewältigende Aufgaben für Ihre Hierarchie entwickeln wollen.

Aber manchmal ist es nicht ganz so einfach, passende Aufgaben für eine Expositionshierarchie zu entwickeln. Im folgenden Abschnitt wird es um dieses Thema gehen.

Problem Nr. 3: „Es gibt einfach keine Möglichkeit, die von mir gefürchtete Situation zu üben."

Inzwischen ist Ihnen bewusst, dass Sie für manche Situationen leichter als für andere Aufgaben entwickeln können, die allmählich schwieriger werden. Wenn Sie zum Beispiel Angst davor haben, allein zu sein, können Sie sich leicht Aufgaben ausdenken, die jeweils das „gewünschte" Maß an Angst erzeugen und die Sie täglich üben können. Sie legen einfach eine Reihe von Aufgaben fest, bei denen Sie variieren, wie lange Sie jeweils allein sind und wie viele „Stützen" Sie sich währenddessen zugestehen. Sie könnten damit anfangen, dass Sie sich in einem Zimmer Ihres Zuhauses unterschiedlich lange allein aufhalten, dann könnten Sie dazu übergehen, sich im ganzen Zuhause allein aufzuhalten, wieder für allmählich länger werdende Zeitspannen. Dann könnten Sie den Schwierigkeitsgrad der Aufgabe verändern, indem Sie sich zunächst regelmäßige Anrufe bei einer Freundin zugestehen, damit Sie sich nicht so allein fühlen, und dann könnten Sie nach und nach die Häufigkeit dieser Anrufe „ausdünnen", während Sie stufenweise Ihre Hierarchie abarbeiten.

Falls Sie Angst haben, in Läden zu gehen, ist das eine weitere Situation, die gut dafür geeignet ist, sinnvolle Aufgaben für eine Expositionshierarchie zu entwickeln. Die Situation ist leicht herstellbar und die Dimensionen, die den Schwierigkeitsgrad beeinflussen, lassen sich leicht über ein breites Spektrum variieren. Aber Sie wissen, dass es wesentlich schwieriger sein kann, Hierarchieaufgaben für andere Situationen zu entwickeln. Falls Sie Schwierigkeiten haben, geeignete Aufgaben für die von Ihnen gefürchteten Situationen zu entwickeln, können mehrere Strategien helfen.

Wie Sie in Sitzung neun erfahren haben, ist ein wirkungsvolles Mittel, um gute Hierarchieaufgaben zu entwickeln, die eigene Vorstellungskraft zu nutzen – sich also eine gefürchtete Situation *vorzustellen*. Ein anderer Ansatz könnte sein, Möglichkeiten zu finden, bestimmte Aspekte einer gefürchteten Situation zu reproduzieren. Wie ist es zum Beispiel, wenn Sie erfolgreich Ihr Vermeidungsverhalten in allen möglichen „alltäglichen" Situationen in den Griff bekommen haben, aber nach wie vor Angst vor Partys und großen gesellschaftlichen Anlässen haben? Welche Expositionsaufgaben könnten Sie für diesen Fall entwickeln? Immerhin kommen große Partys ja nicht alle Tage vor, und Sie können auch nicht jeden Tag eine Party für sich selbst veranstalten, einzig und allein zu dem Zweck, gute Gelegenheiten für Ihre Expositionen zu schaffen.

Aber Sie können Situationen schaffen, die sich einer Partysituation allmählich immer weiter *annähern* – Szenarien, die Sie den *Elementen* einer Partysituation aussetzen, ohne jedes Mal die ganze Veranstaltung über die Bühne bringen zu müssen. Die spezifischen Aufgaben, die Sie zu diesem Zweck entwickeln, werden davon abhängen, welche Dimensionen einer Party Ihnen persönlich Schwierigkeiten bereiten. Ist es die Notwendigkeit, Small Talk zu machen? Dann könnte eine denkbare Übungsaufgabe darin bestehen, jeden Tag im Büro eine Person anzusprechen und drei „Small-Talk"-Bemerkungen zu machen, und diese Übung so lange zu wiederholen, bis Sie sich dabei deutlich wohler fühlen. Haben Sie Schwierigkeiten, sich in einem Raum voller Menschen aufzuhalten, die Sie kaum kennen? In diesem Fall könnte eine geeignete Aufgabe sein, sich allein an einen öffentlichen Ort zu begeben, sich dort zu setzen, etwas zu trinken und die Zeitung zu lesen. Erneut werden die spezifischen Dimensionen, um die es geht, die speziellen Aufgaben, die Sie sich ausdenken, und die Reihenfolge, in der Sie diese Aufgaben anordnen, von den Einzelheiten Ihrer persönlichen Ängste und Ihres Vermeidungsverhaltens abhängen. Die Aufgabe besteht – wie immer – darin, ein Szenario zu entwickeln, das Ihre gefürchtete Situation reflektiert, aber nur so viel Angst erzeugt, dass Sie damit noch umgehen können.

Entsprechend können Sie vielleicht sensorische Elemente einer Situation – Hinweisreize, die damit verknüpft sind – für einige Expositionsaufgaben verwenden. Gibt es bestimmte Gerüche, Geräusche oder andere Wahrnehmungen, die mit der Situation, die Sie gemieden haben, verbunden sind? Falls ja, versuchen Sie Möglichkeiten zu finden, diese Reize zu reproduzieren und setzen Sie sich ihnen aus, um Ihre Angstreaktion darauf zu eliminieren. Danach sollte es etwas einfacher für Sie sein, sich in die reale Situation zu begeben.

Manche Aufgaben werden womöglich eine Kombination aus Fantasie und „lebensechten" Elementen erfordern. Vielleicht geht es bei einer Ihrer Panik-Situationen um Arzttermine. Sie könnten eine Aufgabe festlegen, bei der Sie eine Viertelstunde lang im Wartezimmer des Arztes oder der Notaufnahme eines Krankenhauses sitzen und sich dabei vorstellen sollen, dass Sie auf einen wirklichen Termin warten.

Hauptsächlich setzen Sie sich in diesem Szenario den wichtigsten Hinweisreizen der Situation aus – den visuellen Eindrücken, den Gerüchen und Ihren eigenen verstärkten Angstgefühlen in diesem Umfeld. Bei einer späteren Aufgabe könnten Sie dann tatsächlich einen Termin machen, bei dem Sie allerdings nur mit dem Arzt sprechen und eine wirkliche Untersuchung auf später vertagen. Sie könnten auch eine Begleitperson bitten, Ihnen bei den ersten paar Terminen Gesellschaft zu leisten.

Versuchen Sie, kreativ zu sein. Denken Sie darüber nach, was Sie alles tun könnten, um eine gefürchtete Situation näherungsweise umzusetzen. Kombinieren Sie Ihre Fantasie mit „Teilen" der realen Situation, Umständen, die wichtige Elemente der Situation reproduzieren, sowie erfundenen Aufgaben – was immer Ihnen einfallen mag. Setzen Sie sich *lebensechten Elementen* der Situation und *imaginierten Varianten* davon aus. Die Regeln sind immer die gleichen: Die einzelnen Aufgaben sollten von der leichtesten bis hin zur schwierigsten voranschreiten, und zwar in „Stufen" von leicht zunehmender Schwierigkeit.

Zusammenfassung

Wenn Sie Schwierigkeiten haben, den Nutzen Ihrer Expositionsarbeit zu sehen, sollten Sie zunächst noch einmal nachlesen, ob Sie Ihre Übungen nach den in Sitzung neun beschriebenen und in diesem Anhang noch einmal wiederholten Regeln durchführen. Analysieren Sie die Aufgaben in Ihrer Hierarchie auf ihre Eignung, und falls Sie einige davon modifizieren oder neue Aufgaben entwickeln müssen, orientieren Sie sich dabei an den hier und in Sitzung neun präsentierten Ideen. Fragen Sie sich, ob Sie Ihren Anstrengungen genug Zeit gegeben haben, um Ergebnisse zu produzieren. Und *falls Sie immer noch Probleme haben sollten, nachdem Sie all diese Vorschläge umgesetzt haben,* suchen Sie bei einem qualifizierten Therapeuten Hilfe; wenn solche Probleme auftauchen, sind zwei Köpfe besser als einer.

IV. Problemlösungen: Unbefriedigende Ergebnisse

Was tun, wenn Sie dieses Selbsthilfeprogramm gewissenhaft umgesetzt haben, aber dennoch mit den Ergebnissen einfach nicht zufrieden sind? In diesem Anhang werden verschiedene problematische Ergebnisse beschrieben, die Sie erleben könnten, und es werden Maßnahmen zur Abhilfe vorgeschlagen. Alle Leserinnen und Leser können davon profitieren, diesen Anhang zu lesen, da er einige wichtige Grundsätze noch einmal aufgreift und Schritte auf dem Weg zu einem panikfreien Leben aufzeigt.

Problem Nr. 1: „Ich habe immer noch jede Menge Panikattacken."

Wenn diese Aussage auf Ihre Situation zutrifft, sollten Sie sich zuerst die folgenden Fragen stellen:

- Üben Sie *jeden Tag* kontrolliertes Atmen und die SRA-Methode, sowohl zu Hause als auch „draußen in der Welt"?
- Können Sie kontrolliertes Atmen in verschiedenen Körperhaltungen und bei verschiedenen Aktivitäten (beim Gehen, Fernsehen, Zähneputzen) anwenden?
- Können Sie SRA bei Übungen zu Hause problemlos anwenden und dabei lebhafte Angstgefühle erzeugen, die Sie dann wieder wirkungsvoll abbauen können?
- Können Sie bevorstehende Attacken schon früh im Panik-Zyklus erkennen?
- Wenn Sie Panik mithilfe von SRA zu stoppen versuchen, fällt es Ihnen schwer, sich auf die Gegenwart zu refokussieren, weil Sie so intensive katastrophische Ängste haben?
- Hegen Sie immer noch tief sitzende Ängste vor der Gefahr eines bestimmten körperlichen Symptoms (befürchten Sie zum Beispiel, dass Herzrasen einen bevorstehenden Herzanfall ankündigt), obwohl Ihr Arzt Ihnen gesagt hat, dass es keinen Grund gibt, alarmiert zu sein?
- *Haben Sie so starke Ängste, dass es Ihnen nicht gelungen ist, sich zu Expositionen zu zwingen, sei es gegenüber externen Örtlichkeiten oder gegenüber internen Empfindungen?* Dies ist eine besonders wichtige Frage, da bei den meisten Betroffenen regelmäßige Expositionen ein absolut entscheidender Faktor zur Überwindung Ihrer Panik und Agoraphobie sind.
- Haben Sie ein „Lebensproblem", das nicht gelöst ist und unter dem Sie leiden?

Haben die vorstehenden Fragen Ihnen geholfen, ein wie auch immer geartetes Problem, das für Ihre fortgesetzten Panikattacken verantwortlich sein könnte, näher einzukreisen? Falls ja, kann es gut sein, dass diese Erkenntnis Ihnen den Weg zu einer Lösung zeigen wird und auch worauf Sie sich bei Ihren Übungen konzentrieren sollten. Falls Sie zum Beispiel die SRA-Methode nicht regelmäßig und täglich üben, wie in Sitzung sechs beschrieben, sollten Sie anfangen, das zu tun – das sollte Ihnen nach und nach bei Ihrem Problem mit hartnäckigen Panikattacken helfen. Aber auch, wenn Sie nicht sicher sind, wo Ihre Schwierigkeiten liegen mögen, wird es hilfreich sein, die Kapitel über kontrolliertes Atmen und die SRA-Methode noch einmal nachzulesen.

Falls Sie Schwierigkeiten haben, kontrolliertes Atmen oft genug und / oder regelmäßig genug zu üben, kann hier die Ursache liegen, falls Sie mit dieser Methode keinen Erfolg haben – und dann werden die Übungssitzungen zu einem frustrierenden, unerfreulichen Unterfangen. Gegebenenfalls sollten Sie bei einem Therapeuten Hilfe suchen, der Ihnen zeigen kann, wie Sie kontrolliertes Atmen effektiver anwenden können. Falls das Problem ganz schlicht darin besteht, nicht genug Zeit zum regelmäßigen Üben zu finden, können Ihnen vielleicht die Empfehlungen auf den Seiten 91 ff. weiterhelfen.

Was tun, wenn Sie drohende Attacken nicht früh genug erkennen? In diesem Fall sollten Sie noch einmal die relevanten Passagen von Sitzung sechs überfliegen und Sitzung sieben noch einmal durchlesen, in der es um die Auslöser von Panikattacken geht. Außerdem sollten Sie noch einmal Ihr Tagebuch lesen, um zu analysieren, welche spezifischen Situationen und Symptome normalerweise den Weg für Ihre Attacken bereiten. Wenn Sie diese Auslöser ermitteln können, wird Ihnen das helfen, schneller – und somit effektiver – zu intervenieren.

Wenn Sie nach wie vor tief sitzende Ängste empfinden, weil Sie glauben, dass Ihre körperlichen Symptome eine unmittelbar bevorstehende Katastrophe ankündigen könnten, oder wenn Sie auf der rationalen Ebene wissen, dass diese Ängste nicht rational sind, aber dennoch stark davon beeinflusst werden, oder wenn es Ihnen nach wie vor schwerfällt, körperliche Empfindungen zu tolerieren, gibt es mehrere Ansätze, mit denen Sie es versuchen können. Erstens sollten Sie die Sitzungen neun und zehn noch einmal lesen und das dort beschriebene Programm von externen oder internen Expositionen befolgen. Falls Sie zu viel Angst haben, um das zu wagen, oder falls Sie die beschriebenen Methoden eine Zeit lang praktiziert haben, aber immer noch von Ängsten geplagt werden, sollten Sie überlegen, sich an einen Therapeuten zu wenden – vorzugsweise einen mit einem kognitiv-verhaltenstherapeutischen Ansatz –, der Ihnen helfen kann, Ihre angsterzeugenden Überzeugungen systematischer zu bekämpfen. Oder Sie schließen sich einer Therapie- oder Selbsthilfegruppe an.

Falls Sie Schwierigkeiten haben, auch nur das Wesen des Problems zu erkennen, sollten Sie sich an einen Therapeuten wenden, der Ihnen helfen kann, das Problem zu klären und Lösungsansätze zu erkunden. Ein Therapeut wird Ihnen vielleicht auch helfen können, wenn Sie das Gefühl haben, dass Sie ein übergeordnetes Lebensproblem haben, das zu Ihrer Panik beitragen oder Ihre Anstrengungen untergraben könnte, sie zu überwinden.

Und schließlich könnten Sie, falls Sie keine Medikamente nehmen, diese Option ernsthafter in Erwägung ziehen. Eine Medikation kann helfen, Ihre Symptome unter Kontrolle zu bringen, und Sie außerdem in die Lage versetzen, die vermehrten Ängste zu tolerieren, die mit manchen der Behandlungsstrategien einhergehen – wodurch wiederum Ihre Ängste langfristig noch stärker abgebaut werden. Sitzung elf gibt einen Überblick über und Regeln für die verantwortungsvolle Verwendung von Medikamenten.

Problem Nr. 2: „Ich habe nicht viele richtige Attacken, bin aber ständig ein bisschen ängstlich."

Falls diese Aussage Ihre Situation beschreibt, könnten Sie überlegen, zunächst eine ergänzende Stressmanagementtechnik zu erlernen, die Sie täglich anwenden können. Diesen Prozess könnten Sie in Gang setzen, indem Sie Anhang II lesen, wo achtsame Meditation als sehr nützliche Strategie zum Angstabbau beschrieben wird. Oder Sie könnten, wie vorher schon, in Erwägung ziehen, sich an einen Therapeuten zu wenden, der Ihnen Entspannungstechniken zeigen kann.

Fragen Sie sich noch einmal, ob es Lebensprobleme gibt, die womöglich zu Ihren chronischen Ängsten beitragen – vielleicht ein viel zu hektischer, angsterzeugender Lebensstil oder ein Konflikt innerhalb einer wichtigen Beziehung oder vielleicht eine generelle Unzufriedenheit mit sich oder Ihrem Leben. Überlegen Sie, welche Behandlungsansätze für Probleme, die Sie erkannt haben, in Betracht kommen (zum Beispiel ein Stressmanagementkurs, Selbstbehauptungstraining, Trauerarbeit, Paarberatung oder eine andere Strategie, die für Ihre persönliche Situation am besten passt).

Der auf Sitzung zwölf folgende Nachtrag geht näher auf die verschiedenen Strategien zur Bekämpfung chronischer Ängste ein. Wenn Sie diesen Abschnitt sorgfältig lesen und einige der dort präsentierten und für Ihre Umstände am besten geeigneten Methoden übernehmen, kann sich das sehr positiv auf Ihr generelles Spannungs- und Angstniveau auswirken.

Bedenken Sie dabei, dass es Ihnen ganz hervorragend gelungen sein muss, Ihre Panik unter Kontrolle zu bringen, wenn die Häufigkeit Ihrer Panikattacken abgenommen hat, obwohl Sie unter chronischen Ängsten leiden. Vielleicht ist das, was Sie am dringendsten brauchen, ganz einfach mehr Zeit (wobei Sie aber die ganze Zeit Ihre täglichen Übungen fortsetzen sollten).

Es kann sein, dass Ihre Schwierigkeiten auf ein anderes Angstproblem als eigentliche Panik zurückzuführen sind. Panikattacken kommen nicht nur bei einer Panikstörung häufig vor, sondern auch bei einer sozialen Phobie, bei einfachen Phobien, einer Zwangsstörung oder generalisierten Angststörung und auch bei einer posttraumatischen Belastungsstörung. Zwar sind die in diesem Buch beschriebenen Methoden nützlich, um Panikattacken auch ganz unabhängig von ihren Ursachen unter Kontrolle zu bringen, aber falls Sie den Verdacht haben, statt Panik unter einer anderen Angststörung zu leiden, sollten Sie sich am besten von einem qualifizierten Psychologen oder Therapeuten untersuchen lassen, der Ihnen dann auch eine passende Therapie empfehlen kann.

Und schließlich sollten Sie die Optionen einer Medikation oder einer Psychotherapie in Betracht ziehen, um Ihrem Behandlungsprogramm noch mehr Durchschlagskraft zu verleihen.

Problem Nr. 3: „Ich bekomme keine Panikattacken, aber ich habe trotzdem jede Menge körperliche Symptome, zum Beispiel Schwindelgefühle, Herzrasen oder einfach nur ‚komische' Gefühle."

Dies ist in mancher Hinsicht eine Variante des Problems Nr. 2, aber hier ist das Problem weniger das bewusste Empfinden chronischer Spannungen als vielmehr das bewusste Empfinden körperlicher Symptome, die Spannungen *reflektieren*. Erstens sollten Sie die unter Problem Nr. 2 gegebenen Empfehlungen befolgen, um Ihr generelles Erregungsniveau abzusenken. Falls das Problem unter anderem darin besteht, dass diese Empfindungen Sie nach wie vor *beunruhigen*, sollten Sie die Lösungen für die Probleme Nr. 6 und Nr. 7 zu Rate ziehen; Sie werden Ihnen unter Umständen ebenfalls helfen können.

Und bedenken Sie auch Jodys Erfahrungen. Jody entwickelte zum ersten Mal Panik in einer Zeit, als ihre Ehe auf etwas unsicherem Boden stand – obwohl dies ein Faktor war, den sie ursprünglich nicht erkannte. Jody berichtete von einer Vorgeschichte von Faktoren, die auf eine Anfälligkeit für Panik hindeuteten: Ihre Mutter hatte unter mehreren Ängsten und Panik gelitten, und Jody selbst war ein ziemlich sensibles, ängstliches Kind gewesen. Über mehrere Jahre hatte sie sich in einer etwas unglücklichen schulischen Situation befunden, die durch Unberechenbarkeit und strenge Strafen geprägt war, wodurch ihre ohnehin schwach ausgeprägten Gefühle von Sicherheit und Geborgenheit noch weiter untergraben wurden. Und schließlich hatte sie mit ansehen müssen, wie eine Schulfreundin plötzlich und auf schockierende Weise zu Tode kam, was ihre Angst vor unberechenbaren und unvermeidlichen Katastrophen noch weiter verstärkte.

Jodys erste Panikattacke schien im Zusammenhang mit einer körperlichen Erkrankung zu stehen, und sobald sie eine Verhaltenstherapie begonnen hatte, machte sie rasche Fortschritte und lernte die Techniken, um bevorstehende Panikattacken zu erkennen und zu stoppen, relativ mühelos. Außerdem arbeitete sie konzentriert daran, besser zu verstehen, was „ihre Schwelle zur Panik" absenkte, weil sie hoffte, dadurch ihre Widerstandsfähigkeit stärken und früher intervenieren zu können.

Aber trotz ihres Erfolgs, handfeste Panikattacken unter Kontrolle zu bringen, sowie ihrer allmählich wachsenden Erkenntnis, dass vorübergehende körperliche Symptome (Schwindelgefühle, erhöhte Pulsfrequenz) keine Gefahr signalisieren, war Jody beunruhigt, weil diese Symptome immer wieder auftraten. Jedes Mal, wenn die Symptome sich bemerkbar machten, absolvierte sie eine oder zwei Sitzungen mit ihrer Therapeutin; und jedes Mal konnte sie dabei etwas Beunruhigendes oder Besorgniserregendes in ihrem Leben erkennen – dass sie sich über einen Arbeitskollegen geärgert hatte, sich Sorgen um ihren kranken Großvater machte oder nagende Zweifel hatte, ob sie und ihr Mann „wirklich zueinander passen". Rückblickend entwickelte Jody sogar den Verdacht, dass unausgesprochene eheliche Probleme zum ersten Ausbrechen ihrer Panik beigetragen haben könnten.

Nach etlichen sehr guten Monaten sagte Jody eines Tages ihrer Therapeutin, dass ihr inzwischen ein wichtiger Zusammenhang klar geworden sei, der im Hinblick auf ihr emotionales Wohlbefinden eine zentrale Rolle zu spielen schien. Jody drückte es so aus: „Mir ist Folgendes klar geworden: Wann immer ich mich körperlich nicht gut fühle, bedeutet das eigentlich fast immer, dass ich wegen irgendetwas aus dem Gleichgewicht bin. Anstatt mich also einfach nur schlecht zu fühlen oder zu versuchen, die körperlichen Symptome loszuwerden, oder zu versuchen, meine Ängste in den Griff zu bekommen, indem ich tief durchatme oder mich beruhige, *versuche ich dahinterzukommen, was mir eigentlich zu schaffen macht.* Ich versuche herauszukriegen, wie ich mich fühle und was ich deswegen tun kann, *und dann verschwindet meistens schon das körperliche Problem.*" Halb im Scherz fuhr sie fort, dass diese Erkenntnis auch ihre zugrunde liegenden Ängste über irgendein unerkanntes körperliches Problem vermindert hätten: „Ich sage mir, dass ein Hirntumor nicht die Ursache meiner Kopfschmerzen sein kann, wenn ich die bekomme, weil ich stinkwütend auf meine Schwiegermutter bin!"

Denken Sie daran, dass körperliche Empfindungen bei jedem Menschen auftreten können und dass sie in der Regel harmlos sind. Außerdem können sie zugrunde liegende Ängste reflektieren und sind dann nicht etwa ein Signal dafür, dass es ein *körperliches Problem* gibt, sondern vielmehr, dass Sie ein *emotionales Problem* haben – eine Botschaft, die Ihnen sagt, dass Sie – wie Jody – tiefer schauen müssen, um herauszufinden, was Ihr Körper Ihnen mitzuteilen versucht.

Problem Nr. 4: „Ich habe nicht oft Panikattacken, aber ich vermeide immer noch; ich kann mich einfach nicht dazu bringen, an bestimmte Orte oder in bestimmte Situationen zu gehen."

Falls Ihr Problem so gelagert ist, sollten Sie noch einmal die Problemlösungen in Anhang III nachlesen. Das wichtigste Heilmittel für Sie ist – sofern Sie bereit sind, Expositionsübungen zu machen, um das Problem zu überwinden –, eine Expositionshierarchie für solche Situationen zu entwickeln, die mit der denkbar einfachsten Aufgabe anfängt und den geringsten möglichen „Abstand" von Aufgabe zu Aufgabe aufweist. Natürlich ist es außerdem wichtig, dass Sie Ihre Expositionen täglich durchführen und darauf achten, sich der Situation jeweils so lange auszusetzen, bis Ihre Ängste abgenommen haben. Es mag sinnvoll sein, eine Medikation in Betracht zu ziehen, und es könnte ein guter erster Schritt auf dem Weg zu einer Lösung sein, einen qualifizierten Therapeuten zu finden (obwohl Sie das wahrscheinlich inzwischen nicht mehr hören können).

Problem Nr. 5: „Ich kann jetzt alles machen, was ich früher vermieden habe – aber es macht mir keinen Spaß."

Erinnern Sie sich noch an Joan aus Sitzung neun? Ihr ging es an einem Punkt in ihrer Therapie genauso. Vielleicht sollten Sie noch einmal nachlesen, was sie zu berichten hatte (s. S. 176). Es stimmt, dass zuerst die Angst abnehmen muss; der Spaß wird sich dann später von allein einstellen. Vielleicht fragen Sie sich auch, ob nicht vielleicht andere Probleme – abgesehen von Panik – etwas damit zu tun haben könnten, dass es Ihnen an Lebensfreude fehlt. Falls Sie zu dem Ergebnis kommen, dass das zutreffen könnte, sollten Sie die Maßnahmen in Betracht ziehen, die für Problem Nr. 8 vorgeschlagen werden.

Problem Nr. 6: „Körperliche Empfindungen alarmieren mich immer noch, obwohl ich den Panik-Zyklus durchbrechen kann."

Die beste Lösung für dieses sehr häufig auftretende Problem ist, dass Sie sich noch intensiver bemühen, die Empfehlungen und Strategien aus Sitzung neun und zehn umzusetzen. Darüber hinaus sollten Sie bedenken, dass Verhaltensänderungen häufig erst mit einer gewissen Verzögerung zu emotionalen Veränderungen führen; es kann etwas dauern, bis Ihr Angstniveau mit den beeindruckenden Veränderungen Ihrer eigentlichen Panik-Symptome „aufholen" kann. Lesen Sie auch noch einmal Sitzung sieben nach und hinterfragen Sie sehr gründlich, wie Ihre Ängste ursprünglich entstanden sind. Und Sie könnten überlegen, sich einer Selbsthilfegruppe mit anderen Betroffenen, die mit Ängsten zu kämpfen haben, anzuschließen (oder eine zu gründen). Es kann enorm hilfreich und beruhigend sein, sich mit anderen über Ihre Ängste auszutauschen, die Ihre Situation auf einer sehr persönlichen Ebene nachvollziehen können.

Problem Nr. 7: „Ich mache mir immer noch große Sorgen über meine körperliche Gesundheit."

Betrachten Sie einmal Ihre Lebensgeschichte, sowohl die Erfahrungen, die Ihre Ängste hinsichtlich Ihrer Gesundheit herbeigeführt haben könnten, als auch, wie lange Sie diese Ängste schon mit sich herumgetragen haben. Angesichts dieser Ängste ist es eine hervorragende Leistung, dass Sie Ihre Panikattacken überwunden haben! Um ihnen beizukommen, könnten Sie überlegen, noch intensiver an Ihren Einstellungen, Überzeugungen und „automatischen Gedanken" zu arbeiten. Vielleicht – das hängt von Ihren persönlichen Umständen ab – könnte eine Psychotherapie angebracht sein, um spezifischen emotionalen Problemen, etwa der Angst vor dem Tod oder Verlustängsten, auf den Grund zu gehen.

Problem Nr. 8: „Meine Panikattacken sind verschwunden, aber ich bin immer noch unglücklich."

Wenn Sie Ihre Panik überwunden haben, kann das zwar wunderbare „Welleneffekte" erzeugen, also sich positiv auf andere Lebensbereiche auswirken, aber es bedeutet nicht unbedingt, dass auch alle anderen Probleme gelöst sind. Falls es andere Gründe gab, mit Ihrem Leben unzufrieden zu sein, als Sie dieses Selbsthilfeprogramm begonnen haben – Gründe, um die es in diesem Programm nicht geht –, kann es gut sein, dass diese Probleme immer noch vorhanden sind. Versuchen Sie, die „wunden Stellen" zu untersuchen. Wo liegen die *Ursachen* dafür, dass Sie nach wie vor unglücklich oder unzufrieden sind? Verstehen Sie diese Ursachen? Können sie behoben oder verändert werden?

Dies ist eines der Probleme, das am stärksten dafür spricht, einen Therapeuten zu konsultieren. Wenn Sie mit einem Therapeuten arbeiten, können Sie dem Problem genauer auf den Grund gehen und erkunden, wie man ihm beikommen kann – und wie Sie ihm beikommen *wollen*. Sie können dann das Problem direkt in Angriff nehmen – sei es, dass Sie etwas an sich selbst oder an Ihrem Leben ändern müssen oder dass Sie Möglichkeiten finden, zufriedener mit Ihren Lebensumständen zu sein.

V. | Literatur und andere Quellen

Zahlreiche Quellen, sowohl Forschungsstudien als auch klinische Berichte, haben im Laufe der Zeit zu der Entwicklung dieses Selbsthilfeprogramms und dieses Buches beigetragen. Zwar hätte im gesamten Text auf diese Originalquellen verwiesen werden können, aber solche Verweise wären für die meisten Leserinnen und Leser eine unwillkommene Ablenkung gewesen. Stattdessen sind sie in diesem separaten Anhang zusammengefasst worden, nach Sitzungen strukturiert. In diese Ausgabe neu aufgenommene Verweise wurden fast immer an den Anfang der Verweise für die jeweilige Sitzung gestellt, um es dem Leser zu erleichtern, die neuen Einträge zu finden.

Natürlich haben bestimmte Forschungsbereiche – zum Beispiel die pharmazeutische Forschung – zahlreiche neue Studien hervorgebracht, andere dagegen fast gar keine, und das zeigt sich auch in der Anzahl neuer Verweise, die für die verschiedenen Sitzungen jeweils neu aufgenommen wurden. Obwohl versucht wurde, möglichst viele neue Forschungsergebnisse zu sichten, wurden hier nur solche Studien berücksichtigt, die für die Zwecke einer Selbsthilfetherapie und einer breiten Leserschaft für relevant gehalten wurden.

Auf Prinzipien und Techniken, die auf diesem Gebiet weithin bekannt und allgemein anerkannt sind, wurde nicht im Einzelnen verwiesen. Dagegen wurde auf die Originalquelle verwiesen, wenn eine Erkenntnis neu oder umstritten ist; wenn es Fragen nach den Gründen für eine bestimmte Empfehlung geben könnte; wenn eine neue Technik oder ein neuer Ansatz der Arbeit eines bestimmten Forschers oder Teams zu verdanken ist; oder wenn die Ergebnisse einer bestimmten Studie beschrieben wurden. Bei Bedarf wurden auch zusätzliche erklärende Hinweise mit aufgenommen.

Die meisten Leser werden es wahrscheinlich nicht für notwendig halten, auf dieses Material zurückzugreifen. Falls Fachleute die Originalquellen heranziehen wollen oder detailliertere Informationen zu einer bestimmten Frage wünschen, werden sie diesen Anhang für solche Zwecke nützlich finden.

Sitzung eins: Was ist „Panik"?

DAMMEN, T., ARNESEN, H., EDEBERG, O., HUSEBYE, T. & FRIIS, S. (1999): Panic disorder in chest pain patients referred for cardiological outpatient investigation. *Journal of Internal Medicine,* 245 (5), 497–507.

AMERICAN PSYCHIATRIC ASSOCIATION (2000): *Diagnostic and Statistical Manual of Mental Disorders.* 4th ed., Text Revision. Washington, DC: American Psychiatric Association.

BECKFIELD, D. F. (1997): Understanding and addressing susceptibility to panic. In L. Vande-Creek, S. Knapp und T. L. Jackson (Hrsg.), *Innovations in Clinical Practice: A Sourcebook* (Vol. 16). Sarasota, FL: Professional Resource Exchange, Inc.

COYLE, P. K. & STERMAN, A. B. (1986): Focal neurologic symptoms in panic attacks. *American Journal of Psychiatry,* 143, 648–649.

DEJONG, G. M. & BOUMAN, T. K. (1995): Panic disorder: A baseline period. Predictability to agoraphobic behavior. *Journal of Anxiety Disorders,* 9, 185–199.
Diese Studie ist vollgepackt mit Fakten und Erkenntnissen über die Symptome von Panikattacken und die typischen Eigenschaften von Menschen, die Vermeidungsverhalten entwickeln (also die meisten Panik-Betroffenen). Sie beschreibt außerdem die Sequenz, die viele Panik-Betroffene durchlaufen, wenn sie Attacken überwinden.

DUPONT, R. L., RICE, D. P., MILLER, L. S., SHIRAKI, S. S., ROWLAND, C. R. & HARWOOD, H. J. (1996): The economic costs of anxiety disorders. *Anxiety,* 2, 167–172.

MULLANEY, J. S. & TRIPPETT, C. J. (1979): Alcohol dependence and phobias: Clinical description and relevance. *British Journal of Psychiatry,* 135, 565–573.
In diesem Bericht wurde festgestellt, dass ein erheblicher Anteil der alkoholkranken Probanden auch unter Agoraphobie und / oder sozialen Phobien litt; dass Männer, die sowohl alkoholkrank als auch von Angststörungen betroffen waren, häufiger wegen Alkoholproblemen in Behandlung waren; und dass daher der Anteil der Männer mit Phobien (einschließlich Panikstörung mit Agoraphobie) häufig unterschätzt wird.

NOYES, R. Jr. & KLETTI, R. (1977): Depersonalisation response to life threatening danger. *Comprehensive Psychiatry,* 18, 375–384.

REGIER, D. A. et al. (1988): One-month prevalence of mental disorders in the United States. *Archives of General Psychiatry,* 45, 977–986.

ROSENBAUM, J. F. (1996): Panic disorder in the emergency room. *Emergency Medicine.* 1996 (Aug.), 54–69.

WEISSMAN, M. M. (1991): Panic disorder is a family affair. Programmatische Rede vor der Eleventh National Conference on Anxiety Disorders. Anxiety Disorders Association of America.

Sitzung zwei: Die Ursachen für Panik

BREIER, A., CHARNEY, D. S. & HENINGER, G. R. (1986): Agoraphobia with panic attacks: Development, diagnostic stability and course of illness. *Archives of General Psychiatry,* 43, 1029–1036.
In dieser umfassenden Studie wurde festgestellt, dass ein erheblicher Anteil der erwachsenen Agoraphobiker in ihren frühen Jahren in chaotischen oder misshandelnden Elternhäusern aufwuchsen.

CROWE, R. R., NOYES, R., PAULS, D. L. & SLYMEN, D. (1983): A family study of panic disorder. *Archives of General Psychiatry,* 40, 1065–1069.2.

FARAVELLI, C., WEBB, T., AMBONETTI, A., FONNESU, F. & SESSAREGO, A. (1985): Prevalence of traumatic early life events in 31 agoraphobic patients with panic attacks. *American Journal of Psychiatry*, 142, 1493–1494.

JUDD, L. J. (1992): The future: Our understanding of panic disorder. Panic Disorder: Consensus for the '90s. Washington, DC, 3 May.

KLEIN, D. F. & GORMAN, J. M. (1987): A model of panic and agoraphobic development. *Acta Psychiatrica Scandinavica*, 76 (suppl. 335), 87–95.

LARAIA, M. T., STUART, G. W., FRYE, L. H., LYDIARD, R. B. & BALLENGER, J. C. (1994): Childhood environment of women having panic disorder with agoraphobia. *Journal of Anxiety Disorders*, 8, 1–17.

Bei dieser Studie wurde eine hohe Quote bestimmter Arten von Trennung in den Lebensgeschichten von Frauen festgestellt, die später eine Panikstörung entwickelten. Dazu zählten wesentlich mehr Trennungen von Elternteilen (basierend auf einem ausgeprägten Trend in den Ergebnissen) und eine gewisse Wahrscheinlichkeit von Todesfällen im betreffenden Haushalt. Diese Frauen stammten außerdem im Vergleich zu Frauen ohne Panik wesentlich häufiger aus Familien, in denen es ein chronisch krankes Familienmitglied gab oder ein Familienmitglied, das Probleme wegen Drogenmissbrauch hatte.

LECKMAN, J. F., WEISSMAN, M. M., MERIKANGAS, K. R., PAULS, D. L. & PRUSOFF, B. A. (1983): Panic disorder and major depression: Increased risk of depression, alcoholism, panic and phobic disorders in families of depressed probands with panic disorder. *Archives of General Psychiatry*, 40, 1055–1060.

RASKIN, M., NURBERG, G., PRINCE, R., FINE, J., LEVINE, P. & SEIGEL, O. (1989): Abuse of the child and anxiety in the adult. *New York State Journal of Medicine*, 89, 138–140.

ROSENBAUM, J. F., BIEDERMAN, J., GERSTEN, M., HIRSHELD, D. R., MEMINGER, S. R., HERMAN, J. B., KAGAN, J., REZNICK, J. S. & SNIDMAN, N. (1988): Behavioral inhibition in children of parents with panic disorder and agoraphobia. *Archives of General Psychiatry*, 45, 463–470.

TORGERSON, S. (1983): Genetic factors in anxiety disorders. *Archives of General Psychiatry*, 40, 1086–1089.

Die Vorstellung von einer lebenslangen Anfälligkeit für Trennungen bei Menschen, die als Erwachsene eine Panikstörung entwickeln, bleibt nach wie vor umstritten, ist aber nach Ansicht dieser Autorin ziemlich überzeugend. Die folgenden Quellen sowie Laraia et al., 1994, liefern deutliche Belege für die These, dass Trennungsangst in den Lebensgeschichten von Erwachsenen mit Agoraphobie und Panik besonders auffällig ist:

DELTITO, J. A., PERUGI, G., MAREMMIMI, I., MIGNANI, V. & CASSANO, G. (1986): The importance of separation anxiety in the differentiation of panic anxiety from agoraphobia. *Psychiatric Developments*, 4, 227–236.

GITTELMAN, R. & KLEIN, D. F. (1985): Childhood separation anxiety and adult agoraphobia. In *Anxiety and the Anxiety Disorders*. Herausgegeben von Tuma, A. H. und Maser, J. D., Hillsdale, NJ: Lawrence Erlbaum Associates.

KLEIN, D. F. (1964): Delineation of two drug-responsive anxiety syndromes. *Psychopharmacologia*, 5, 397–408.

Bei dieser Studie, die auf Seite 52 explizit erwähnt wird, wurde ein besonders hoher Anteil an Trennungsängsten in der Kindheit bei Probanden festgestellt, die als Erwachsene eine schwere Panikstörung und Agoraphobie entwickelten.

LIEBOWITZ, M. R. & KLEIN, D. F. (1979): Clinical psychiatric conferences: Assessment and treatment of phobic anxiety. *Journal of Clinical Psychiatry*, 40, 486–492.

McGennis, A., Nolan, G. & Hartman, M. (1977): The role of a self-help association in agoraphobia: One year's experience with Out and About. *Journal of the Irish Medical Association*, 70, 10–13.

Raskin, M., Peeke, H. V. S., Dickman. W. & Pinsker, H. (1982): Panic and generalized anxiety disorders: Developmental antecedents and precipitants. *Archives of General Psychiatry*, 39, 687–689.

Weissman, M. M., Leckman, J. F. & Merikangas, K. R. (1984): Depression and anxiety disorders in parents and children: Results from the Yale family study. *Archives of General Psychiatry*, 41, 845–852.

Sitzung drei: Panik und Persönlichkeit

Beckfield, D. F. (1987): Importance of altering global response style in the treatment of agoraphobia. *Psychotherapy*. 24, 752–758.

Chambless, D. L. (1982): Characteristics of agoraphobics. In *Agoraphobia: Multiple Perspectives on Theory and Treatment*. Herausgegeben von Chambless, D. L. und Goldstein, A. J., New York: John Wiley and Sons.

Mavissakalian, M. & Hamann, M. S. (1987): DSM-III personality disorder in agoraphobia. II. Changes with treatment. *Comprehensive Psychiatry*, 28, 356–361.

Bei dieser Studie wurden die Persönlichkeitseigenschaften von Patienten mit Panikstörung untersucht und wie sich einige davon veränderten, als die Panik-Symptome nachließen. Bemerkenswerterweise zeigten Agoraphobiker erstaunliche Verbesserungen ihres Selbstvertrauens, sobald sie ihre Symptome erfolgreich überwinden konnten.

Noyes, R., jr., Reich, J. H., Suelzer, M. & Christiansen, J. (1991): Personality traits associated with panic disorder: Change associated with treatment. *Comprehensive Psychiatry*, 32, 283–294.

Breier, A., Charney, D. S. & Heninger, G. R. (1986): Agoraphobia with panic attacks: Development, diagnostic stability and course of illness. *Archives of General Psychiatry*, 43, 1029–1036.

Diese auf Seite 53 beschriebene Studie enthält eine Aufstellung der Theorien von Panik-Betroffenen darüber, was mit ihnen zur Zeit ihrer ersten Panikattacke geschah.

Shear, M. K., Cooper, A. M., Klerman, G. L., Busch, F. N. & Shapiro, T. (1993): A Psychodynamic Model of Panic Disorder. *American Journal of Psychiatry*, 150, 6.

Sitzung vier: Das zeitliche Auftreten von Panik

Shear, K. S., Houck, M. S. H., Greeno, C. & Masters, B. S. (2001): Emotion-focused psychotherapy for patients with panic disorder. *American Journal of Psychiatry*, 158, 1993–1998.

Anxiety Disorders Association of America (1997): Pregnancy and panic disorder. *ADAA Reporter*, 8 (Spring), 1, 22–24.

Breier, A., Charney, D. S. & Heninger, G. R. (1986): Agoraphobia with panic attacks: Development, diagnostic stability and course of illness. *Archives of General Psychiatry*, 43, 1029–1036.

Bei dieser Studie (Seite 70) wurde ein hoher Anteil von Frauen mit Panik festgestellt, die in den ein bis zwei Wochen vor ihrer Menstruation eine Zunahme der Häufigkeit ihrer Attacken erlebten.

CHAMBLESS, D. L. & GOLDSTEIN, A. J. (1981): Clinical treatment of agoraphobia. In *Phobia: Psychological and Pharmacological Treatment*. Herausgegeben von Mavissakalian, M. und Barlow, D. H., New York: Guilford.

Diese Quelle ist eine von mehreren, welche die Rolle zwischenmenschlicher Konflikte beim Auslösen von Panik- und Agoraphobie-Ausbrüchen hervorheben.

LAST, C. G., BARLOW, D. H. & O'BRIEN, G. T. (1984): Precipitants of agoraphobia: Role of stressful life events. *Psychological Reports*, 54, 567–570.

LEIBOWITZ, M. R. & KLEIN, D. F. (1979): Clinical psychiatric conferences: Assessment and treatment of phobic anxiety. *Journal of Clinical Psychiatry*, 40, 486–492.

Diese Forscher berichteten von einem vermehrten Auftreten von Panikattacken nach diversen körperlich beeinträchtigenden Ereignissen wie operativen Eingriffen oder schweren Krankheiten.

STEIN, M. B. (1986): Panic disorder and medical illness. *Psychosomatics*, 27, 833–838.

TEARNAN, B. H., TELCH, M. J. & KEEFE, P. (1984): Etiology and onset of agoraphobia: A critical review. *Comprehensive Psychiatry*, 25, 51–62.

Dieser Artikel bestätigt die Ergebnisse von sowohl früheren als auch späteren Arbeiten über die große Häufigkeit, mit der Panik erstmalig nach Hintergrundstress oder einem bestimmten Ereignis auftritt – einem Verlust oder einer Trennung, einem zwischenmenschlichen Konflikt, einer physiologischen Aufwallung oder einer anderen bedeutenden Veränderung im Leben des Betreffenden.

ZAL, H. M. (1987): Panic disorder: Is it emotional or physical? *Psychiatric Annals*, 17 (7), 497–505.

Sitzung fünf: Einmal tief durchatmen ...

ABELSON, J. L., WEG, J. G., NESSE, R. M. & CURTIS, G. C. (2001): Persistent respiratory irregularity in patients with panic disorder. *Biological Psychiatry*, 49, 588–595.

MEURET, A. E., WILHELM, F. H. & ROTH, W. T. (2001): Respiratory biofeedback-assisted therapy in panic disorder. *Behavior Modification*, 25, 584–605.

SCHMIDT, N. B., WOOLAWAY-BICKEL, K., TRAKOWSKI, J., SANTIAGO, H., STOREY, J., KOSELKA, M. & COOK, J. (2000): Dismantling cognitive-behavioral treatment for panic disorder: Questioning the utility of breathing retraining. *Journal of Consulting and Clinical Psychology*, 68, 417–424.

Die Ergebnisse dieser Studie warfen die Frage auf, ob Atemschulung einen zusätzlichen Nutzen beim Reduzieren von Panik bietet, über denjenigen hinaus, den andere Elemente einer kognitiven Verhaltenstherapie erbringen. Im Falle einer *Selbsttherapie* wird eine solche Atemtherapie allerdings als ein erster Behandlungsschritt für wichtig gehalten, und zwar wegen ihrer unbestreitbaren Wirkungen auf den Stoffwechsel, ihrem Erkenntniswert beim Demonstrieren des Zusammenhangs zwischen Hyperventilieren und Panik-Symptomen und ihrem Einfluss auf die Selbstwirksamkeit, die als wichtiger Faktor gilt, um eine Panikstörung erfolgreich zu überwinden.

Atemschulung trägt auch dazu bei, die Motivation des Betroffenen zu stärken, das Programm fortzusetzen, weil sie ein rapides Nachlassen der Symptome bewirkt. Wenn sie nach Beendigung des Selbsthilfeprogramms fortgesetzt wird, kann sie darüber hinaus sogar die Anfälligkeit für künftige Rückfälle verringern, und zwar durch ihre Rolle bei der Verbesserung des physiologischen „Pufferns" bei geringfügigen Zunahmen von Ängsten (siehe Sitzung fünf). Am wichtigsten ist jedoch, dass sie dem Betroffenen die Zuversicht und Ermutigung liefert, die er brauchen wird, um sich später den Herausforderungen der

Expositionstherapie zu stellen, was ohne die Unterstützung durch einen Therapeuten von entscheidender Wichtigkeit ist.

Sowohl klinische Erfahrungen als auch die folgenden, kontrollierten Forschungsstudien belegen den Wert der Technik des kontrollierten Atmens, um Panik-Symptome zu reduzieren.

BONN, J. A., READHEAD, C. P. A. & TIMMONS, B. H. (1984): Enhanced adaptive behavioural response in agoraphobic patients pretreated with breathing retraining. *Lancet,* 2, 665–669.

CLARK, D. M., SALKOVSKIS, P. M. & CHALKLEY, A. J. (1985): Respiratory control as a treatment for panic attacks. *Journal of Behavioral Therapy and Experimental Psychiatry,* 16, 23–30.

FRANKLIN, J. A. (1989): A 6-year follow-up of the effectiveness of respiratory retraining, in-situ isometric relaxation and cognitive modification in the treatment of agoraphobia. *Behavior Modification,* 13, 139–167.

In dieser Studie war die Atemschulung (engl. *respiratory retraining*) besonders effektiv, um Panikattacken zu reduzieren, während kognitive Modifikation und Entspannungstraining besser geeignet waren, um Vermeidungsverhalten zu reduzieren.

SALKOVSKIS, P. M., JONES, D. R. O. & CLARK, D. M. (1986): Respiratory control in the treatment of panic attacks: replication and extension with concurrent measurement of behaviour and pCO2. *British Journal of Psychiatry,* 148, 526–532.

Die folgenden Quellen sowie Franklin, 1989, und Salkovkis et al., 1986, erörtern den Zusammenhang zwischen akutem und chronischem Hyperventilieren und Panikstörung. Vor allem Munjack et al., 1993, bieten einen gründlichen Überblick und eine Analyse des Themas.

LEY, R. (1989): Dyspneic fear and catastrophic cognitions in hyperventilatory panic attacks. *Behaviour Research and Therapy,* 1989, 549–554.

LUM, L. C. (1976): The syndrome of habitual chronic hyperventilation. In *Modern Trends in Psychosomatic Medicine 3.* Herausgegeben von Hill, O. W., London: Butterworths.

MUNJACK, D. J., BROWN, R. A. & McDOWELL, D. E., (1993): Existence of hyperventilation in panic disorder with and without agoraphobia, GAD, and normals: Implications for the cognitive theory of panic. *Journal of Anxiety Disorders,* 7, 37–48.

RAPEE, R. (1986): Differential response to hyperventilation in panic disorder and generalized anxiety disorder. *Journal of Abnormal Psychology,* 95, 24–28.

HODGKIN, J. E., CONNORS, G. L. & BELL, C. W. (Hrsg.) (1993): *Pulmonary Rehabilitation: Guidelines to Success* (2. Aufl.). Philadelphia: J. B. Lippincott.

Drei Kapitel in diesem Buch sind sehr zu empfehlen, weil sie Richtlinien enthalten, die im Hinblick auf Atemstrategien relevant sind:

Bergren, D. R., Respiratory physiology in health and disease, 444–477.

Certo, C., Chest physical therapy, 222–245.

Weiser, P. C., Mahler, D. A., Ryan, K. P., Hill, K. L. & Greenspon, L. W., Dyspnea: Symptom assessment and management, 478–511.

PADESKY, C. A. (1992): Brief Treatment for the Highly Anxious Client. Institute for the Advancement of Human Behavior Workshop, Chicago, IL.

Padesky hat darauf hingewiesen, wie wichtig es ist, kontrolliertes Atmen mindestens vier Minuten lang zu praktizieren, um den vollen Nutzen der Methode zu erzielen.

Ich möchte mich ausdrücklich bei Dr. Emily Hauck vom Dean Medical Center dafür bedanken, dass sie geholfen hat, dieses Kapitel zu verbessern, indem sie großzügig ihre Ressourcen und ihr Fachwissen auf dem Gebiet des Lungenstoffwechsels und der Rückatmungsstrategien zur Verfügung stellte.

Sitzung sechs: Wenn Panik zuschlägt

BOUTON, M. E., MINEKA, S. & BARLOW, D. H. (2001): A modern learning theory perspective on the etiology of panic disorder, *Psychological Review,* 108, 4–32.

Wie bereits erwähnt, wurde die in diesem Buch vermittelte SRA-Methode über einen längeren Zeitraum entwickelt, und zwar auf der Grundlage von Methoden, die ursprünglich hier beschrieben wurden:

GOLDSTEIN, A. & STAINBACK, B. (1987): *Overcoming Agoraphobia.* New York: Viking Penguin.

Es sollte beachtet werden, dass die SRA-Methode kein Selbstzweck ist, sondern eine Methode, die zum Überwinden von Panikattacken mehrere wichtige Ziele erreicht. Sie kann in der Tat Katastrophendenken stoppen und physiologische Erregung dämpfen (wodurch wiederum eine bevorstehende Panikattacke gestoppt wird), eröffnet Betroffenen aber auch eine Bewältigungsstrategie, was ihre Angst vor Panik und dadurch auch die Wahrscheinlichkeit von Attacken verringert; sie bietet schon früh Erleichterung, was ihre Fähigkeit und Bereitschaft fördert, sich gefürchteten Situationen auszusetzen (das heißt, Expositionen durchzuführen); sie demonstriert immer wieder, dass ein großer Teil ihrer Ängste und Symptomatik in einer zuverlässig vorhersehbaren Beziehung aus dem eigenen Denken erwächst – eine Erkenntnis, die eine Voraussetzung für erfolgreiches kognitives Umstrukturieren ist; es stärkt ihr Gefühl der Selbstwirksamkeit (das laut Bouton, Mineka und Barlow wichtig ist, um Panik zu überwinden); und schließlich verbessert es ihre Fähigkeit, frühe Auslöser für Symptome zu erkennen, wodurch emotionale Themen, die im Zusammenhang zu ihren Panikattacken stehen, bewusster wahrgenommen werden.

Es sollte beachtet werden, dass die Beschreibungen auf den Seiten 97–98 grob vereinfachende Darstellungen sind; bei einer Panik finden natürlich zahllose Interaktionen und Wechselwirkungen zwischen verschiedenen Systemen und Reaktionen statt. Allerdings wurde der Auffassung gefolgt, dass eine etwas geglättete Erklärung einem Panik-Betroffenen, dessen Hauptziel es ist, Panik ausreichend zu verstehen, um seine Symptome unter Kontrolle bringen zu können, den größten Nutzen bringt.

Zwar hat eine ganze Reihe von Klinikern und Forschern unser Wissen über den Panik-Zyklus artikuliert und erweitert (das im Wesentlichen besagt, dass eine körperliche Empfindung eine katastrophische Fehldeutung auslöst und diese zwei Vorgänge sich dann in einem Teufelskreis gegenseitig verstärken, um schließlich in eine voll ausgeprägte Panik zu münden), aber die beiden folgenden Forscher zählten zu den allerersten, die diese Vorstellung formulierten:

LEY, R. (1985): Agoraphobia, the panic attack and the hyperventilation syndrome. *Behaviour Research and Therapy,* 23, 79–81.

LEY, R. (1985): Blood, breath and fears: A hyperventilatory theory of panic and agoraphobia. *Clinical Psychology Review,* 5, 271–285.

CLARK, D. M. (1986): A cognitive approach to panic. *Behaviour Research and Therapy,* 24, 461–470.

Sitzung sieben: Die Auslöser von Panik

Obwohl in den Medien immer wieder auf einen zu niedrigen Blutzuckergehalt (oder *Hypoglykämie*) als Auslöser für Panikattacken hingewiesen wird, ist es im Rahmen von mehreren entsprechenden Studien nicht gelungen, einen echten Zusammenhang zwischen den beiden festzustellen.

BECKFIELD, D. F. (1997): Understanding and addressing susceptibility to panic. In L. Vande-Creek, S. Knapp und T. L. Jackson (Hrsg.), *Innovations in Clinical Practice: A Sourcebook* (Vol. 16). Sarasota, FL: Professional Resource Exchange, Inc.

LIEBMAN, S. E. & ALLEN, G. J. (1995): Anxiety sensitivity, state anxiety, and perceptions of facial emotions. *Journal of Anxiety Disorders, 9*, 257–267.

Diese Studie kommt zu dem Schluss, dass ein Zustand chronischer Wachsamkeit (der typisch für Menschen mit Panik, aber auch anderen Angststörungen ist) in uneindeutigen Situationen vermehrte Ängste auslöst. Das erklärt, wie in verschiedenen sozialen Situationen leicht Panik ausgelöst werden kann.

SHEAR, M. K. & WEINER, K. (1997): Psychotherapy for panic disorder. *Journal of Clinical Psychiatry, 58*, supp. 2, 38–43.

STEIN, M. B. (1995): Irregular breathing during sleep in patients with panic disorder. *American Journal of Psychiatry, 152*, 1168–1173.

TELCH, M. J., SILVERMAN, A. & SCHMIDT, N. B. (1996): Effects of anxiety sensitivity and perceived control on emotional responding to caffeine challenge. *Journal of Anxiety Disorders, 10* (1), 21–35.

Diese Studie bestätigt, dass Menschen mit einer Panikstörung, wenn sie den Grund für ihre Symptome verstehen, in der Tat automatisch eine weit schwächere Tendenz zeigen, Katastrophendenken und Panik zu entwickeln. Daher ist es wichtig, die Ursachen und Auslöser zu verstehen, und zwar auch im emotionalen Bereich.

Diese Arbeit beschreibt auch, auf welchen verschiedenen Wegen Koffein Einfluss auf Panik-Symptome haben kann.

Sitzung acht: Entkräften katastrophischer Überzeugungen

CRASKE, M. G. & PONTILLO, D. C. (2001): Cognitive biases in anxiety disorders and their effect on cognitive-behavioral treatment. *Bulletin of the Menninger Clinic, 65*, 58–77.

HEDLEY, L. M., HOFFART, A., DAMMEN, T., EKEBERG, O. & FRIIS, S. (2000): The relationship between cognitions and panic attack intensity. *Acta Psychiatrica Scandinavica, 102*, 300–302.

Im Rahmen der Studie von Dammen et al. (1999), auf die in Sitzung eins verwiesen wird, wurden Patienten befragt, die an eine Herzambulanz überwiesen worden waren, um sich wegen ihrer Brustschmerzen untersuchen zu lassen. Dabei wurde festgestellt, dass ganze 38 Prozent von ihnen eine diagnostizierbare Panikstörung hatten, und zwar ohne eine zugrunde liegende Herzkrankheit. Dieser Umstand mag Panik-Betroffenen helfen, zu erkennen, dass körperliche Symptome – ganz gleich, wie stark und spezifisch sie sein mögen – tatsächlich eine Folge ihrer Panik sein können und nicht etwa ein Hinweis auf eine zugrunde liegende, katastrophale körperliche Erkrankung.

BECK, A. T., SOKAL, L., CLARK, D. A., BERCHICK, R. & WRIGHT, F. (1992): A crossover study of focused cognitive therapy for panic disorder. *American Journal of Psychiatry, 149*, 778–783.

BORKOVEC, T. D. & WHISMAN, M. A. (1996): Psychosocial treatment for generalized anxiety disorder. In M. Mavissakalian and R. Prien (Hrsg.), *Long-term Treatments of Anxiety Disorders*. Washington, DC: American Psychiatric Association.

BROWN, G. K., BECK, A. T., NEWMAN, C. F., BECK, J. S. & TRAN, G. Q. (1997): A comparison of focused and standard cognitive therapy for panic disorder. *Journal of Anxiety Disorders*, 11, 329–345.

Diese Studie gehört zu dem umfangreichen Bestand, der darauf hinweist, dass kognitives Umstrukturieren von zentraler Wichtigkeit ist, um Panik dauerhaft zu überwinden.

CHAMBLESS, D. L., CAPUTO, G. C., BRIGHT, P. & GALLAGHER, R. (1984): Assessment of fear in agoraphobics: The Body Sensations Questionnaire and the Agoraphobic Cognitions Questionnaire. *Journal of Clinical and Consulting Psychology*, 52, 1090–1097.

CLARK, D. M., SALKOVSKIS, P. M., GELDER, M., KOEHLER, C., MARTIN, M., ANASTASIADES, P., HACKMANN, A., MIDDLETON, H. & JEAVONS, A. (1988): Tests of a cognitive theory of panic. In I. Hand und H. U. Wittchen (Hrsg.), *Panic and Phobias II*. Berlin: Springer-Verlag.

GREENBERGER, D. & PADESKY, C. A. (1995): *Mind Over Mood: A Cognitive Therapy Treatment Manual for Clients*. New York: Guilford.

Diese Quelle ist eine hervorragende Selbsthilfeanleitung, die zeigt, wie sich unerwünschte Denkmuster entkräften lassen.

HARVEY, J. M., RICHARDS, J. C., DZIADOSZ, T. SWINDELL, A. (1993): Misinterpretation of ambiguous stimuli in panic disorder. *Cognitive Therapy and Research*, 17, 235–247.

MICHELSON, L., MARCHIONE, K., GREENWALD, M., GLANZ, L., TESTA, S. & MARCHIONE, N. (1990): Panic disorder: Cognitive-behavioral treatment. *Behaviour Research and Therapy*, 28, 141–151.

Diese Arbeit enthält eine kurze, aber dennoch klare Beschreibung einiger der wichtigen Strategien zum kognitiven Umstrukturieren bei Panik, zum Beispiel Mäeutik (oder sokratisches Befragen) durch den Therapeuten sowie durch den Klienten ausgefüllte „Tests" über seine Überzeugungen in Bezug auf seine Symptome.

MICHELSON, L., MARCHIONE, K., GREENWALD, M., TESTA, S. & MARCHIONE, N. (1996): A comparative outcome and follow-up investigation of panic disorder with agoraphobia: The relative and combined efficacy of cognitive therapy, relaxation training, and therapist-assisted exposure. *Journal of Anxiety Disorders*, 10, 297–330.

Diese Quelle zeigt deutlich, dass Kognitionen verändert werden müssen, um Panikattacken dauerhaft eliminieren zu können.

OTTAVIANI, R. & BECK, A. T. (1987): Cognitive aspects of panic disorder. *Journal of Anxiety Disorders*, 1, 15–28.

RAPEE, R. M. (1995): Psychological factors influencing the affective response to biological challenge procedures in panic disorder. *Journal of Anxiety Disorders*, 9, 59–74.

RAPEE, R., MATTICK, R. & MURRELL, E. (1986): Cognitive mediation in the affective component of spontaneous panic attacks. *Journal of Behavioural Therapy and Experimental Psychiatry*, 17, 245–253.

REISS, S., PETERSON, R. A. & GURSKY, D. M. (1988): Anxiety sensitivity, injury sensitivity, and individual differences in fearfulness. Behaviour Research and Therapy, 26, 341–345.

SALKOVSKIS, P. M. & CLARK, D. M. (1991): Cognitive treatment of panic disorder. *Journal of Cognitive Psychotherapy*, 3, 215–226.

Van Den Hout, M. A., Van Der Molen, M., Griez, E. & Lousberg, H., 1987. Specificity of interoceptive fears to panic disorders. *Journal of Psychopathology and Behavioral Assessment*, 9, 99–106.

WESTLING, B. E. & OST, L. (1993): Relationship between panic attack symptoms and cognitions in panic disorder patients. *Journal of Anxiety Disorders,* 7, 181–194.

Bei dieser auf Seite 106 beschriebenen Studie wurde festgestellt, dass von katastrophischen Gedanken (etwa: „Ich habe einen Herzanfall!") begleitete Panikattacken im Durchschnitt heftiger sind als andere.

Sitzung neun: Erobern Sie sich Ihr Leben zurück

PARK, J. M., MATAIX-COLS, D., MARKS, I. M., NGAMTHIPWATTHANA, T., MARKS, M., ARAYA, R. & AL-KUBAISY, T. (2001): Two-year follow-up after a randomised controlled trial of self and clinician-accompanied exposure for phobia / panic disorders. *British Journal of Psychiatry,* 178, 543–548.

Diese Studie ist für Leser, die das in diesem Buch beschriebene Selbsthilfeprogramm umsetzen, besonders bedeutsam, da sie nicht nur die Wirksamkeit selbst durchgeführter Expositionen zwecks Überwinden von Panik- und Agoraphobie-Symptomen zeigt, sondern auch die Beständigkeit der gemachten Fortschritte.

ACIERNO, R. E., HERSEN, M. & VAN HASSELT, V. B. (1993): Interventions for panic disorder: A critical review of the literature. *Clinical Psychology Review,* 13, 561–578.

WITTCHEN, H. V. & ESSAU, C. A. (1991): The epidemiology of panic attacks, panic disorder, and agoraphobia. In J. R. Walker, G. R. Norton und C. A. Ross (Hrsg.), *Panic Disorder and Agoraphobia: A Comprehensive Guide for the Practitioner.* 103–149, CA: Brooks / Cole Publishing Co.

Ein Hinweis für Therapeuten: Wenn jemand eine Panikstörung zu haben scheint, seine Symptome jedoch durch geeignete Intervention – einschließlich Expositionstherapie – nicht erwartungsgemäß zurückgehen und wenn außerdem eine Historie von schwerem Trauma vorliegt, kann es sein, dass diese Person nicht unter einer Panikstörung, sondern unter einer posttraumatischen Belastungsstörung leidet. Eine solche Störung erfordert spezielle Kenntnisse und Behandlungsverfahren, die den Rahmen dieses Buches sprengen würden. Aber in solchen Fällen kann folgendes Handbuch uneingeschränkt empfohlen werden:

WINSTON, S. (1996): Identifying and treating phobias following a trauma. In Lindemann, C. (Hrsg.), *The Handbook of the Treatment of the Anxiety Disorders.* 2. Aufl., 367–398.

Sitzung zehn: Innere Angelegenheiten

ITO, L. M., DE ARAUJO, L. A., TESS, V. L. C., DE BARROS-NETO, T. P., ASBAHR, F. R. & MARKS, I. (2001): Self-exposure therapy for panic disorder with agoraphobia: Randomised controlled study of external v. interoceptive self-exposure. *British Journal of Psychiatry,* 178, 331–336.

RUDD, M. D. & JOINER, T. (1998): The role of symptom induction in the treatment of panic. *Behavior Modification,* 22(1), 96–107.

Entsprechend dem Hinweis im Text dieses Kapitels gebührt die Anerkennung für die Entwicklung der Methode der Exposition gegenüber somatischen Empfindungen bei der Behandlung von Panik David Barlow, Michelle Craske und ihren Kollegen, obwohl manche Aspekte davon auch in etliche andere, gut recherchierte Therapieprogramme gegen Panikstörung aufgenommen wurden. Es wurde eine Reihe von Modifikationen an der Methode vorgenommen, um ihre Anwendbarkeit im Rahmen eines Selbsthilfeprogramms wie diesem zu optimieren. Erstens wurde die Methode leicht modifiziert, um der Expositionsmethode, die der Leser bereits beherrscht, eher zu entsprechen. Zweitens wurden für jede Empfindung Abstufungen des Schwierigkeitsgrades eingeführt, sodass Expositionen auf einem nicht bedrohlichen Niveau anfangen, aber dennoch in Expositionen mit voller Intensität gegenüber den gefürchteten Empfindungen gipfeln. Und schließlich wird die Methode erst relativ spät im Programm eingeführt, und zwar an einem Punkt, an dem der Leser bereits sowohl ein Abnehmen seiner Ängste in Bezug auf interne Empfindungen erlebt als auch mehr Vertrauen in seine Fähigkeiten gewonnen hat, seine Ängste unter Kontrolle zu bringen und beunruhigende Empfindungen zu tolerieren.

Diese Modifikationen wurden vorgenommen, um es dem Leser zu ermöglichen, diese Technik besser zu verstehen und sie ohne fachkundige Hilfe leichter, bereitwilliger und entspannter anzuwenden. Wahrscheinlich werden eventuelle Einbußen ihrer Wirksamkeit durch einen leichteren Zugang wettgemacht, der wiederum zu mehr Mitwirkungsbereitschaft beim Anwenden der Methode und zu größerem Erfolg führt.

Viele der in diesem Kapitel beschriebenen Methoden, um Empfindungen zu erzeugen, wurden aus Strategien entwickelt, die erfolgreich von früheren Kollegen am Dean Medical Center (Madison, WI) eingesetzt wurden, vor allem Emily Hauck, Ph. D., John Martin, Ph. D., und Bill Stewart, Ph. D., die sich alle drei im Anschluss an ihre Promotion auf Verhaltensmedizin spezialisierten.

Andere Quellen waren unter anderem zahlreiche veröffentlichte und mündliche Berichte über die Technik, und zwar vor allem die folgenden zwei:

BARLOW, D. H. & CRASKE, M. G. (1989): Producing the panic sensations. In *Mastery of Your Anxiety and Panic*. Albany, NY: Graywind Publications.

PADESKY, C. A. (1992): Brief Treatment for the Highly Anxious Client. Institute for the Advancement of Human Behavior Workshop, Chicago, IL.

Die folgenden sind zwei von einer wachsenden Zahl von Studien, welche die sehr positiven Ergebnisse eines Therapieprogramms belegen, bei dem interozeptive Exposition (direkte Exposition gegenüber internen Empfindungen) praktiziert wird:

KLOSKO, J. S., BARLOW, D. H., TASSINARI, R. & CERNY, J. A. (1990): A comparison of alprazolam and behavior therapy in treatment of panic disorder. *Journal of Consulting and Clinical Psychology*, 58, 77–84.

TELCH, M. G. (1991): November. Group-administered panic inoculation training in the treatment of panic disorder: A controlled trial. Paper presented at the 25th annual meeting of the Association for the Advancement of Behavior Therapy. New York.

Manche Forscher und Kliniker haben begonnen, darüber zu spekulieren, dass die primären Wirkmechanismen von Therapieprogrammen, die auf interozeptiver Konditionierung aufbauen, die kognitiven Komponenten sein könnten, nämlich die Selbstbeobachtung, die physiologische Entspannung und die darin integrierten unspezifischen Behandlungseffekte, und zwar in höherem Maße als die Induktionen der Empfindungen an sich. Die Ergebnisse der folgenden Studie, bei der die körperlichen Veränderungen bei Panik-Induktions-Prozeduren (Prozeduren zum Erzeugen von Panik) erfasst wurden, könnte man so interpretieren:

RILEY, W. T., McCORMICK, M. G. F., SIMON, E. M., STACK, K., PUSHKIN, Y., OVERSTREET, M. M., CARMONA, J. J. & MAGAKIAN, C. (1995): Effects of alprazolam dose on the induction and habituation processes during behavioral panic induction treatment. *Journal of Anxiety Disorders*, 9, 217–227.

Die folgenden zwei Studien sowie die in Sitzung elf erwähnte Studie von Sharp et al. (1996) und die in dieser Sitzung zitierte Studie von Ito et al. (2001) werden hier aufgeführt, um die Erörterung auf den Seiten 182 f. (Abschnitt „Was ist besser? Externe Exposition, interne Exposition oder beide zusammen?") zu untermauern. Sie alle enthalten Berichte über die Erfolgsquoten von kognitiven Verhaltenstherapien, die zeigen, dass *In-vivo-Expositions*-Methoden und interozeptive Methode vergleichbare Ergebnisse erbringen:

MARGRAF, J., BARLOW, D. H., CLARK, D. M. & TELCH, M. J. (1993): Psychological treatment of panic: Work in progress on outcome, active ingredients, and follow-up. *Behaviour Research and Therapy*. 31, 1–8.

MICHELSON, L. K. & MARCHIONE, K. (1991): Behavioral, cognitive, and pharmacological treatments of panic disorder with agoraphobia: Critique and synthesis. *Journal of Consulting and Clinical Psychology*, 59, 100–114.

Sitzung elf: Medikamente gegen Panik – ja oder nein?

Es würde den Rahmen dieses Buches sprengen, die unzähligen Studien hier aufzuführen, bei denen die Wirkung bestimmter Medikationen auf Probanden mit Panikstörung untersucht wurden. Die im Folgenden genannten Studien sind in erster Linie Zusammenstellungen von Medikationsanwendungen bei Panikstörung – zum einen Studien, welche die Kombination von Medikationen mit kognitiver Verhaltenstherapie untersuchen, und zum anderen solche, welche die generellen Prinzipien aufzeigen, die bei der Anwendung von Medikationen im Rahmen der Behandlung von Panik wichtig sind.

BARLOW, D. H., GORMAN, J. M., SHEAR, M. K. & WOODS, S. W. (2000): Cognitive-behavior therapy, imipramine, or their combination for panic disorder: A randomized controlled trial. *Journal of the American Medical Association*, 283, 2529–2536.

BIONDI, M. & PICARDI, A. (2003): Increased probability of remaining in remission from panic disorder with agoraphobia after drug treatment in patients who received concurrent cognitive-behavioural therapy: A follow-up study. *Psychotherapy & Psychosomatics*, 72, 34–42.

DAVIDSON, J. R. (1998): The long-term treatment of panic disorder. *Journal of Clinical Psychiatry*, 57, 17–23.

DAVIDSON, J. R. & MOROZ, G. (1998): Pivotal studies of clonazepam in panic disorder. *Psychopharmacology Bulletin*, 34, 169–174.

FOA, E. B., FRANKLIN, M. E. & MOSER, J. (2002): Context in the clinic: How well do cognitive-behavioral therapies and medication work in combination? *Biological Psychiatry*, 51, 987–997.

KAMPMAN, M., KEIJSERS, G. P., HOOGDVIN, C. A. & HENDRIKS, G. J. (2002): A randomized, double-blind, placebo-controlled study of the effect of adjunctive paroxetine in panic disorder patients unsuccessfully treated with cognitive-behavioral therapy alone. *Journal of Clinical Psychiatry*, 63, 772–777.

KASPER, S. & RESINGER, E. (2001): Panic disorder: The place of benzodiazepines and selective serotonin reuptake inhibitors. *European Neuropsychopharmacology*, 11, 307–321.

MOROZ, G. & ROSENBAUM, J. F. (1999): Efficacy, safety, and gradual discontinuation of clonazepam in panic disorder: a placebo-controlled, multicenter study using optimized doses. *Journal of Clinical Psychiatry*, 60, 604–661:
Bei dieser Studie wurden keine Hinweise auf einen *Rebound-Effekt* nach Absetzen von Clonazepam (Klonopin) gefunden, was diesen Wirkstoff von den anderen Benzodiazepinen

unterscheidet, die bei der Behandlung von Panikstörung am häufigsten eingesetzt werden (zum Beispiel Alprazolam oder Xanax).

POLLACK, M.H. & MARZOL, P.C. (2000): Panic: course, complications and treatment of panic disorder. *Journal of Psychopharmacology,* 14, 25–30.

RAPAPORT, M.H., WOLKOW, R., RUBIN, A., HACKETT, E., POLLACK, M. & OTA, K.Y. (2001): Sertraline treatment of panic disorder: results of a long-term study. *Acta Psychiatrica Scandinavica,* 104, 289–298.

Diese Studie bestätigte den weitverbreiteten klinischen Eindruck, dass die Nebenwirkungen von SSRIs im Allgemeinen im Laufe der Zeit deutlich abnehmen, und demonstrierte außerdem über einen Untersuchungszeitraum von zwei Jahren die Wirksamkeit und Sicherheit eines solchen, nämlich Sertralin (Zoloft).

SHEEHAN, D.V. (1999): Current concepts in the treatment of panic disorder. *Journal of Clinical Psychiatry,* 60, 16–21.

SLAAP, B.R. & DEN BOER, J.A. (2001): The prediction of nonresponse to pharmacotherapy in panic disorder: a review. *Depression and Anxiety,* 14, 112–122.

SPIEGEL, D.A. (1999): Psychological strategies for discontinuing benzodiazepine treatment. *Journal of Clinical Psychopharmocology,* 19, 17–22.

STEIN, M.B., NORTON, G.R., WALKER, J.R., CHARTIER, M.J. & GRAHAM, R. (2000): Do selective serotonin re-uptake inhibitors enhance the efficacy of very brief cognitive behavioral therapy for panic disorder? A pilot study. *Psychiatry Research,* 94, 191–200.

WESTRA, H.A., STEWART, S.H. & CONRAD, B.E. (2002): Naturalistic manner of benzodiazepine use and cognitive behavioral therapy outcome in panic disorder with agoraphobia. *Journal of Anxiety Disorders,* 16, 233–246.

ABELSON, J.L. & CURTIS, G.C. (1993): Discontinuation of alprazolam after successful treatment of panic disorder: A naturalistic follow-up study. *Journal of Anxiety Disorders,* 7, 107–117.

BREIER, A., CHARNEY, D.S. & HENINGER, G.R. (1984): Major depression in patients with agoraphobia and panic disorder. *Archives of General Psychiatry,* 41, 1129–1135.

KLERMAN, G.L. (1988): Overview of the cross-national collaborative panic study. *Archives of General Psychiatry,* 45, 407–412.

LESSER, I.M., RUBIN, R.T., PECKNOLD, J.C., RIFKIN, A., SWINSON, R.P., LYDIARD, R.B., BURROWS, G.D., NOYES, R. & DUPONT, R.L. (1988): Secondary depression in panic disorder and agoraphobia: Frequency, severity and response to treatment. *Archives of General Psychiatry,* 45, 437–443.

POLLACK, M.H. & OTTO, M.W. (1997): Long-term course and outcome of panic disorder. *Journal of Clinical Psychiatry,* 58 (suppl. 2), 57–60.

SHARP, D.M., POWER, K.G., SIMPSON, R.J., SWANSON, V., MOODIE, E., ANSTEE, J.A. & ASHFORD, J.J. (1996): Fluvoxamine, placebo, and cognitive behaviour therapy used alone and in combination in the treatment of panic disorder and agoraphobia. *Journal of Anxiety Disorders,* 10, 219–242.

Diese Studie ist ein sehr gut kontrollierter Vergleich zwischen den Wirkungen von Medikation, kognitiver Verhaltenstherapie und einer Kombination dieser beiden Verfahren bei der Behandlung von Panik.

SMOLLER, J.W. & POLLACK, M.H. (1997): Recent developments in the pharmacotherapy of anxiety disorders. *ADAA Reporter,* VIII-1, 1 und 23–24.

Sitzung zwölf: Woher kommen Sie? Wohin gehen Sie?

GOLDSTEIN, A. J., DEBEURS, E., CHAMBLESS, D. L. & WILSON, K. A. (2000): EMDR for panic disorder with agoraphobia; Comparison with waiting list and credible attention-placebo control conditions. *Journal of Consulting and Clinical Psychology*, 283, 2529–2536.

In Anbetracht der Beliebtheit – die man beinahe als Modeerscheinung bezeichnen könnte – von EMDR *(Eye Movement Desensitization and Reprocessing)* sollte man bedenken, dass dieses Verfahren vor dieser Studie nie adäquat auf seine Wirksamkeit untersucht worden war; seine angebliche Wirksamkeit beruhte ausschließlich auf anekdotischen Berichten oder auf Vergleichen mit einer unbehandelten Kontrollgruppe. In dieser Studie wurde EMDR dagegen mit einer Kontrollgruppe verglichen, der ein glaubwürdiges Aufmerksamkeitsplazebo verabreicht wurde; dabei ergaben sich keine Belege für die Wirksamkeit von EMDR als Behandlungsverfahren bei Panikstörung.

WRIGHT, J., CLUM, G. A., ROODMAN, A. & FEBBRARO, G. A. M. (2000): A bibliotherapy approach to relapse prevention in individuals with panic attacks. *Journal of Anxiety Disorders*, 14, 483–419.

BECKFIELD, D. F. (1997): Understanding and addressing susceptibility to panic. In L. Vande-Creek, S. Knapp und T. L. Jackson (Hrsg.), *Innovations in Clinical Practice: A Sourcebook* (Vol. 16), Sarasota, FL: Professional Resource Exchange, Inc.

BARLOW, D. B. (1997): Cognitive-behavioral therapy for panic disorder: Current status. *Journal of Clinical Psychiatry*, 32–37.

CRASKE, M. G., BROWN, T. A. & BARLOW, D. H. (1991): Behavioral treatment of panic disorder: A two-year follow-up. *Behavior Therapy*, 22, 289–304.

FAVA, G. A., ZIELEZNY, M., SAVRON, G. & GRANDI, S. (1995): Long-term effects of behavioural treatment for panic disorder with agoraphobia. *British Journal of Psychiatry*, 166, 87–92.

GOULD, R. A., CLUM, G. A. & SHAPIRO, D. (1993): The use of bibliotherapy in the treatment of panic: A preliminary investigation. *Behavior Therapy*, 24, 241–252.

In dieser Studie gelang es 73 Prozent der Teilnehmer mit einer Panikstörung, ihre Panikattacken durch Lesen eines Selbsthilferatgebers über den Umgang mit Panik zu überwinden (außerdem wurden die Teilnehmer angerufen, um sicher sein zu können, dass das Buch gelesen wurde).

Mit den beiden folgenden Studien wurde diese Arbeit fortgesetzt. Im Rahmen der von Hecker et al. durchgeführten Studie wurde die Arbeit über Bibliotherapie als Behandlung von Panik ausgewertet und erweitert.

GOULD, R. A. & CLUM, G. A. (1995): Self-help plus minimal therapist contact in the treatment of panic disorder: A replication and extension. *Behavior Therapy*, 26, 533–546.

LIDREN, D. M., WATKINS, P. L., GOULD, R. A., CLUM, G. A., ASTERINO, M. & TULLOCH, H. L. (1994): A comparison of bibliotherapy and group therapy in the treatment of panic disorder. *Journal of Consulting and Clinical Psychology*, 62, 865–869.

HECKER, J. E., LOSEE, M. C., FRITZLER, B. K. & FINK, C. M. (1997): Self-directed versus therapist-directed cognitive-behavioral treatment for panic disorder. *Journal of Anxiety Disorders*, 10, 253–265.

Selbsthilfe-Ressourcen

Es gibt zahlreiche Bücher zum Überwinden von Panik, und einige davon sind sehr gut. Jedes Buch hat seine besonderen Stärken und bringt dem Leser auf jeden Fall neue Erkenntnisse. Sobald Sie die in diesem Buch beschriebenen Techniken beherrschen und genug Zeit hatten, damit die neuen Ideen sich in Ihrem Bewusstsein „setzen" konnten, und sobald diese Techniken zu einem Bestandteil Ihrer regulären Routine geworden sind, können Sie überlegen, auch andere Bücher zu lesen, die Ihnen möglicherweise großen Nutzen bringen können.

Im Übrigen finden die meisten Menschen, die von einer Panikstörung oder einer anderen Angststörung betroffen sind, dass Selbsthilfegruppen eine sehr wertvolle Unterstützung sind. Auch Betroffene, die keine solche Gruppe finden oder nicht in der Lage sind, daran teilzunehmen, können davon profitieren, die Newsletter zu abonnieren, die von verschiedenen Organisationen herausgegeben werden, die Selbsthilfegruppen fördern und ihnen helfen. So gibt es zum Beispiel die Deutsche Angst-Selbsthilfe (DASH), eine überregionale Angstselbsthilfeorganisation, die Angstselbsthilfegruppen im deutschsprachigen Raum bei der Gründung und im weiteren Bestehen durch Informationen, Beratung, Fortbildungen und Vernetzung unterstützt.

Fragen Sie darüber hinaus Ihren Hausarzt / Ihre Hausärztin nach Adressen von kooperierenden Psychologischen Psychotherapeuten. Sie haben außerdem die Möglichkeit, in der Datenbank des Berufsverbandes Deutsche PsychotherapeutenVereinigung gezielt nach Psychotherapeuten in Ihrer Nähe zu suchen: ↗ http://www.psychotherapeutenliste.de

Auch der Psychotherapie-Informations-Dienst (PID) des Berufsverbandes Deutscher Psychologinnen und Psychologen hilft bei der Suche nach geeigneten Therapeuten: ↗ http://psychotherapiesuche.de/

VI. Vorlagen für Erfassungsbögen, die Sie fotokopieren und mit sich führen können

Panik-Episoden-Protokoll

Verwenden Sie diesen Bogen, um täglich Episoden von Panik und Beinahe-Panik zu erfassen,
(Ausführliche Nutzungshinweise finden Sie auf den Seiten 77 bis 78.)

Datum / Uhrzeit / Ort der Attacke, andere dabei anwesende Personen:

Schwere der Attacke von 1 bis 10:

1 _____ 10

Keine Ängste
feststellbar

Schlimmste jemals
empfundene Angst

Erste Anzeichen (zum Beispiel Herzrasen, Gefühle von Unruhe):

Aktivitäten / Gedanken / Gefühle unmittelbar vor der Attacke:

Andere Ideen in Bezug auf mögliche Auslöser der Attacke:

Wichtigste Aktivitäten / allgemeine Stimmung an diesem Tag:

Eingesetzte Bewältigungsstrategien und ihre Wirkungen:

_____

_____

Denken Sie daran, folgende Punkte zu berücksichtigen, wenn Sie das Protokoll schreiben:
- Achten Sie darauf, auf jeden Fall jede aufgetretene Episode zu erfassen, und zwar unabhängig davon, ob sie sich zu einer handfesten Attacke auswächst.
- Falls Sie eine Angstepisode für antizipatorische Angst halten, denken Sie daran, sie mit „AA" zu kennzeichnen, und erfassen Sie, vor welcher bevorstehenden Situation Sie Angst hatten. (In einem solchen Fall brauchen Sie keine „ersten Anzeichen", „Aktivitäten vor der Attacke" oder „andere Ideen in Bezug auf mögliche Auslöser" zu erfassen.)
- Falls Sie am Ende eines Tages keine Panikattacken oder Beinahe-Panik-Episoden zu erfassen haben, notieren Sie nur die „wichtigsten Aktivitäten / allgemeine Stimmung" an diesem Tag.
- Falls Sie leichte Ängste empfinden, die aber nicht stärker werden, notieren Sie einen kurzen Vermerk darüber.

Geplante SRA-Übungen

Wenn Sie SRA als Bewältigungsstrategie einsetzen – was Sie immer tun sollten, wenn Sie merken, dass Angstgefühle aufkommen –, dann sollten Sie das in Ihrem Tagesprotokoll eintragen; das hier folgende Protokoll dient dazu, Ihre regelmäßigen, geplanten Übungssitzungen zu erfassen:

Welche Situation habe ich mir vorgestellt, um Angst zu erzeugen?

Wie lebhaft konnte ich mir die ausgewählte Situation vorstellen (oder mich an sie erinnern)?[8] (Sie sollten versuchen, sich die Situation so intensiv auszumalen, dass Sie sie als möglichst „real" empfinden.)

1 _____ 10

Um wie viel überstieg mein Angstniveau das normale Maß?

1 _____ 10

Habe ich begonnen, SRA anzuwenden, sobald meine Ängste sich bemerkbar machten?

1 _____ 10

Wie gut ist es mir gelungen, mein Katastrophendenken zu stoppen?

1 _____ 10

Wie gut konnte ich mein Denken auf die Gegenwart refokussieren?

1 _____ 10

Was ist mir in der Gegenwart aufgefallen, was meine Aufmerksamkeit fesselte?

Wie gut ist es mir gelungen, meine Atmung zu verändern

(das heißt, kontrolliertes Atmen gemäß Sitzung fünf anzuwenden)?

1 _____ 10

Wie erfolgreich verlief die Übungssitzung insgesamt:

Wie gut ist es mir gelungen, die Methode gemäß den Anweisungen in Sitzung sechs anzuwenden?

1 _____ 10

Um wie viel hat meine Angst dadurch abgenommen?

1 _____ 10

Wie gut kann ich SRA in meinen Übungssitzungen anwenden?

1 _____ 10

---

8   Alle Einstufungsskalen sollten von 1 (am schwächsten) bis 10 (am stärksten) verlaufen.

Welche Elemente meiner Übungen muss ich noch verbessern?

Andere Überlegungen dazu, wie ich die Strategie besser anwenden könnte, über die Übungssitzung oder über SRA im Allgemeinen:

Hinweis: Falls Sie nach einigen regelmäßigen Übungssitzungen das Gefühl haben, die Methode gut anwenden zu können (aber nicht früher), können Sie weniger ausführliche Protokolleinträge machen und lediglich festhalten, dass Sie geübt haben und ob Ihnen dabei irgendetwas Ungewöhnliches aufgefallen ist.

Falls Sie jemals Schwierigkeiten haben, SRA „im richtigen Leben" anzuwenden, sollten Sie noch einmal Sitzung sechs nachlesen und auch wieder dazu übergehen, ausführlichere Protokolleinträge zu schreiben, um eventuelle Schwachpunkte zu erkennen.

Katastrophisches Denken entkräften

Angsterzeugende Selbstaussagen	Gegenargumente

Denken Sie daran, jede Selbstaussage gründlich zu analysieren, bevor Sie Gegenargumente entwickeln, anhand der Richtlinien auf den Seiten 139 bis 141 und der Info-Box „Zwölf Fragen, um Ihre katastrophischen Selbstaussagen zu entkräften" auf Seite 149. Machen Sie Notizen über alles, was Ihnen in diesem Zusammenhang helfen könnte.

Protokollieren von Expositionen

Dieser Erfassungsbogen dient dazu, Ihr Angstniveau im Verlauf von Expositionen zu erfassen, gemäß der Beschreibung auf Seite 166 ff.

Tragen Sie unter der horizontalen Achse (bei „Tag 1") den Wochentag (oder das Datum) ein, an dem Sie Ihre erste Expositionsübung gegenüber einer bestimmten Örtlichkeit oder Situation durchführen.

Markieren Sie das während der Exposition empfundene Angstniveau, indem Sie mehrere „x" über dem jeweiligen Tag eintragen, bis hinauf zu der Zahl an der vertikalen Achse, die diesem Angstniveau entspricht, wobei ein „x" fast keine Angst bedeutet und zehn „x" die schlimmsten Ängste, die Sie jemals empfunden haben.

Wenden Sie bei weiteren Expositionen gegenüber derselben Örtlichkeit oder Situation das gleiche Verfahren an.

Benutzen Sie für jede neue Situation, die Sie in Form von Expositionen in Angriff nehmen wollen, ein neues Blatt, sodass Sie am Ende ein separates Protokoll für jede einzelne der verschiedenen Situationen haben – so werden Sie Ihre Fortschritte am deutlichsten sehen können!

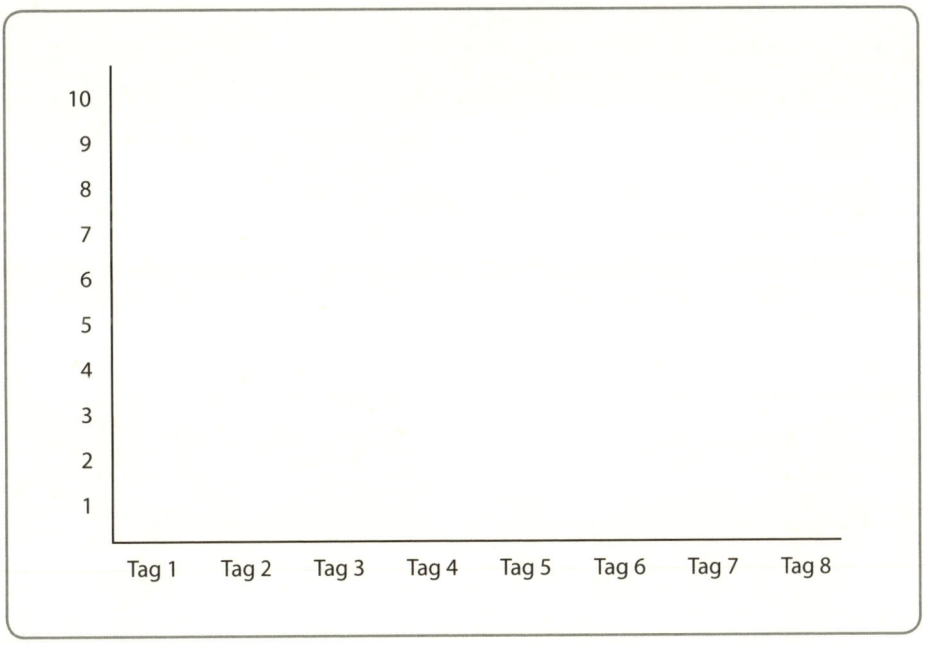

Index

»Die Angst auflösen«

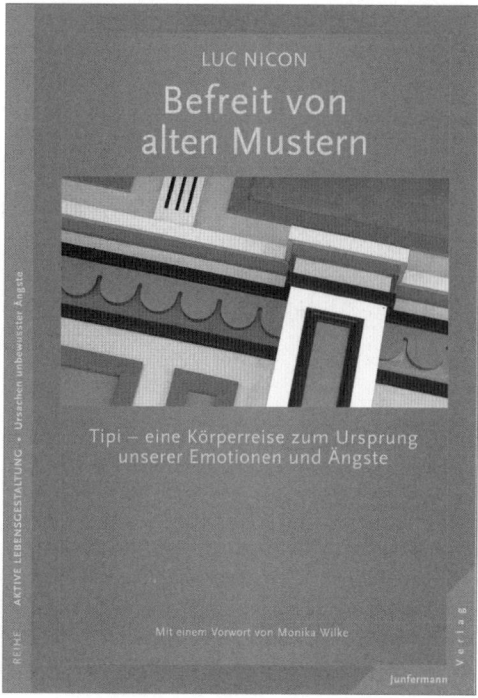

176 Seiten, kart. • € (D) 17,90 • ISBN 978-3-87387-776-4

REIHE: AKTIVE LEBENSGESTALTUNG • Ursachen unbewusster Ängste

LUC NICON

»Befreit von alten Mustern«

Tipi – eine Körperreise zum Ursprung unserer Emotionen und Ängste

Wo auch immer Angst, Panikattacken, Depression oder emotionale Überreaktionen ihren Ursprung haben mögen – unser Körper besitzt ein Gedächtnis für die ursächlichen Empfindungen. Tipi ist eine Methode, über diese Körperempfindungen bis zum Ursprung unserer Angst oder Depression zu gehen und sie aufzulösen. Der Begriff kommt aus dem Französischen und steht für »Technique d'identification sensorielle des peurs inconscientes« (Technik zur Identifizierung unbewusster Ängste auf der Grundlage unserer Körperempfindungen). Die genannten Probleme sind Folgen von weit zurückliegenden Angsterlebnissen. Deren Ursprung gilt es zu identifizieren, um jene als problematisch empfundene Verhaltensweisen zu deaktivieren. Weil mit Tipi der Ursprung der Angst über Körperempfindungen und nicht über den Intellekt gesucht wird, lässt sich die Angst in der Regel sehr rasch auflösen.

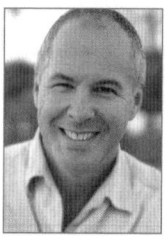

Luc Nicon ist Experte für Pädagogik und Verhaltens-Kommunikation. Er bildet schwerpunktmäßig Therapeuten aus und erforscht die Ursachen unbewusster Ängste.

Schon gelesen? **»Kommunikation & Seminar«:**

Das Junfermann-Magazin für professionelle Kommunikation: NLP, Gewaltfreie Kommunikation, Coaching und Beratung, Mediation, Pädagogik, Gesundheit und aktive Lebensgestaltung.

Mit ausführlichen Schwerpunktthemen, Berichten über aktuelle Trends und Entwicklungen, übersichtlichem Seminarkalender, Buchbesprechungen, Interviews, Recherchen, Trainerportraits, ...
Mehr darüber? Ausführliche Informationen unter:

www.ksmagazin.de

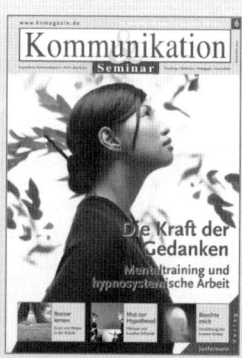

Mehr Gelassenheit wagen

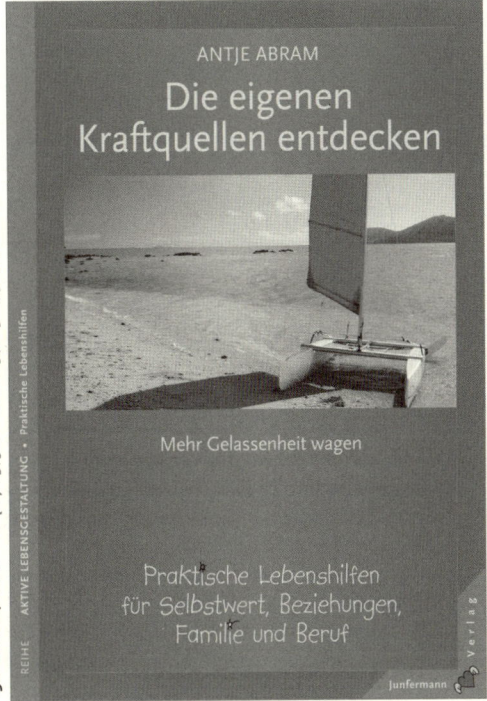

136 Seiten, kart. • € (D) 13,90 • ISBN 978-3-87387-701-6

REIHE   AKTIVE LEBENSGESTALTUNG • Praktische Lebenshilfen

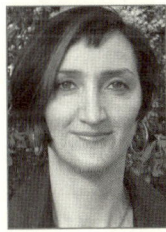

Antje Abram, Jahrgang 1968, Dipl. Sportlehrerin für Behindertensport und Rehabilitation, Gestalttherapeutin und Systemische Familientherapeutin. Selbstständige therapeutische Arbeit seit 1998.

ANTJE ABRAM

»Die eigenen Kraftquellen entdecken«

Dieser Ratgeber bietet Unterstützung, um den Anforderungen des täglichen Lebens besser gewachsen zu sein. Oft sind nicht die Situationen an sich die Ursache für Stress und Unsicherheit, sondern eher die innere Haltung, die Gefühle, die sich Bahn brechen wollen. Um wirklich zufrieden sein zu können bleibt nur, die eigenen Entscheidungen und das eigene Verhalten den Gegebenheiten anzupassen, denn andere Menschen können wir nicht ändern. Kann man eine Situation erst aus verschiedenen Blickwinkeln betrachten, erweitert sich auch der eigene Handlungsspielraum und es wird möglich, verfestigte Denk- und Verhaltensmuster aufzulösen.

Das Buch ist so gegliedert, dass gezielt nach Vorschlägen für einen bestimmten Lebensbereich gesucht werden kann.

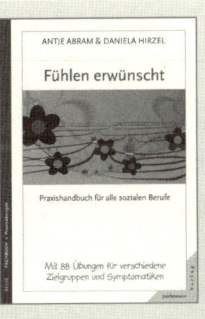
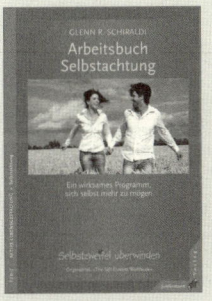
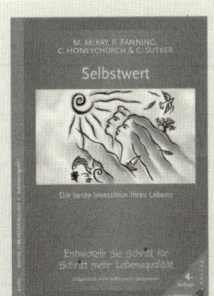

Sich wieder wohl fühlen

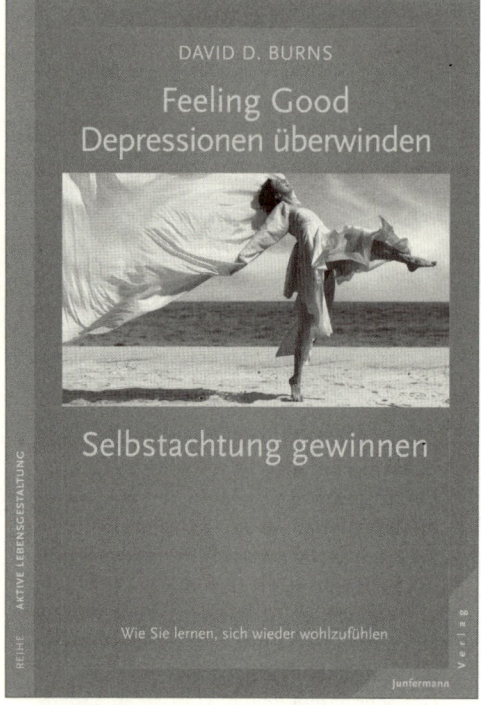

416 Seiten, kart. • € (D) 32,90 • ISBN 978-3-87387-628-6
REIHE: AKTIVE LEBENSGESTALTUNG

DAVID D. BURNS

»Feeling Good – Depressionen überwinden, Selbstachtung gewinnen«

Basierend auf der kognitiven Verhaltenstherapie beschreibt David Burns hochwirksame Methoden zur Veränderung depressiver Stimmungen und zur Verringerung von Angst. Eine Schritt-für-Schritt-Anleitung zur Selbsthilfe.

Weltweit mehr als drei Millionen verkaufte Exemplare!

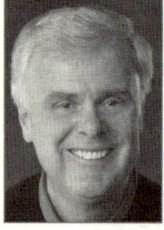

David D. Burns ist klinischer Psychiater und als Professor für Psychiatrie und Verhaltenswissenschaften an der Stanford University School of Medicine tätig.

»Es freut mich sehr, dass David Burns der Öffentlichkeit eine Methode zur Veränderung von Gefühlszuständen verständlich macht, die von den Fachleuten mit großem Interesse und sogar Begeisterung aufgenommen worden ist.« – Aaron T. Beck

»Ein Buch, das man lesen und noch einmal lesen sollte!« – Los Angeles Times

Weitere erfolgreiche Titel bei Junfermann:

»Feeling Good together«
ISBN 978-3-87387-726-9
»Sein Leben neu erfinden«
ISBN 978-3-87387-619-4
»Selbstachtung ...«
ISBN 978-3-87387-557-9

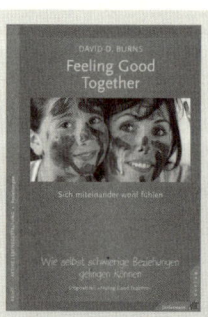

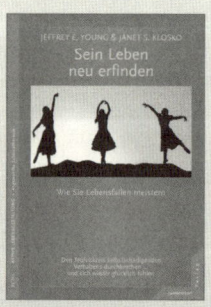

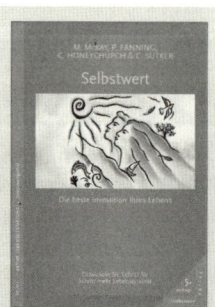

www.junfermann.de